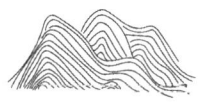

岐黄本是仁慈术
修到仁慈术自精

程丑夫 ◎ 著

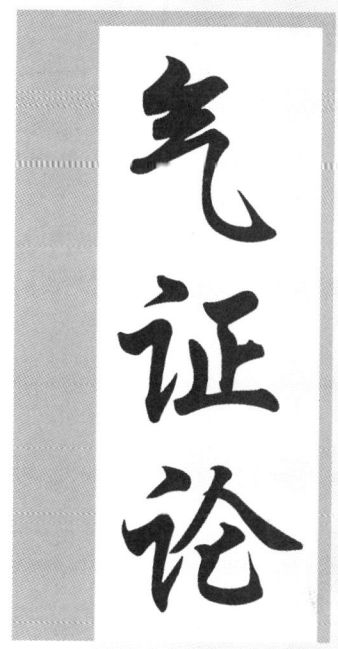

气证论

U0339778

湖南科学技术出版社

图书在版编目（ＣＩＰ）数据

气证论 / 程丑夫著. — 长沙 ：湖南科学技术出版社，2021.6
ISBN 978-7-5710-0986-1

Ⅰ．①气… Ⅱ．①程… Ⅲ．①运气(中医)－研究Ⅳ．①R226

中国版本图书馆 CIP 数据核字(2021)第 109772 号

QIZHENG LUN

气证论

著　　者：程丑夫
策划编辑：梅志洁
责任编辑：唐艳辉
出版发行：湖南科学技术出版社
社　　址：长沙市芙蓉中路一段 416 号泊富国际金融中心
网　　址：http://www.hnstp.com
湖南科学技术出版社天猫旗舰店网址：
　　　　　http://hnkjcbs.tmall.com
邮购联系：本社直销科 0731-84375808
印　　刷：长沙市宏发印刷有限公司
　　　　　(印装质量问题请直接与本厂联系)
厂　　址：长沙市开福区捞刀河大星村 343 号
邮　　编：410000
版　　次：2021 年 6 月第 1 版
印　　次：2021 年 6 月第 1 次印刷
开　　本：710mm×1000mm　1/16
印　　张：21.5
字　　数：317 千字
书　　号：ISBN 978-7-5710-0986-1
定　　价：88.00 元

序

　　气，在中国文化中是一个重要的概念，不仅在哲学层面为核心范畴，在中国医学中更是以其作为构建理论体系的根基，并为人体生命的原动力，其重要性是无处不在、不可须臾离者。

　　气是如此地重要，可是以"气血"并称之血证，前人已撰有《血证论》传世，而气证则尚未有论著，学界咸引以为憾。曾有人想为之立论，以补其不足，但终未能成书，也许是在撰写中遇到了难处，因为气的概念包含甚广。前人说的是："其大而无外，小而无内。"其内涵和外延甚为宽泛，较难界定。正如荀子《天论》所说："不见其事，但见其功，俗人谓之神，君子谓气。"正因为如此，气之为物，即有物质、功能之争。其实，气之此种情况，正是中国整体论思维的特征所在。整体论之"天人合一"，于生命科学有"体用不二"之说，认为"体是用之体，用是体之用"，体用不作分割。此与西方分析哲学大异其趣。明乎此，则体用之争可以休矣。程君能参悟此种认识，足见学识深厚，笃力行之，能为人之所难，终成《气证论》一书，此为一大幸事。全书共五章，包括总论、五运六气、气病证治、脏系气病、气证常用药物，对气证进行系统论述和深度思考，为迄今为止的唯一气证专著。本书深论气为生命之本，是人体生命的原动力，对"有气则生，无气则死"问题作了十分有创意的阐述，提出了气变为百病之源，归纳出气病十证和气证用药十二类，提出补气要温、气行要燥等学术观点，都是难能可贵的，对气学的发展有重要意义。

　　1982年，程教授在我院读研究生时，我曾教授于他，他出身中医世家，中医根底扎实，勤学善思，成绩优异。光荫荏苒，如今他亦年逾古稀！业医五十余载，擅长心血管疾病和疑难杂病辨治，疗效甚著，闻名海内外。他平时勤于耕耘，论著颇多，已发表学术论文80多篇，出版医学专著20多部。提出疑难病治痰、治瘀、治郁、治虚的"四治法则"，为中医对疑难病辨治提供了思路方法。为了完善"八纲辨证"，提出以阴阳为总纲，以表里、上下、寒热、虚实为辨证纲领的"阴阳八纲辨证"新理论，我认为这种构想是符合中医理论和临床的，首先从气机的运动形式而言，气是以"升降出入"形式来进行运动的，八纲辨证中的"表里"可辨析气的"出入"运动，但"上下"运动的辨识并未赅括；况《内经》病机十九条中，直接论述"上下病机"的有两条，即"诸痿喘呕，皆属于上"，"诸厥固泄，皆属于下"。今天又独著《气证论》，从气的角度审视各种病证，确实对许多病证会有新的思考和新的认识，并可能突破现在常用方药而出现新疗效；且书中多有正本清源之处，对中医理论和临床具有较大价值。〔清〕唐容川著《血证论》畅论血证，启迪后学，卓成一家。此著《气证论》，为中医气学的重要著作，但期二书可并传也。

付梓之前，程教授请我为序，得读此书，多受启迪，深悟程君拳拳岐黄之心。乐为之序。

刘祖贻
辛丑岁春

前　言

气存天地之间，人身内外之处，无处不有，无时不在，伴之终生，得气则生，失气则死，故曰：气为生命存在之本。愚从医五十余年，每每思考到气，皆未透彻。仅站在气的角度来审视、研究和理解气对人体生存、健康和疾病影响，审视气的病证，感悟颇多，亦有一些新的发现和新的理解。气具有动、静两态，升降出入是气上下内外运动形式，气量多少是气的虚实，气之寒热是气性，气的清浊是气质，气质的良腐是气质善恶，气之常异变化是气运，这些都是人体患病与否及患病善恶轻重的重要因素。有鉴于此，思之数载，渐有所悟，于是撰《气证论》一书。本书专从气论，详论气的概念及理解、五运六气、六气病证、毒气病证、七情气病、气病十证、脏腑气病证及气证用药等。明确提出：气是人体生命的原动力，气变为百病之源，气机异常是所有疾病发生的关键病机，气机运动形式是升降出入，在升降出入过程中始终存在气的动-静交替变化，内伤之病多病于升降异常，外感病多病于出入异常。

"只有气的存在才能表达出生命现象，一旦人体气的活动停止，生命活动也就终结。不管五脏六腑形态如何正常，不论组织结构、基因、蛋白质等形态如何正常，一旦离开了气，所有的五脏六腑、组织结构、基因、蛋白质等均即进入死亡状态。"故万物无气，则为死物；人体无气，则为死人；精子无气，则为死精；蛋白质无气，则为死蛋白；基因无气，则为死基因。故《内经》曰："有胃气则生，无胃气则死。"这里所说的胃气，当主要指元气而言。众人皆知：人身有三宝，曰精、气、神。而没有把十分重要的血未能列入人身之宝，这是因为只有精气神才是生命表达形式，人若无气，精神尽失，便是死人。

气的运动称为气机，有气机才有气化，有气化才有生命。因此气机在生老病死的生命过程无比重要。气具有动、静两种形态，动静互涵，气动-

气静交替进行才能维持气的长久运动和生生不息。气的基本运动形式是升降出入，气的升降出入运动关系生死，每一运动过程中始终贯穿着气的动、静交替。《素问·六微旨大论》："出入废则神机化灭，升降息则气立孤危。"在人体中，升降出入是同时存在并纵横交错，互相配合的，才能维持气的正常运动，即使在疾病状态下，气仍在以升降出入形式不断运动，只是这种运动形式不完全正常而已。

人生存在天地自然的大气环境中，天地之气与人体体内之气原本都是以升降用事的，或者说是以升降形式运动为主的。《医源》曰："天地之气，阴阳而已矣；阴阳之理，升降而已矣。"地气上升，天气下降，这是阴阳之升降，实际是气的升降，形成了气的上下浮沉运动，形成气候，化生四时。"天人相应"，人与天气相通是通过出入实现的，人体胎儿期在母体内，胎气的运动形式应该是一种升降运动，胎儿出生，哇的一哭，肺叶张开，呼吸运动开始，天地间之清气吸入体内，浊气排出体内，气的出入运动形成了，从此从不间断，维系一生。并与体内气机升降相互配合，形成人体内气的升降出入运动来维持人体生命。故曰："升降出入者，天地之体用，万物之橐籥，百病之纲领，生死之枢机也。"升降出入异常，百病发生，首先是发生气证、气病，且气证、气病贯穿纵横于所有疾病的始终。

气病十证为气虚、气陷、气脱、气闭、气散、气郁、气滞、气逆、气不和、气耗，这十大气证可以发生于诸多疾病过程中，以此为把握，可以较为清晰地辨识诸病气机变化而有效治疗各病。本书还从气学出发，详论脏腑气证、气病；并根据气学治疗需求，列述了补气药、温气药、清气药、行气药、破气药、燥气药、散气药、敛气药、升气药、降气药、纳气药、消气药共十二类，以供临证检索之需。

气病气证，临床普遍存在而往无专述，系统整述实有必要。本书立论均紧扣气证，从气的角度审视各种病证，或从古圣引伸，或从临证悟及，多有正本清源之处。本书除了提出、论述气对生命的无比重要性外，还提出"补气要温""行气要燥"等切身体会和学术观点。相信本书会对医学同道研究气及其临证有所裨益。

本书有幸得到国医大师刘祖贻老师作序鼓励，并与我深谈中医振兴问题，认为现在是中医发展的最好时机，发展的关键是中医自信、自强、自立和学术包容。必须坚持中医自身学科体系，借鉴现在科技手段，才能使中医在一个或多个领域取得突破性发展，中医就有可能成为最好的生命科学。刘老的强烈中医感情和使命感使我倍受鼓舞，其深刻思想和语言震撼心灵！此刻，我更加清晰地回放了20世纪80年代初期，在湖南省中医药研究院读研究生时我的老师们：国医大师刘祖贻教授、国医大师孙光荣教授，和已故的欧阳锜教授、李聪甫教授、刘炳凡教授等，他们是真正的充满中医药发展使命感和知行合一的中医大师！我和我的同学们能得遇如此多位良师面授指导是最大幸福！感恩我的母校！感恩我的导师们！

最后应该说明的是：本书专论气证，乃择其要者而论之。人之生命、人体疾病，复杂至极，又岂是一"气"字可以尽赅？且专从气论，过于强调理所当然，难免偏颇之处，况气证与杂证不同，幸勿执彼例此，亦勿以此议彼。希望各位同道批评指正。

程丑夫

2021 年 02 月于长沙

目　录

气
证
论

气证论

气证论

第一章 总 论

本书专论气证，气为生命之本，人有气则生，无气则死，气平、气顺则身体健康，气异不顺则百病发生，故曰：百病皆生于气。本书谓气之病变为气证。气证是内外之邪，作用于机体，引起气机失调出现的病证。气证有广义和狭义之分，广义气证包括气及气的继发病理因素，如痰、瘀、水饮等引起的相应病证，则如痰证、瘀证等均属于气证范畴；狭义之气证，是指气自身，或自身直接导致的病证，不赅痰证、瘀证、络病等。本书乃论狭义之气证也。

气证的发生原因，无非正、邪两气异常为病，正气虚邪气实是发病基础，这就是《黄帝内经》（简称《内经》）所说的"正气存内，邪不可干"和"邪之所凑，其气必虚"。

气证发生的病机是气机失常。气机是气的运动形式，气的运动形式，约言之就是气的升降出入。升降是气的上下运动，出入是气的内外运动。就脏腑而言，气的升降出入是脏腑自身和脏腑间相互配合协调完成的。一般而言，清气宜升，浊气宜降，而清浊气的升降是经过脏腑气机功能实现的，如脾主升清，胃主降浊，脾胃气机正常，则清气自升，浊气自降；若升清降浊功能紊乱，则上下气机不利，因而产生呃逆、咳喘、胸脘痞闷、腹胀、腹痛、二便失调等病变。气的出入也是经过脏腑气机功能实现的，如肺主宣发，气机正常，则"上焦开发，宣五谷味，熏肤、充身、泽毛，若雾露之溉，是谓气"（《灵枢·决气》），这种气，是出入正常之气，因而具有宣五谷味、熏肤、充身、泽毛等生理功能。若气机出入异常，如感受寒气，束闭肺气，肺气宣发失常，气机不司，正气欲御寒邪于外，但邪外透之道不畅，因而作寒热、鼻塞流涕、咳嗽等症。气机异常，百病乃发。

常见气证，计有气虚、气陷、气脱、气闭、气散、气郁、气滞、气逆、气不和、气耗气病十证。后当专论。

气证治疗，当治气证之因，以条达气机为大法，包括静者动之，动者静之，升者降之，降者升之，出者入之，入者出之；也有顺势而为者。尚包括直接针对病变部位上病上治，下病下治，内病内治，外病外治法；还可上病下取，下病上取，外病内治，内病外治以通达气机；亦可调治于中：脾胃处于上焦心肺和下焦肝肾之中间位置，为气机上下升降失常之枢纽，上下不调病变如上热下寒等可通过调节脾胃气机达到和调上下的效果；少阳位于表里之间，为气机出入之枢纽，通过调节少阳气机达到和解表里效果，如小柴胡汤即是。故从中斡旋，亦可为调节气机之法。

第一节　气是生命的原动力

一、气是生命的原动力

气是人体生命的原动力，只有气的存在才能表达出生命现象，一旦人体气的活动停止，生命活动也就终结。不管五脏六腑形态如何正常，不论组织结构、基因、蛋白质等形态如何正常，一旦离开了气，所有的五脏六腑、组织结构、基因、蛋白质等均即进入死亡状态。这就是人们常说的"人活一口气"。

气，在古代是一个很抽象的概念。〔东汉〕王充提出："天地合气，万物自生。"（《论衡·自然》）王安石："生物者，气也。"气具有动、静两种状态。动、静是事物的两种不同状态，二者互根互用，对立统一。在一定条件下，事物的动、静状态可互相转化。静态之气是蕴含生命的基本物质，静态气中含有阴阳二气，这就是〔北宋〕张载提出的"一物两体，气也"，即事物内部有阴阳两气的矛盾作用来推动事物的变化，这是气的二元论，即气的阴阳学说；阴阳二气相互依存，是气的内部结构，也是气运动变化的内在原动力。当气中的阴阳二气在一定条件下，运动变化到一定程度时，静态的气就转化为动态之气，这个过程叫做"气化"，于是生命活动就发生了。所以，气既是蕴含生命的基本物质，也是生命活动产生的母动力。气是一种物质，是自然界的客观存在。（气的二元论，即气的阴阳学说）；进一步发展为气的多元论，如气的五行学说：夫一含五气，软气为水，水数一也；温气为火，火数二也；柔气为木，木数三也；刚气为金，金数四也；风气为土，土数五也。五气未形，三才未分，二仪未立，谓之混沌，亦谓混元，亦谓元块如卵。五气混一，一既分元，列为五气，气出有象，故曰气象。

气是产生和构成天地万物的原始物质。对于生命现象而言，气是生命物质，气机是生命功能。很长时间，气用眼睛看不到，仅凭感知，故谓之无形之气，其实气是客观存在的，观今之氧气即知。当然中医学之气，并不是氧气这么单纯，氧气存在于自然，对人类而言，呼吸获取，乃取摄于自然的外来之气；人体内部，有父母之精结合后化生的先天肾气，尚有摄取食物营养后由脾胃吸收运行而化生的水谷之气。中医之气有诸多命名，如元气、宗气、水谷之气、营卫之气、脏腑之气、清气、浊气等。气具有物质和功能的两层性，气是一种生命的物质，可以化生新的生命物质，如气化血、气化精，是否可化生细胞、基因、蛋白质，有待科学研究证实，但笔者认为是可以的，而且细胞、基因、蛋白质最初皆由元气化生，而后靠宗气充实、滋养和实现陈新代谢过程；气也蕴含生命功能，是生命化生和持续的动力，生命化生之气为父母媾精后在母体中形成的肾气，也即元气，这是生命的原动力；生命维持之气除肾气之外，尚依赖于宗气，宗气是饮食水谷所化生之气与吸入的大气相结合而形成的气，是内气和外气在体内的有机结合，"宗气积于胸中，出于喉咙，以贯心脉，而行呼吸焉"（《灵枢·邪客》）。因此，胸中不仅是宗气积聚之处，也是人体一身之气运动输布的出发点，它有两大功能：其一是上出于喉咙而行呼吸，也就是维持呼吸功能，它关系言语、声音、呼吸的强弱；其二是贯注心脉运行气血，凡气血循环运行、肢体的寒温与活动能力，均与宗气息息相关。这种气的运动输布促使机体进入有生命状态，是气的生命表达形式，这种气的输布运动形式谓之气机。一旦气的运动输布停止，即人体内气机停止，生命即随之终结。

我们可以设想，也可以做个实验，同一个人活着与他死亡不久，即机体未变质腐烂之前会有什么区别呢？笔者认为：从脏腑组织结构等检查是没有区别的，西医不正是进行活检，即采集组织离体后进行组织学检查来确诊疾病吗？不也进行尸体解剖来明确死因吗？而且将组织学检查作为疾病诊断的金指标。采集的离体组织，特别是经过染色固定后，这些组织已经丧失了生命，是一块没有生命的死组织，即采集的是活组织而检查的是死组织，即使最简单的血常规检查也是这样，去抽的血是活血，用于检查的放置在显微镜下检查的血细胞就是死细胞了。所以采集活人的组织与人刚死亡的组织，用西医组织学检查方法检查的结果是完全相同的，是不会有任何差异的。那么，组织学检查完全相同，为什么一个是活人，一个又是死人呢？同一个人活着的时候与死亡的时候差异到底在哪里？笔者认为关键不在于组织结构，也不在于基因蛋白质，关键在"气"的有与无。有气，即有元气、宗气的存在和支撑时就有生命，就是活人；一旦丧失气，即丧失元气、宗气的存在和支撑时生命就终结了，就是死人。所以"气"的有与无，即人体内元气、宗气的存在与否，这才是人体生与死最大的、最本质的区别；也是所有生物体，至少动物体生存或死亡的本质原因。

元气、宗气、水谷之气、脏腑之气、清气、浊气等诸气之中，元气、宗气、营卫之气、大气、水谷之气、脏腑之气、清气等诸气皆属于正气范畴，而浊气则多属于病态之气。诸气中，化生和维系机体生命的最重要的是元气、宗气和营卫之气。

（一）元气

有关元气论述，始见于先秦哲学著作《鹖冠子》。元是开始的意思，也就是说元气是万事万物的根源，我们常说"一元复始"，是指新的一年的开始。《公羊传·隐公元年》："元年者何？君之始年也。春者何？岁之始也。"元气论是最重要的中国传统宇宙观之一，其发源早，流传长久，影响广泛而深入。自上古产生气论思想之后，历经汉、唐、宋、元、明、清各代而长久不衰，历代思想家对元气论不断发挥引申，使得元气论思想内容不断丰富，日趋严密。元气论宇宙观的思想内容，既可以反映出其哲学立场，又可以显示出其思维水平。事实上，元气论宇宙观不仅具有比较完整的思想体系，而且渗透到了中国古代科学认识的诸多领域，成为中国古代说明理解各种自然现象的思想工具。先秦和西汉时期有不少涉气的著作如《老子》《列子》《庄子》《管子》《鹖冠子》《荀子》《淮南子》《黄帝内经》等。

《庄子·知北游》载："人之生，气之聚也。聚则为生，散则为死。若死生之徒，吾又何患！故万物一也，是其所美者为神奇，其所恶者为臭腐；臭腐复化为神奇，神奇复化为臭腐。故曰'通天下一气耳'。圣人故贵一。"这段话可译为：人的诞生，是气的聚合。气的聚合形成生命，气的离散便是死亡。如果死与生是同类相属的，那么对于死亡我又忧患什么呢？所以，万物说到底是同一的。这样，把那些所谓美好的东西看作是神奇，把那些所谓讨厌的东西看作是臭腐，而臭腐的东西可以再转化为神奇，神奇的东西可以再转化为臭腐。所以说"整个天下只不过同是气罢了"。圣人也因此看重万物同一的本质特点。

中医学认为元气是人的生命与天地自然统一的物质基础，是人体生命形成的肇始之气。《素问·宝命全形论篇》曰："夫人生于地，悬命于天，天地合气，命之曰人。"生命活动过程，即是元气的消长变化及升降出入运动。"人之生此由乎气"（《景岳全书》），"出入废则神机化灭，升降息则气立孤危"（《素问·六微旨大论篇》），这正是强调如气的出入升降运动停止，则生命也就终止了。

由此可见，元气的盛衰聚散及运行正常与否，直接关系着人的生老病死。元气充足、运行正常是人体健康的保障；元气不足或气机失调，则为致病之因，故有"百病皆生于气""元气虚为致病之本"之说。因此防病治病也应以调护元气为本，善养生者更应正视护养元气。故张介宾说："盖天地万物皆由气化，气存数亦存，气尽数亦尽，所以生者由乎此，所以死者亦由乎此。此气不可不宝，能宝其气，则延年之道也。"（《类经·运气类》）

（二）宗气

如果说元气是中医学引入的古哲学概念，那么宗气、营气、卫气、水谷之气等则是古代医家创造发明的中医学自己的专业术语了。《说文解字》对"宗"的解释是："尊祖庙也。……传曰：宗，尊也。凡尊者谓之宗，尊之则曰宗之。《大雅》君之、宗之。《笺云》宗，尊也。《礼记》别子为祖。继别为宗，继祢者为小宗。……尊莫尊于祖庙，故谓之宗庙。宗从宀从示，示谓神也。"宗气的命名亦本于"宗祖庙"之义，此祖庙当为元气，即元气为宗气之祖庙，事实上人生若无元气之肇启，则无生命化生，无生命化生则何来宗气？

宗气指聚积在人体胸中的气，又称大气。主要由水谷精微和自然界的清气结合化生，形成后，聚集在胸中气海之处，气海又名膻中。宗气的主要功能有三：一是走息道而行呼吸，宗气上走息道，推动肺的呼吸，凡语言、声音、嗅味、呼吸皆与宗气有关。二是贯心脉而行气血，宗气贯注入心脉之中，帮助心脏之推动血液循行，所以气血的运行与宗气盛衰有关，宗气具有推动心脏的搏动、调节心率和心律等功能。三是宗气还可以沿三焦向下运行于脐下丹田，以奉养先天元气，使元气不衰。这也是宗气尊祖庙的具体体现，否则元气再强再多，也不可能维持人体几十年上百年的生命过程，也很容易消耗殆尽，所以先天的元气是依赖后天之气不断补给奉养、充实加强的。生命的化生依赖元气，生命力的加强和生命的延续则依赖于宗气了。

《灵枢·五味》曰："其大气之抟而不行者，积于胸中，命曰气海。"《灵枢·邪客》曰："宗气积于胸中，出于喉咙，以贯心脉而行呼吸焉。"《灵枢·刺节真邪》曰："宗气留于海，其下者，注于气街；其上者，走于息道。"《靖盦说医》曰："膻中者，大气之所在也。大气亦谓之宗气。"《读医随笔·气血精神论》曰："宗气者，营卫之所合也，出于肺，积于气海，行于气脉之中，动而以息往来者也。"《医门法律·明辨息之法》曰："膻中宗气主上焦息道，恒与肺胃关通。"古代医家的这些论述，可以加深我们对宗气在人体生命过程中重要性的理解。

（三）营卫之气

营卫之气即营气和卫气，分属于阴气和阳气。营气和卫气均具有生命物质和生命功能两个层面。

营气乃营养生命体之气，是水谷之精微形成的，《内经》很明确地说"营者，水谷之精气也"，其化生于中焦脾胃，行走于血脉之中，营运周身。《灵枢·邪客》说："营气者，泌其津液，注之于脉，化以为血，以荣四末，内注五脏六腑。"《素问·痹论篇》说："荣者，水谷之精气也，和调于五脏，洒陈于六腑，乃能入于脉也，故循脉上下，贯五脏络六腑也。"由此可以看出：营气化生于水谷精微，具有赤化为血并推动血液在脉道中运行流动的功能，即包括了血液和血流动力两个方面。故而营气对维系生命具有十分重要的作用。

卫气为保卫生命机体之气，卫气又称卫阳，卫有保卫、卫护之义。卫气是化生于水谷精微的稠浊部分，《灵枢·营卫生会》说："人受气于谷，谷入于胃，以传与肺，五脏六腑，皆以受气，其清者为营，浊者为卫。"卫气的运行部位在脉外，不能进入脉中，所谓"卫气者，出其悍气之慓疾，而先行于四末、分肉、皮肤之间，而不休者也"（《灵枢·邪客》）。《素问·痹论篇》则云："卫者，水谷之悍气也，其气慓疾滑利，不能入于脉也，故循皮肤之中，分肉之间，熏于肓膜，散于胸腹。"对于卫气的产生、运行，应该说《内经》的阐述是清楚的，但我们现在怎么理解和想象卫气呢？好像类似于西医所说的组织液之类，但卫气不仅包括组织液，还包括组织液运行的推动力，亦包括机体防卫机制、免疫功能等。卫气的功能是司腠理开合、调节汗液、抗御外邪，起固表作用。《灵枢·本脏》说："卫气者，所以温分肉，充皮肤，肥腠理，司开合者也。"又说："卫气和，则分肉解利，皮肤调柔，腠理致密矣。"由上不难看出，营卫之气，也具有维系机体生命健康的重要功能。

鉴上，元气、宗气、营气、卫气，共同起到了生命的化生、持续和增强作用，气的盛衰和有无决定人生的生、长、壮、老、已整个生命过程。因此，气是生命之本，没有气也就无所谓生命了。

二、气具有动静两态

气在人体以动、静两种形态存在，且动静互涵。动和静，是物质运动的两个方面或两种不同表达形式。人体生命运动始终保持着动静和谐的状态，维持着动静对立统一的整体性，从而保证了人体正常的生理活动功能。王夫之《周易外传》说："动静互涵，以为万变之宗。"动为阳，静为阴，万物的动静问题也是阴阳问题，阴阳互涵互根是宇宙万物的根本法则，也是生命活动的要谛。《思问录》谓"太极动而生阳，动之动也；静而生阴，动之静也"，"方动即静，方静旋动，静即含动，动不舍静"，"静者静动，非不动也"。又《张子正蒙注》说："动而不离乎静之存，静而皆备其动之理，敦诚不息，则化不可测。"这就是说"动"不离"静"，"静"不离"动"，"动""静"相互对立，而又相互依存。动是绝对的，静是相对的。因此，如果只承认运动或者只承认静止的观点都是不对的。所以王夫之又说："流俗滞于物以为实，遂于动而不返，异端虚则丧实，静则废动，皆违性而失其神也。"（《张子正蒙注》）只承认一方面而否认另一方面，把运动和静止割裂开来，都是违反事物运动变化的本质的。朱熹亦明确指出："静者，养动之根，动者所以行其静。"动与静互为其根。无静不能动，无动不能静，阴静之中已有阳动之根，阳动之中自有阴静之理，说明动静是一个不可分割的整体。古代哲学认为：既无绝对之静，亦无绝对之动。"动静"即言运动，但动不等于动而无静，静亦不等于静止，而是动中包含着静，静中又蕴伏着动，动静相互为用，才促进了生命体的发生发展，运动变化。生命体的发展变化，始终处在一个动静相对协调的自身更新状态中。事物在平衡、安静状态下，其内部运动变化并未停止。

当达到一定程度时，平衡就要破坏而呈现出新的生灭变化。

《素问·六微旨大论篇》说："岐伯曰：成败倚伏生乎动，动而不已，则变作矣。帝曰：有期乎？岐伯曰：不生不化，静之期也。帝曰：不生不化乎？岐伯曰：出入废则神机化灭，升降息则气立孤危。故非出入，则无以生长壮老已；非升降，则无以生长化收藏。"这里清楚论述了动和静的辨证关系，并指出了升降出入是宇宙万物自身变化的普遍规律。人体生命活动也正是合理地顺应万物的自然之性。

周述官说："人身，阴阳也；阴阳，动静也。动静合一，气血和畅，百病不生，乃得尽其天年。"（《增演易筋洗髓·内功图说》）

《周易》说"一阴一阳之谓道"，"刚柔者，立本者也"，这里说的阴阳、刚柔问题，其本质是事物的动静问题。宇宙间的一切事物的变化，无不是阴阳相互对应的作用，在阴阳交错的往来中，阴退阳进，阳隐阴显，动静交互，相反相成，才能生化不息。

人体的生理活动、病理变化、诊断治疗、预防保健等，都可以用生命体的动静对立统一观点去认识问题、分析问题、指导实践。从生理而言，阴成形主静，是人体成形的根源；阳化气主动，是人体的生命运动原动力。形属阴主静，代表物质结构，是生命的基础；气属阳主动，代表生理功能，是生命力的表现。就具体的脏腑功能亦是如此，例如心属火，主动；肾属水，主静。只有"水火既济""心肾相交"，才能保持正常生理状态。就心脏本身言，心脏收缩为动，心脏舒张亦为动，但收缩、舒张间隔，心肌休息为静，静后心脏又收缩舒张为动，这个过程是心脏收缩（动）—心脏休息（静）—心脏舒张（动）—心脏休息（静）—心脏收缩（动），随之又重述上述过程，只有心脏动静互涵，交替进行，才能维持其正常功能。其他脏腑和人体四肢百骸的动静过程均如此，只是动静的功能表达形式不同而已。

实际上，人体有关饮食的吸收、运化、水液的环流代谢、气血的循环贯注、化物的传导排泄，其物质和功能的相互转化等，都是在机体内脏功能动静协调之下完成的。因此，保持适当的动静协调状态，才能促进和提高机体内部的"吐故纳新"的活动，使各器官充满活力，从而推迟各器官的衰老改变。因此动、静是生命活动持续的协调机制和功能运行形态。

从病理而讲，不论是"六淫"所伤，还是"七情"所致的病理变化，都是因为人体气的动静互涵及升降出入的运动形式发生障碍的结果。如心动过速，乃气动过度而少静；心动过缓，则为气静过多而少动。呃逆呕吐，乃气动升发太过而肃降不及的病变；下利泄泻，乃气降于下不得上升的病变。外感或内伤无汗，乃气入不出之病变；汗出蒸蒸，则乃气出少入的病变。明乎气机动静、升降出入之理，则诸病变之机可由此而概揽于心矣。

三、气的运动形式

气的运动称为气机，有气机才有气化，有气化才有生命。气的基本运动形式是升降出入，升降出入过程中始终保持气动静两态的变化更迭，具体表达形式是：气上升（动）—气暂休息（静）—气下降（动）—气暂休息（静）—气上升（动），随之又重复上述过程；出入亦如此。只有这样：气工作（动）—气休息（静）—气工作（动），动静过程持续循环运行，气才能有工作、有休养的长期持续保证气机功能。

气的升降出入运动十分重要，关系生死。《素问·六微旨大论篇》曰："出入废则神机化灭。升降息则气立孤危。故非出入，则无以生、长、壮、老、已；非升降，则无以生、长、化、收、藏。是以升降出入，无器不有。故气者，生化之宇。器散则分之，生化息矣。故无不出入，无不升降。化有大小，期有远近，四者之有，而贵常守。反常，则灾害至矣。"在这段论述中有两个问题必须明确：一是"升降出入，无器不有"，二是"四者之有，而贵常守"。对"是以升降出入，无器不有"，王冰是这样注释的："包藏生气者，皆谓生化之器触物然矣。夫窍横者皆有出入去来之气，窍竖者皆有阴阳升降之气，往复其中。"在这里王冰提出了横窍和竖窍的概念，可理解为横窍为气出入通路，竖窍为气升降之通路。对"四者之有，而贵常守"，王冰说："四者，谓出、入、升、降也。有出、入、升、降，则为常守。有出无入，有入无出，有升无降，有降无升，则非生之气也。"因此出入升降，决定生死，决定疾病的发生与康复，决定生、长、壮、老、已的整个生命过程，充分肯定了升降出入之无比重要性。

在人体中，升降出入是同时存在并纵横交错，互相配合，才能维持气的正常运动，即使在疾病状态下，气仍在以升降出入形式不断运动，只是这种运动形式不完全正常而已。

人生存在天地自然的大气环境中，天地之气与人体体内之气原本都是以升降用事的，或者说是以升降形式运动为主的。《医源》曰："天地之气，阴阳而已矣；阴阳之理，升降而已矣。"地气上升，天气下降，这是阴阳之升降，实际是气的升降，形成了气的上下浮沉运动，形成气候，化生四时。人体胎儿期在母体内，胎气的运动形式应该是一种升降运动，胎儿出生，哇的一哭，肺叶张开，呼吸运动开始，天地间之清气吸入体内，浊气排出体内，气的出入运动形成了，从此从不间断，维系一生。并与体内气机升降相互配合，形成人体内气的升降出入运动来维持人体生命。因此，笔者认为，人与自然间的气机运动形式是个"H"型，"H"的左边一竖代表天地间气的升降浮沉运动，右边一竖代表人体内气的升降上下运动，中间的一横代表人体与天地间气的交流，即气的吸入和呼出，这就是气的出入运动了。"人与天地相应""天人合一"主要是通过气的出入运动实现的。人

气证论

类要正常生存，就要顺应自然，保护自然，做到"必先岁气，无伐天和"。《素问·四气调神大论篇》说："夫四时阴阳者，万物之根本也。所以圣人春夏养阳，秋冬养阴，以从其根，故与万物沉浮于生长之门。"这就叫顺应自然。如果认为春夏温热，应该多用寒凉；秋冬寒凉，应该多用温热，这恐怕是舍本逐末，违背了阴阳生化之至理。读研这段经文时，注意"养"字，是养阳、养阴，不是补阳、补阴。在《本草纲目·四时用药例》说："必先岁气，毋伐天和……升降浮沉则顺之，寒热温凉则逆之。"李时珍这段论述讲的是，用药要以药性的升降顺应条达人体气机升降，保证气的正常升降出入运动；"寒热温凉则逆之"指的是四时寒热温凉用药的正治法，即以寒治热，以热治寒，以温治凉，以凉治温。

至于地球的天地之气是否与外星球的气有无交流，形成星球之间气的出入运动，那是需要科学探讨的课题。

四、先天、后天之气的思考

先天为育，后天为养。先天之气乃父母媾精后的受孕卵子所化生，这就是《灵枢·经脉》所说的"人始生，先成精"和《素问·阴阴应象大论篇》所说的"精化为气"，由男女阴阳两精结合的受孕卵子所化生的这个气乃先天的气，主要供胎儿孕育成长之用，且胎儿营养还需要靠母体气血供养，胎儿出生后离开了母体，婴幼儿的生长营养由母乳等供养，以后靠后天脾胃化生的水谷之气和由鼻吸入的天之清气结合形成宗气来维持生命过程。至于先天之气在人的生命旅程中能维持多长时间值得深入探讨：是一直维持终生，持续至生命结束；还是先天之气不断减弱，又不断由后天之气充补，到了生命某一年龄段就消退，而由后天之气来替代承担其全部功能呢？还是先天之气在胎儿出生之际就停止工作了呢？

笔者认为：人生是分为先天期和后天期的，先天期为胎儿期，后天期为出生后一直到生命结束。那么，先天之气主要存续于胎儿期，并需得到母体气血营养而充实壮大，与母体气血一起，共同供养胎儿成长，一直供养到胎儿出生，胎儿出生后"哇"的一哭，肺随即舒张，开始人生的呼吸，此时人体已具备由天之清气与母乳之气结合而产生宗气的功能，到断乳进食时则由天之清气与水谷之气结合产生宗气，宗气进行贯心脉而司呼吸的功能，此时后天之气已足以维系人体对气的需求，维系生命活动。因此笔者认为先天之气仅存续于在胎儿期，胎儿出生以后，先天之气完成了其历史使命，以后人身气的一切生理功能都是由后天之气完成的。

五、气对血的重要性

气与血，一阴一阳，互相维系，气为血之帅，血为气之守。"一身气血，不能相离，气中有血，血中有气，气血相依，循环不已"（《不居集》），血离气则成死血，气离血则为乱气，只有气血相依，才能循环不已，维系生命；若血气不和，则百病丛生。气与血各有其不同作用，而又相互依存，以营养脏器组织，维持生命活动。

《素问·调经论篇》强调说："人之所有者，血与气耳。"那么人的这两个所有物，即气与血之间有什么关系呢？站在气的角度看，气具有生血、行血、摄血和维系血的活性四大主要作用。

（一）气生血

血主要是由气化生的，无论是胎儿或是出生以后，气在血的形成中都处于核心地位，所有血的化生都是经过气的化生或作用才形成的。

胎儿在母腹中，活胎是依靠父母交媾之精所化生的元气和母体气血的供养来维持和生长发育的。胎儿最初的精化血过程：先天之精，化生元气，元气化生血，所谓气生血，即精化血过程中是经过了"气"这一重要生理过程，而不一定是精直接化为血。

出生以后，血的形成也是由气化生的。《灵枢·决气》指出："中焦受气取汁，变化而赤，是谓血。"中焦是指脾胃，受气即脾胃受纳运化水谷之气，即中焦脾胃受纳运化饮食水谷，吸取其中的精微物质，即所谓"汁"，其中包含化为营气的精微物质和有用的津液，二者进入脉中，变化而成红色的血液。这是由水谷之气化生的营气而化生为血液。

肾精也是化生血液的基本物质。《诸病源候论·虚劳精血出候》说："肾藏精，精者，血之所成也。"《张氏医通》："精不泄，归精于肝而化清血。"在精化血的过程中，"气"处于精血转化不可缺少的关键环节：精血转化至少必须经过气的枢纽作用。其间有两大要点：一是如果没有气的作用，精也只是缺乏生命活性的死精，死精是不可能化生为血液的，也是不能繁衍后代的；二是由精化生血的过程，是一个生命物质转化运动的过程，这个转化运动过程需要能量，这个能量应该就是气，是依赖气的推动进行和完成的。同时，先天之精化生的肾精是有限的，不可能维持一辈子不被耗竭，它必须得到后天气血的不断奉养以补充维系。

至于精化血过程有两种可能性：一是先由精化成气，然后由气生血；二是本来就另有其气，在此气的作用下，促使精直接化生成血。这个问题值得深入的思考和研究。

（二）气行血

血对人体具有营养和滋润作用，这种作用是动态的、持续不断的，生生不息，以保证机体的生命状态。血的运行必须具有推动力，这个推动力就是气，简单地说，叫做气行血，〔明〕虞抟《医学正传·气血》说："血非气不运。"行血之气应该是心脏搏动所产生的心气、行于脉内与血伴行的营气及行于脉外与营气并行的卫气共同作用的结果。按理说，血并不是心化生的，那为什么说"心主血脉"呢？《素问·平人气象论篇》说："心藏血脉之气。"藏之于心的这种"气"，就是推动血液循行的动力。血液在气的推动下，运行营养全身五脏六腑、四肢百骸之后，最后"诸血皆归入心"，这就是一个循环。这种循环是"终而复始"的，如此则循环不止，生命不息。

血是行于脉中的，何谓脉？《灵枢·决气》曰："壅遏营气，令无所避，是谓脉。"这说明脉有约束营气使它按照一定的管道运行，不能外溢的功能，这就是脉。脉是血液运行的管道，血液在脉中循行于全身，所以又将脉称为"血府"。从心注入脉中之血液在脉这种管道的约束下，才能正常循脉运行周身，内至脏腑，外达肢节，周而复始。

心主血脉包括主血和主脉两个方面：全身的血，都在脉中运行，依赖于心脏的推动作用而输送到全身。脉，即血脉，是血液流行的管道；心脏是血液循环的动力器官。心脏射血于脉道并推动血液在脉管内按一定方向流动，从而运行周身，维持各脏腑组织器官的正常生理活动。心与血脉相

第
一
章

总

论

连，心脏所主之血，称为心血，心血除参与血液循环、营养各脏腑组织器官之外，又为神志活动提供物质能量，同时贯注到心脏本身的脉管，维持心脏的功能活动。因此，只有心气旺盛、心血充盈、脉道通利，心主血脉的功能才能正常，血液才能在脉管内正常运行，才能正常供给机体组织的需求，保障机体组织发挥其正常生理状态和功能。若心的气血不足，推动血液循环的力量减弱，则产生心血瘀阻、血脉阻滞等而出现心脏本脏或全身种种病变，或心悸、胸闷、心前区剧烈疼痛，或心衰厥逆；或其他脏腑组织、四肢百骸出现病变。因为人体任何部位都依赖血的濡养，一旦缺少血液的供养，都将影响其正常生理活动。从血对脏腑组织供养的本质而言，人体组织血液供应的实质还是气的供应，是携氧血红蛋白释放氧气供应组织，以解决组织缺氧的需求。值得思索的是，血红蛋白与氧结合，形成氧合血红蛋白，氧合血红蛋白运载氧气到组织进行氧气释放，释放的是原封不变的氧气，还是氧气与血红蛋白结合时变化为一种比氧气更有利于人体的新气呢？按照中医学观点：氧合血红蛋白释放给机体组织的气已经不是单纯的氧气了，而是营气。因此，血不仅仅只是对气的运载，其中包括吸入氧气与血红蛋白的结合，与血红蛋白结合过程中同时吸取人体水谷之气，即天之清气与水谷之气有机结合，化生为宗气，宗气行血脉时变成营气，氧合血红蛋白释放给组织的气体已不是单纯的氧气了，而是对维持生命更有价值和活力的营气。缺乏营气供应，就会造成生理功能的紊乱以及组织结构的损伤，严重的缺血、缺气还能危及生命。血液运行于脉道之中，循环不已，流布全身，才能保证其营养全身生理功能的发挥。气行血无力，则血液在脉中运行迟缓涩滞，轻则血滞，重则血瘀，停积不行则成瘀血。

气行血除了气本身的充盈力度外，亦当与温度相关，气寒则血行缓慢乏力，其所行之血难以温煦脏腑组织形体，出现怕冷、功能减退诸种表现；气热则血行急速，亢奋有余。是以气行血贵于气血平和。当然，气行血要正常，除了气血两者均正常外，还须脉道正常，若脉道有病，则血液自变，此犹河道淤滞，过窄过浅，则船难畅通。故心主血脉须包括主血和主脉两个方面，偏一则病。

（三）气摄血

血在脉道中运行到供应机体组织的需要，必须保证血在脉道中正常运行，而血在脉道中正常运行的控摄是由气维系的，气具有控摄血液在脉道中按照固定方向、一定速度、一定温度、一定黏度来运行，防止血溢脉外，也防止血液过冷、过黏、运行过慢而在脉道内瘀滞；同时气对上述运行方向、速度、温度、黏度具有调控作用，即血的运行要快则快、要慢则慢，要温则温、要凉则凉等都是由气调控的，而不是血液自身的调控作用。

心气的推动、肺气的宣发肃降、肝气的疏泄是推动和促进血液运行的重要因素。脾气的统摄及肝气的藏血是固摄控制血液运行的重要因素。而心、肝、脾、肺等脏生理功能的相互协调与密切配合，共同保证了血液的正常运行。其中任何一脏的生理功能失调，都可以引起血行失常的病变。例如，心气不足，血运无力，可以形成血瘀；肺气不足，宣降失司也可以导致血瘀；脾气虚弱，统摄无力，可以产生多种出血病证；肝失疏泄，肝气上逆可致出血，抑郁不畅可致瘀血，等等。故《温病条辨·治血论》说："故善治血者，不求之有形之血，而求之无形之气。"的确是临床中治疗血行失常的指导原则。

（四）气维系血的活性

气生血，所生之血具有正常生理功能才有意义，否则生血再多也没有实质性价值。因此，气的另一个重要生理功能是给予和维系血的活性，即维系血的生命力。西医研究已表明：血液中的血细胞是有一定寿命的，红细胞的生存期限也即寿命，平均为120天。血小板的寿命为7~14天，平均9.6天。白细胞包括多种不同细胞，其不同白细胞寿命有别：粒细胞从生成到死亡的生存期约为13天；单核细胞寿命较难测定，因为单核细胞经常在血液和组织中游走，其寿命可能为数星期，组织内单核细胞的寿命可长达数个月。淋巴细胞的寿命各不相同，大淋巴细胞寿命仅1~2天，但有的可长达60天左右；小淋巴细胞寿命可长达数月或数年，在小淋巴细胞中，B淋巴细胞寿命较短，只能生存3~4天；而T淋巴细胞寿命较长，可生存100天以上；T、B两种细胞中，都各有少部分长寿细胞。上述血细胞，均在人体内共存一段时间，为什么有的是活细胞，有的是死细胞呢？其关键是气对血活性的维系作用，血细胞获得气充养，就具有活性，就是具有生理功能的活细胞；或虽有气的充养，而其细胞已经衰老，吸收不了气的充养，终至变成死细胞，而不再具备生理功能。其实气对血活性的维系并不限于血细胞，血液中非细胞成分的血浆，亦非气不动，在气的推动下才能形成血流，才能保证循环而生生不息，若缺乏气的推动，血流停顿，则死血一团，生命也就不能维持了。

六、气对精的重要性

《素问·金匮真言论篇》说："夫精者，身之本也。"作为人身之本的精，胎儿之精是由父母阴阳相媾之精化生的，并得到母体气血的奉养，这个精应该称之为元精，亦即先天之精，胎儿的先天之精在是由母体气血充养的，出生后则由后天之气奉养。精是人体生命的本原，是构成人体和维持人体生命活动的最基本物质，也是人类生殖繁衍的基本物质。

现代的一般观点认为：精除了具有繁衍生命的重要作用外，还具有濡养、化血、化气、化神等功能。其中与气关系最密切的是精化气，这是以《素问·阴阳应象大论篇》中"精化为气"的论述为依据的。但是《庄子·知北游》认为："通天下一气耳。"《道德经·四十二章》说："道生一，一生二，二生三，三生万物，万物负阴而抱阳，冲气以为和。"在这里，庄子强调了天地万物及人类生灵皆为一气所生，气为万物和人类生灵化生的本原。老子这段论述的意思是道化生出一气，这一气包含阴阳二气，阴阳二气相交而形成出新的状态这就叫三，按上述"一生二，二生三"的规律，万物就化生出来了，万物背阴而向阳，在阴阳二气的相互激荡下形成新的和谐。那么在这里"道生一"的"道"是指什么呢？是道理，是道说，是道路，是道学，是道义，还是规律？笔者认为乃指"宇宙的规律"。

现在需研究的是：《内经》说"精化为气"，庄子说"通天下一气耳"，气精的生化关系到底如何？是气生精，还是精生气，还是精生精，气生气呢？这涉及到底谁是本原的问题，也涉及是一元论还是多元论的问题。在精气的生化上，倾向于精气互生，即精可化气，气可生精。但是应该明确的是，人体之气主要并不是由精化生的，而是天之清气与水谷之气合聚而成，这个气称为宗气。另外，精是可以生精的，但精生精亦依气的参与，如无气的参与，则首先无气之精是死精，死精是不可能生精的；其次精要生精有一个精的气化过程，气化之精才能活动，才能化生新的精。

　　人体精气的存在方式是精气互裹共存的，从精气两者关系看，也是阴阳互根、共存的，笔者认为是"孤精不活，孤气不存"的。即使肾精亦是如此，如男性的精子有活精子、有死精子，死精子是不能受孕育子的，死精子即无气之精，精子无气则死矣，则不再具备精子的生理功能。《周易·系辞上》说"精气为物"，即是认为宇宙万物皆由精气生成。两汉时期，精气学说被此时兴起的元气说所同化，并逐渐发展为"元气一元论"。"元气一元论"认为，气是最原始的，是宇宙的唯一本原或本体，万物皆由元气化生，故称气为"元气"。对于元气一元论，我们关键是要研究这个元气的内涵，这个元气不会是单纯的宇宙之气，或者说不是单纯的气，对于人体言，元气应该是精和气的互裹结合体。对于"元"的理解，〔汉〕董仲舒指出："元者，为万物之本。"（《春秋繁露·重政》）何休认为："元者，气也。无形以起，有形以分，造起天地，天地之始也。"（《春秋公羊传解诂》）

　　元气，即精气生万物的机制，古代哲学家常用天地之气交感，阴阳二气合和来阐释。精气自身的运动变化，分为天地阴阳二气。即所谓"积阳为天，积阴为地"（《素问·阴阳应象大论篇》）。天之阳气下降，地之阴气上升，二气交感相错于天地之间，氤氲和合而化生万物。如《周易·咸彖》说："天地感而万物化生。"因此，天地阴阳二气的交感合和是宇宙万物包括人类的发生、发展与变化的根本原因。

　　精气有"动"与"静"两种不同的存在形式。所谓"动"，即精气处于弥散而运动状态，充塞于无垠的宇宙空间，是精气的基本存在形式。由于用肉眼看不见，故又称其为"无形精气"，〔宋〕张载有"太虚无形，气之本体"（《正蒙·太和》）之说。所谓"静"，即精气处于凝聚而稳定的状态，一般都可以肉眼看清其具体性状，故精气静而可见时又称为"有形精气"。有形之物为气凝聚而成，《素问·六节藏象论篇》有"气合而有形"之说，这里"气合"讲的气与谁合呢？是气与气合，气与血合，还是气与精合呢？对于人体生殖繁衍而言，当然是气与精合，气精相合就会有形，气精相合才具有孕育化生、繁衍后代的功能。精气的动、静两种形式是不断互换转化的，由动到静，由静到动，精气才能生机勃勃，才能生化不息。

鉴上认为：精与气是互裹共存的结合体，对精而言，有气则生，无气则为死精。

七、气对神的重要性

人身有三宝，曰精、气、神。为什么精、气、神为人身三宝，而十分重要的血未能列入人身之宝呢？盖精气为人身之本，而神是精气在生命过程中的表达形式，人若无神，则状若死人。而血呢，对人体当然十分重要，但为什么未列入人生之宝呢？因血乃精气化生，且血亦不是生命现象的表达形式，我们平时只讲"神气"，而不讲"神血"，另外也说很"精神"，也不讲很"精血"，这些简单的词汇表达都具有严谨性。即精和神都是与气紧密相联的，精气充足就一定血液旺盛，因此说人生三宝就是讲精、气、神，而未将血列入三宝之中。

神，有广义与狭义之分。广义的神，是指人体生命活动的总体现或主宰者；狭义的神，是指人的精神意识思维活动，包括情绪、思想、性格等一系列心理活动。

精气化生形体，精、气、神又栖居于形体，形体在精、气、神的作用下才是一个有生命表达力的活的形体，形体如果失去了精气神，也就只是一具死的躯体。由是，产生了形神一体观，即是形体与精神的结合与统一。在活的机体上，形与神是相互依附，不可分离的。形是神的藏舍之处，神是形的生命体现。神不能离开形体而单独存在，有形才能有神，形健则神旺。而神一旦产生，就对形体起着主宰作用。形神统一是生命存在的保证。三宝中，精为基础，气为动力，神为主宰，构成"形与神俱"的有机整体。但是形体、精和神的存在都靠气的支撑，无气则无神，无神则形体失去了生命活性。

气也是化生神的基本物质，气充则神旺，而气的运行，又赖神的控制和调节，即所谓"神能驭气"。精神情志活动由五脏精气产生，由五脏共同主持，但总由心来统领。五脏精气充盛，功能协调，则精神充沛，思维快捷，反应灵敏，言语流利，情志活动处于正常范围，既无亢奋，也无抑郁。

气证论

若五脏精气不充，功能失调，则会出现精神情志方面的异常变化。另一方面，精神情志活动的异常也可影响五脏的功能，突然强烈或长期持久的情志刺激，超越了人体的生理调节能力，常易影响五脏气机，引起五脏精气的相应病变。

第二节　气证概论

本书所有气的病变概称气证。气证是指气证是内外之邪，作用于机体，引起气的动静及升降出入异常，导致机体气机异常而发生的病证。因此气机动静及升降出入异常为辨识气证切入点。一般来说，外感病多出入异常，内伤杂病多升降失常，其间均有动静异常。

一、病因病机

气证发病是正气、邪气双方共同斗争，导致气机异常的病变结果。

1. **病因**　就致病因素而言，无非是外邪内变，外邪是指六淫、疠气杂气等存在于人身之外的致病因子；内变包括脏气盛衰、痰饮、瘀血、虫积、内寒、内热、内风、内湿、内燥等由于脏腑功能失调产生的存在于体内的致病因子。

2. **病位**　无处不至，脏腑经络、四肢百骸、表里上下，皆可发病。景岳曰："气有不调处，即病所在之处。"

病位的确定，以各部的特有症状、证候辨识而定。以五脏而论，如肺的主要症状是咳嗽、气喘，心的症状主要是心悸、心痛、失眠。则凡气机升降出入异常出现咳嗽或气喘，则为肺的气证；出现心悸，或心痛，或失眠，则便是心之气证。其余以此类推。

3. **病性**　寒热虚实四者而已，可交错为病，如上寒下热、表寒里热。寒热虚实错杂为病，决定于气机。如上寒下热、上热下寒，乃是中焦气机痞隔；表寒里热、表热里寒，乃是表里间的少阳气机不通。同时，病性决定于病因性质及脏气状态。

4. **病机**　气机异常为诸气证共同病机。包括气的动静与升降出入异常，动之过度多为有余实证，动之不及多为不足虚证，静之过度多为阴证，静之不及则多为阳证；升之太过多为上部病变，升之不及则多为下部病变，降之不及则上病，降之太过则下病；出之太过则外病，出之不及则内病，入之太过则外病，入之不及则内病。更有动静、升降出入错杂为病者。

二、气证诊断

气证的诊断以把握气机异常为要法，凡有气机动静、升降出入异常者便可诊断为气证。一般而言，气机升降异常病证有：气陷、气脱、气逆、上下不和；气机出入异常病证有：气散、气闭、表里不和；升降出入异常病变有：气虚、气耗、气郁、气滞，上述各证均有气的动静异常。各气证可纵横贯穿于诸病之中，是为气病。

三、证治总括

条达气机，恢复气的动静及出入升降正常功能是气证治疗总法则。景岳曰："各安其气，则无病不除，是该调气之大法也。"《医碥》曰："结者散之，郁者达之，闭者开之，陷者举之，高者抑之，浮越者重镇之，脱者固之，散者收之，虚者补之，热者清之，寒者温之。"气之亢于上者，抑而降之；陷于下者，升而举之；散于外者，敛而固之；结于内者，疏而散之。尚有顺势利导，逆势挽回。顺势利导，如邪在上脘，胃气上逆，愠愠欲吐，则因而吐之，吐后顿快；邪在大肠，里急后重，欲下不畅，肠气下迫，则通因通用，因而利之，利后则爽。此皆顺升降之势而利导之法。逆势挽回，如肾气不纳，根本浮动，喘呕晕眩，用酸咸重镇之品，此下不纳则上抑之，而挽危证；中气虚陷，降而不升，泄利无度，呼吸不及，用固涩升补，下病上举，而挽危证；痢疾初起有表证，洞泄无度，喻嘉言用人参败毒散逆流挽舟，此皆逆势挽回救急之法。另有气证危急时，采用吸法，包括上病下吸、下病上吸。《医纲提要》曰："阳将上脱者，用寒凉从下吸之；阴将下脱者，用温药从上吸之。此尤升降之急法也。"疾病的发生，总不外阴阳气机升降出入失常。

〔清〕程钟龄总结出汗、吐、下、和、温、清、消、补八法，对各种治疗方法进行了高度归类提炼，从而使中医治法提纲挈领，广为认同。但八法治疗的共同目的或作用就是一个，那就是条达气机，恢复人体气的正常动静和升降出入，故八法总为治气。汗法通表气，恢复气机出入；吐、下法，通上下，以恢复气机升降；和法治于中，和于少阳则为恢复出入，和于中焦则为恢复升降；温法，阳气不足则行动无力，静多动少，温之使动；清法，热在内，灼气速行，动多静少，清之使静；消法，食宿肠胃、消之以复升降；瘀阻气血，消之以复气动；痰阻肺气，消之以复出入，乃恢复升降或出入之法；补法，阳气不足，动而无力，气则静多，故补气补阳，静之使动；阴血不足，阳气无所附则多动，故补血补阴，动多使静。

从药之性味言，则寒、热、温、凉为四气，酸、辛、苦、咸、甘为五味。辛甘发散为阳，酸苦涌泄为阴，则阳主升而浮，阴主沉而降。辛主散，其行也横，以出为主，故能解表；酸主收，其性也敛，以入为主，故可治泄；甘主缓，其行也上，以升为主，故能补中；淡主渗，其性也利，以降为主，故可分清去浊；苦主泻，其行也下，以降为主，故可去实；咸主软，其性也沉，以降为主，故可导滞。一般而言，热者多升，寒者多降，温者多出，凉者多入，淡者多降，咸者亦降。疾病的发生，总不外阴阳气机动静与升降出入失常。用药治疗，就是以药性之阴阳，治人身之阳阴；药性之动，治人身之静；药性之静，疗人体之静；药性之升降，调人身之降升；药性之出入，理人身之入出。以燮理人身气之动静及升降出入之异常，则人身气机自然正常了。

以病症对症治疗加减而言，大致胸满加紫苏梗、枳壳；心下满加枳实；腹满加厚朴、大腹皮；胁痛加柴胡、青皮、橘叶、川楝子；腹痛加枳壳、白芍；下腹痛加乌药、延胡索、青皮；少腹痛加柴胡、青皮、川芎；胃肠气滞加木香、枳实；郁气加苍术、郁金、川芎；怒气加沉香、木香；挟寒加干姜、肉桂；挟热加栀子、黄芩、黄连、地骨皮；气实加大黄等。吾师著名中医学家欧阳锜教授传吾调气药秘法：咽喉部加马兜铃；胸部加瓜壳、枳壳；胁部加柴胡、青皮；胃脘部加枳实；脐部加厚朴；下腹部加乌药，有寒加小茴香，有热加川楝子；少腹加柴胡、青皮；睾丸加荔枝核、橘核。愚亦有浊气治疗用药心得：乌药、青皮、川芎、紫苏俱能散浊气从汗而散；槟榔、大腹皮、大黄、蚕沙能使浊气下降而排。

常见气证有气虚、气陷、气脱、气闭、气散、气郁、气滞、气逆、气不和、气耗十证，其致病则无所不为，病及脏腑经络、体内肤表，这十大气证可以发生于诸多疾病过程中，以此为把握，可以较为清晰地辨识诸病气机变化而有效治疗各气病。另古人还有气热证、气寒之证治，乃为上述十证之一与热或寒的兼证（或者称之复合证），故不单列；尚有气结证，郁结并言，归属气郁。

气虚补之，补气宜温，如四君子汤、异功散类，常用药如术、参、芪、益智之属。

气陷举之，举气要升，如补中益气汤、升陷汤、举元煎等，常用药如参、芪、升麻、柴胡、桔梗、葛根之属。

气脱固之，固气要补、要涩，如大剂参芪加五味、山茱萸、附子之属；古法固气多用附子，用参附固守肾气、术附固守脾气、芪附固守卫气、归附固守营气。

气闭开之，开之要解、要行，自拟开闭汤：麻黄10克，杏仁10克，苍术10克，青皮10克，黄芩10克，紫苏梗10克，全蝎3克。水煎服，主治气闭肺气，表里不通；常用药如麻黄、苍术、青皮之属。

气散收之，收之要补、要敛，可用自拟敛气汤：炙黄芪30克，麦冬15克，五味子6克，白芍10克，防风10克，地骨皮10克。主治气散不敛，多汗气短，平时易于感冒；常用药如白芍、五味子、黄芪、乌梅之属。

气郁达之，达之要疏、要行，如柴胡疏肝散、《洞天奥旨》开郁散（白芍、当归、白芥子、柴胡、全蝎、白术、茯苓、郁金、香附、天葵草）；常用药如柴胡、香附、郁金、川芎、贯叶金丝桃之属。

气滞行之，行之宜要香要燥，如平胃散、越鞠丸、柴胡疏肝散、四磨汤类；常用药如木香、陈皮、苍术、草豆蔻、枳壳之属。

气逆降之，降要镇气下行，如苏子降气汤、丁香柿蒂汤、旋覆代赭汤等；常用药如沉香、旋覆花、紫苏子、赭石之属。

气不和则调之，调之要和解于中，如柴胡、黄芩、玫瑰花、砂仁、枳壳、桔梗之属；气耗则益之，益之宜培补。气不和则调和之，和乃中庸之法，和虽为贵，其治最难。古代医家名为和气饮者即有数方：《医宗金鉴》

和气饮用苍术、紫苏、防风、赤茯苓、豆豉、藿香、陈皮、厚朴（姜炒）、炙甘草组方；主治小儿断脐失护，风冷乘入，传于大肠，遂成脐寒泻，粪色青白，腹痛肠鸣。《广嗣纪要》和气饮用白术、黄芩、大腹皮、枳壳（炒）、紫苏叶茎、砂仁（炒）、炙甘草组成；主治子满，妊娠七八月，其妇奉养本厚，安居太过，胎元肥壮，温热内盛，腹大如鼓，腹满下坠，逼迫子户，坐卧不安。《续易简》和气饮由苍术、桔梗、枳壳（去瓤，麸炒）、橘红、白芍、白芷、川芎、当归、赤茯苓、桂（去粗皮）、半夏（汤洗七次）、甘草（炙）、厚朴（去粗皮，姜制）、干姜、吴茱萸（炒）组成；主治腹痛，肠鸣，泄利。《嵩崖尊生书》和气饮由当归、川芎、白芍、人参、紫苏梗、陈皮、大腹皮、甘草、木香组成。主治妊娠心胃胀满。愚谓气不和总病于中，表里不和责之少阳，上下不和则之脾胃，故自拟表里和气汤或上下和气汤。表里和气汤由柴胡10克，黄芩10克，法半夏10克，人参6克，青蒿10克，郁金10克，炙甘草10克，生姜或煨姜3片（少汗加生姜，多汗加煨姜），大枣3枚组成，水煎服；此仿小柴胡汤法，主治表里不和，证类少阳，或更年期寒热不和。上下不和汤由川芎10克，苍术10克，香附10克，炒栀子10克，神曲10克，玫瑰花6克，枳实10克，桔梗3克组成，水煎服；治气郁中焦。

气耗有虚和散之义，故气耗则补而敛之。肺气耗喘而汗出者，方用生脉散、补肺汤等；脾肾气耗气弱遗精滑脱者，可用补中益气汤、大补元煎等；常用药如参、芪、白芍、五味子、山茱萸等。

另有气多动则静之，可用《石室秘录》静气汤：白术3钱，茯苓3钱，白芍3钱，陈皮5分，甘草5分，麦冬3钱，玄参3钱，天花粉1钱，紫苏子1钱。

气静则动之，可用二术二陈汤或参附汤类。

上为气证证治大略，后将专述。

第二章　五运六气

五运六气简称运气，是研究气候变化规律的。最早见于《黄帝内经》七篇大论。

五运，是指自然界木、火、土、金、水五行之气的运动；六气，是指自然界风、寒、暑、湿、燥、火六种气候的变化。运气学说以阴阳五行理论为核心，以天人相应的整体观作为思想基础，以每年的年天干、地支作为运算工具。我们研究学习的重点在于熟练掌握推测方法和对人体病变影响的一般规律，但不能替代辨证论治。

一、干支甲子

干支甲子是五运六运推测的基本工具。干是天干，即甲、乙、丙、丁、戊、己、庚、辛、壬、癸，共 10 个，为十天干。支是地支，即子、丑、寅、卯、辰、巳、午、未、申、酉、戌、亥，共 12 个，为十二地支。干、支均分阴阳，即有阳干阴干、阳支阴支。按上排列，处于奇数位的为阳，处于偶数位的为阴。

干支按顺序组合，谓之甲子。十天干与十二地支按规律、不重复组合，形成 60 个干支组合年，称为六十甲子（表 2-1）。

表 2-1　六十甲子表

甲	乙	丙	丁	戊	己	庚	辛	壬	癸	空亡
甲子	乙丑	丙寅	丁卯	戊辰	己巳	庚午	辛未	壬申	癸酉	戌亥
甲戌	乙亥	丙子	丁丑	戊寅	己卯	庚辰	辛巳	壬午	癸未	申酉
甲申	乙酉	丙戌	丁亥	戊子	己丑	庚寅	辛卯	壬辰	癸巳	午未

甲	乙	丙	丁	戊	己	庚	辛	壬	癸	空亡
甲午	乙未	丙申	丁酉	戊戌	己亥	庚子	辛丑	壬寅	癸卯	辰巳
甲辰	乙巳	丙午	丁未	戊申	己酉	庚戌	辛亥	壬子	癸丑	寅卯
甲寅	乙卯	丙辰	丁巳	戊午	己未	庚申	辛酉	壬戌	癸亥	子丑

《素问·六微旨大论篇》说："天气始于甲，地气始于子，子甲相合，命曰岁立。"岁立即一甲子年，在每一个甲子年中，都是天干统运，十天干统运，从甲开始；地支主气，十二地支主气，从子开始。天干以纪运，地支以推气。

二、每岁五运六气的推算

每年五运六气主要根据该年干支推衍。重点在于确定大运、司天之气、在泉之气。首先必须明确天干地支的五行属性。天干有十，甲、乙、丙、丁、戊、己、庚、辛、壬、癸也。天干中甲乙属木，丙丁属火，戊己属土，庚辛属金，壬癸属水；但在推测每年大运时，并不是根据天干的五行本来属性确定的，还要将十天干化为五运，即"甲己化土，乙庚化金，丙辛化水，丁壬化木，戊癸化火"。十天干分属五行，而五行又寓阴阳，按排列顺序言，则奇为阳，偶为阴，故甲为阳木、乙为阴木，丙为阳火、丁为阴火，戊为阳土、己为阴土，庚为阳金、申为阴金，壬为阳水，癸为阴水。地支有十二，子、丑、寅、卯、辰、巳、午、未、申、酉、戌、亥也。地支中寅卯属木，巳午属火，辰未戌丑属土，申酉属金，亥子属水。其相应阴阳属性划分，按子、丑、寅、卯、辰、巳、午、未、申、酉、戌、亥顺序，奇为阳、偶为阴。十二地支除了具有五行、阴阳属性外，还与一年的十二个月关联起来，根据"正月建寅"方法，即正月为寅月，顺序则二月为卯月，三月为辰月，四月为巳月……十一月为子月，十二月为丑月。

（一）运气歌诀

1. 定大运歌诀 甲己化土，乙庚化金，丙辛化水，丁壬化木，戊癸化火。根据《素问·天元纪大论篇》："甲己之岁，土运统之；乙庚之岁，金运统之；丙辛之岁，水运统之；丁壬之岁，木运统之；戊癸之岁，火运统之。"

2. 定司天在泉歌诀

子午少阴君火司天，阳明燥金在泉；

丑未太阴湿土司天，太阳寒水在泉；

寅申少阳相火司天，厥阴风木在泉；

卯酉阳明燥金司天，少阴君火在泉；

辰戌太阳寒水司天，太阴湿土在泉；

巳亥厥阴风木司天，少阳相火在泉。

（二）推演方法

1. 先定五运 五运须确定大运（岁运）、主运、客运，确定主、客运的五音。

（1）大运推演： 大运看一年大致气候。

年大运根据歌诀"甲己化土，乙庚化金，丙辛化水，丁壬化木，戊癸化火"，即年干为甲为己的，该年大运为土运，甲为阳土大运、己为阴土大运；年干为乙庚的，该年大运为金运，乙为阴金大运、庚为阳金大运；年干为丙辛的，该年大运为水运，丙为阳水大运，辛为阴水大运；年干为丁壬的，该年大运为木运，丁为阴木大运，壬为阳木大运；年干支为戊癸的，该年大运为火运，戊为阳火大运，癸为阴火大运。

大运确定，可看一年大致气候：阳年太过，为本气流行；阴年不及，为克己之气流行。即甲年为土运太过，己年则土运不及；乙年金运不及，庚年金运太过；丙年水运太过，辛年水运不及；丁年木运不及，壬年木运太过；戊年火运太过，癸年火运不及。

注意，这里推演大运，不是根据天干的五行属性定的，而是根据"十干统运"原则确定的，十天干的五行属性与其统运为什么不一致呢？这大概是因为"变与化"的关系，《素问·天元纪大论篇》曰："故物生谓之化，物极谓之变……夫变化之为用也，在天为玄，在人为道，在地为化。"

大运只能推演一年气候大致情况，还必须进一步分析主运、客运。

（2）主运推演： 主运为一年五季的常规变化。

1) 一年分为五季，春季、夏季、长夏、秋季、冬季。每年从大寒日起，按五行相生次序推移，分为五步。主运顺序为木、火、土、金、水，木运开始，即木为初运，火为第二运，土为第三运，金为第四运，水为终运。每运各主七十三天零五刻。主气五步与一年五季一一对应，春季为第一步，木为主运；夏季为第二步，火为主运；长夏为第三步，土运为主运；秋季为第四步，金为主运；冬为一年的终运，水为主运。

2) 定主运的五音：由于同为一运，也有太过与不及的区别，故古代引入了五音概念。"五音五行之音"，分别为角、徵、宫、商、羽，对应五行的木、火、土、金、水。五音分别建于五运十干之中，即角为木音，建于木运，为十干的丁壬；徵为火音，建于火运，为十干的戊癸；宫为土音，建于土运，为十干的甲己；商为金音，建于金运，为十干的乙庚；羽为水音，建于水运，为十干的丙辛。再用五音来确定主、客运的太过不及。

主运五音太、少是根据年干的阳、阴定的，阳干为太，阴干为少。先定年干五音太、少，然后从年干上推至木角，确定木角的太、少。五音的太少相生，亦即阴阳五行之气的相互滋生，其运行是按照五运、五行相生的顺序（表2-2）。

表2-2　五音建运太少相生表

年干	甲	乙	丙	丁	戊	己	庚	辛	壬	癸
属性	阳土	阴金	阳水	阴木	阳火	阴土	阳金	阴水	阳木	阴火
五音	宫	商	羽	角	徵	宫	商	羽	角	徵
太少相生	太	少	太	少	太	少	太	少	太	少

主运为主时之运，是推演一年中各季的正常气候。每年各季度气候变化均为初运春暖，二运夏热，三运长夏湿，四运秋燥，终运冬寒，年年相同，这是季节气候常规。

(3) 客运推演：客运为每年五个运季中的特殊气候变化。

主运是常规，客运是可以变化的。每年的客运以该年大运为起步点，再按五行相生次序推移，分五步推移。每运仍为七十三天零五刻。如甲己之岁，大运为土运，则客运以土为初运、金为二运、水为三运、木为四运、火为五运。

应该明确：大运是用来推衍六十年中每一年的基本气候变化；主运是推衍一年中五个季节正常气候变化，从木算起，按照五行相生顺序推算，每年主运不变；客运是用来推算每年五个季节的异常气候变化，其推算方法是以本年的大运为初运，根据初运的五行所属，按五行相生顺序推算。

2. **六气推演** 主要推演主气、客气，客气又分司天、在泉，司天左间、右间，在泉左间、右间，重点是司天、在泉之气。

(1) **主气确定**：主气即地气，为主时之六气，为一年中气候常规变化，年年始于春木，终于冬水，按五行相生顺序。

初之气为厥阴风木，二之气为少阴君火，三之气为少阳相火，四之气为太阴湿土，五之气为阳明燥金，六（终）之气为太阳寒水，这是每年气候变化常规，年年如此。每年从大寒日算起，每四个节气为一步。

(2) **客气确定**：客气为一年各步气候的异常变化，每年不同。客气包括司天之气、在泉之气和左右间气，和主气一样，每年也是初之气、二之气、三之气、四之气、五之气、六（终）之气，与主气一一对应。客气先须确定司天、在泉之气，司天为三之气，在泉为六（终）之气。

(3) **确定司天在泉之气**：按照本歌诀推演十分方便，一看便知。歌诀中的子午、丑未、寅申、卯酉、辰戌、巳亥为年支。按照年支对应确定司天、在泉之气。如甲子年的年支为子，则为少阴君火司天，阳明燥金在泉；乙丑年的年支为丑，则是太阴湿土司天，太阳寒水在泉。

(4) **确定左右间气**：再按步定司天、在泉的左间和右间。为便于推演，特制下表（表2-3）。

表2-3 司天在泉左右间气表

项目	左间	司天	右间	左间	在泉	右间
子午	太阴	少阴君火	厥阴	太阳	阳明燥金	少阳
丑未	少阳	太阴湿土	少阴	厥阴	太阳寒水	阳明
寅申	阳明	少阳相火	太阴	少阳	厥阴风木	太阳
卯酉	太阳	阳明燥金	少阳	太阴	少阴君火	厥阴

项目	左间	司天	右间	左间	在泉	右间
辰戌	厥阴	太阳寒水	阳明	少阳	太阴湿土	少阴
巳亥	少阴	厥阴风木	太阳	阳明	少阳相火	太阴

3. 客主加临　即是将天气与地气结合起来，将客气和主气联系起来进行分析。重点分析客气、主气之间的相得、不相得及顺逆。

(1) 主客之气相得与否：客主加临后，客主之气相生，或客主之气相同的，便是相得，相得者，主气候正常，人们少生疾病。凡主客之气相克，便是不相得，不相得的，主气候异常，人类易于患病。《素问·五常政大论篇》："气相得则和，不相得则病。"

(2) 主客之气的顺逆：客气加在主气之上，有顺逆之别，主客的顺逆以客气为主。凡客气生主气，或客气胜（克）主气为顺；反之为逆。故称"主胜逆，客胜从"。

此外，如果少阴君火与少阳相火遇到一块时，因都是火，无法用生克关系解释，则从君相火间的主从关系来判断：君火为主，相火为从，所以客气君火加在主气相火之上的为顺；客气相火加在主气君火之上的为逆。这是"君位臣则顺，臣位君则逆"。顺则代表本步（四个节气）气候变化不太大，对人体而言，发病轻而缓；逆则代表本步（四个节气）气候变化较大，对人体而言，发病重而急。同气则气候平和，人体多不受气候影响发病。

4. 运气相合

(1) 运气相临的盛衰：根据运和气的五行生克关系测定。有运盛气衰、气盛运衰两种情况。

1）运盛气衰：运生气或运克气，为运盛气衰。如辛亥年的年干是辛，丙辛化水，则辛亥年大运为水运；年支是亥，巳亥厥阴风木司天，则大运水能生司天木，为运生气，是年运盛气衰。

2）气盛运衰：气生运或气克运，为气盛运衰。如丁酉年的年干是丁，丁壬化木，则丁酉年的大运是木运；年支是酉，卯酉阳明燥金司天，则丁酉年的气金克运木，是年气盛运衰。

分析：运盛气衰的年份，在分析当年气候变化时，以运为主，气则为次。气盛运衰的年份，在分析当年气候变化时，以气为主，运则为次。

3）在分析运气相临时，可分为五种不同类型年份：气生运为顺化，气克运为天刑，运生气为小逆，运克气为不和，运气相同的为天符。顺化之年，气候变化较平和，小逆及不和之年，气候变化较大，天刑之年，气候变化特别剧烈，天符之年，气候变化较一般年份为甚。

(2) 天符岁会：因值年大运有太过不及的变化，客气有司天、在泉的不同，因此有天符、岁会、同天符、同岁会、太乙天符五种不同名称年份。

1）天符：每年值年大运之气与同年司天之气在五行属性上相同，便谓之天符。如己丑年，年干是己，甲己化土，大运为土运，年支为丑，丑未太阴湿土司天，该年大运和司天之气均属土，故己丑年为天符。六十甲子中，己丑、己未、戊寅、戊申、戊子、戊午、乙卯、乙酉、丁巳、丁亥、丙辰、丙戌共十二年为天符年。

2）岁会：凡每年值年大运之气与同年年支之气在五行属性上相同，便谓之岁会。如丁卯年，年干是丁，丁壬化木，大运为木运，其年支为卯，卯在五行属木，该年大运和年支属性均属木，故丁卯年为岁会。岁会之年，气之年也。

3）太乙天符：既逢天符，又为岁会，谓之太乙天符。如己丑年即为太乙天符。六十年甲子中，只有己丑、己未、乙酉、戊午四年为太乙天符。

4）同天符：须同时满足两个条件，即年干与年支均属阳年、值年大运与同年在泉之气五行属性相同，该年谓之同天符。六十年甲子中，只有甲辰、甲戌、庚子、庚午、壬寅、壬申六年为同天符。其中甲辰、甲戌两年，既属同天符，又属岁会。

5）同岁会：须同时满足两个条件，即年干与年支均属阴年、值年大运与同年在泉之气五行属性相同，该年谓之同岁会。六十年甲子中，只有辛未、辛丑、癸卯、癸酉、癸巳、癸亥六年为同岁会。

三、运气测病

运气测病即运用五运六气方法预测年度的气候变化，来预测分析该年度气候变化对人体发病的影响及相关规律。当然，气候变化对人体发病只是一种外因，是否发病还是取决于人体自身的正气，所谓"正气存内，邪不可干"，"邪之所凑，其气必虚"。因此在研究运气预测疾病时，一定要清晰正气在发病时的决定性作用。

（一）运气对人体病变的影响

一般而言，运气虽有主运、主气，但对人体疾病影响较大的是客运、客气。主运、主气是一年四季常规的、较为固定的气候变化。客运、客气则是一年流转而来的气候变化，尤其是突然袭来做非常气候，易致疾病。进行分析预测时，重点分析五运之化的太过、不及。什么叫太过、不及呢？王冰注："太过，谓岁气有余也；不及，谓政化少也。"这一点《素问·气交变大论篇》论述十分清楚。如"岁木太过，风气流行，脾土受邪。民病飧泄，食减，体重，烦冤、肠鸣、腹支满……岁火太过，炎暑流行，金肺受邪。民病疟，少气，咳喘，血溢，血泄，注下，溢燥，耳聋，中热，肩背热……岁土太过，雨湿流行，肾水受邪。民病腹痛，清厥，意不乐，体重烦冤，上应镇星。甚则肌肉痿，足痿不收，行善瘈，脚下痛，饮发中满，食减，四肢不举……岁金太过，燥气流行，肝木受邪。民病两胁下，少腹痛，目赤痛，眦疡，耳无所闻……岁水太过，寒气流行，邪害心火。民病身热烦心，躁悸，阴厥，上下中寒，谵妄心痛……"

"岁木不及，燥乃大行……民病中清，胠胁痛，少腹痛，肠鸣溏泄……岁火不及，寒乃大行……民病胸中痛，胁支满，两胁痛，膺背肩胛间及两臂内痛，郁冒蒙昧，心痛暴瘖，胸腹大，胁下与腰背相引而痛，甚则屈不能伸，髋髀如别……岁土不及，风乃大行……民病飧泄霍乱，体重腹痛，筋骨繇复，肌肉胸酸，善怒……岁金不及，炎火乃行……民病肩背瞀重，鼽嚏，血便注下……岁水不及，湿乃大行……民病腹满，身重濡泄，寒疡流水，腰股痛发，腘腨股膝不便，烦冤，足痿清厥，脚下痛，甚则跗肿……"

总之为"气有余，则制己所胜而侮所不胜；其不及，则己所不胜侮而乘之，己所胜轻而侮之；侮反受邪，寡于畏也"。如风邪太过，风气通于肝，肝木患病则气有余，势必克脾土，且肝气升发太过，反侮肺金，使肺失肃降，可出现眩晕、喘咳上气、胸闷、胁痛，这就是"制己所胜而侮所不胜"。相反，如风气不足，则肝木之气不能正常升发，致肺金之气肃降太过；且肝失疏泄，木不疏土，脾气壅滞，又反过来影响肝之疏泄，出现咳嗽、胸胁痛、少腹胀、腹胀、泄泻等症，这就是"其不及，则己所不胜侮而乘之，己所胜轻而侮之"。

（二）运气的证机概括

诚如赵棣华先生在《内经新识》所云："证机十九条的归类方法，是以五运六气来进行归类的。"已故刘炳凡研究员在《黄帝内经临证指要》中将证机十九条分为五运主病、上下证机和六气为病三类，五运主病包括"诸风掉眩，皆属于肝。诸痛痒疮，皆属于心。诸湿肿满，皆属于脾。诸气膹郁，皆属于肺。诸寒收引，皆属于肾"。六气为病包括"诸热瞀瘛，皆属于火。诸禁鼓慄，如丧神守，皆属于火。诸逆冲上，皆属于火。诸躁狂越，皆属于火。诸病胕肿，疼酸惊骇，皆属于火。诸胀腹大，皆属于热。诸病有声，鼓之如鼓，皆属于热。诸转反戾，水液浑浊，皆属于热。诸呕吐酸，暴注下迫，皆属于热。诸暴强直，皆属于风。诸痉项强，皆属于湿。诸病水液，澄澈清冷，皆属于寒"。另加刘完素补燥一条："诸涩枯涸，干劲皴揭，皆属于燥。"

四、运气用药参考

根据《疫疹一得》五运六气药之主宰。

（一）五运药之主宰

甲、己岁甘草为君，乙、庚岁黄芩为君，丙、辛岁黄柏为君，丁、壬岁栀子为君，戊癸岁黄连为君。一年该药为君，余四味为臣。

（二）六气药之主宰

1. **子午岁** 子午少阴君火司天，阳明燥金在泉。

甲子年土运，南政，寸不应，甘草为君。

庚午年金运，北政，尺不应，黄芩为君。

丙子年水运，北政，尺不应，黄柏为君。

壬午年木运，北政，尺不应，栀子为君。

戊子年火运，北政，尺不应，黄连为君。

甲午年土运，南政，寸不应，甘草为君。

庚子年金运，北政，尺不应，黄芩为君。

丙午年水运，北政，尺不应，黄柏为君。

壬子年木运，北政，尺不应，栀子为君。

戊午年火运，北政，尺不应，黄连为君。

2. **丑未岁**　丑未太阴湿土司天，太阳寒水在泉。

乙丑年金运，北政，尺不应，黄芩为君。

辛未年水运，北政，尺不应，黄柏为君。

丁丑年木运，北政，尺不应，栀子为君。

癸未年火运，北政，尺不应，黄连为君。

己丑年土运，南政，寸不应，甘草为君。

乙未年金运，北政，尺不应，黄芩为君。

辛丑年水运，北政，尺不应，黄柏为君。

丁未年木运，北政，尺不应，栀子为君。

癸丑年火运，北政，尺不应，黄连为君。

己未年土运，南政，寸不应，甘草为君。

3. **寅申岁**　寅申少阳相火司天，厥阴风木在泉。

丙寅年水运，北政，右寸不应，黄柏为君。

壬申年木运，北政，右寸不应，栀子为君。

戊寅年火运，北政，右寸不应，黄连为君。

甲申年土运，南政，右寸不应，甘草为君。

庚寅年金运，北政，右寸不应，黄芩为君。

丙申年水运，北政，右寸不应，黄柏为君。

壬寅年木运，北政，右寸不应，栀子为君。

戊申年火运，北政，右寸不应，黄连为君。

甲寅年土运，南政，右寸不应，甘草为君。

4. **卯酉岁**　卯酉阳明燥金司天，少阴君火在泉。

丁卯年木运，北政，两寸不应，栀子为君。

癸酉年火运，北政，两寸不应，黄连为君。

己卯年土运，南政，两尺不应，甘草为君。

辛卯年水运，北政，两寸不应，黄柏为君。

丁酉年木运，北政，两寸不应，栀子为君。

癸卯年火运，北政，两寸不应，黄连为君。

己酉年土运，南政，两尺不应，甘草为君。

乙卯年金运，北政，两寸不应，黄芩为君。

辛酉年水运，北政，两寸不应，黄柏为君。

5. 辰戌岁　太阳寒水司天，太阴湿土在泉。

戊辰年火运，北政，左寸不应，黄连为君。

甲戌年土运，南政，左尺不应，甘草为君。

庚辰年金运，北政，左寸不应，黄芩为君。

丙戌年水运，北政，左尺不应，黄柏为君。

壬辰年木运，北政，左寸不应，栀子为君。

戊戌年火运，北政，左尺不应，黄连为君。

甲辰年土运，南政，左尺不应，甘草为君。

庚戌年金运，北政，左尺不应，黄芩为君。

丙辰年水运，北政，左寸不应，黄柏为君。

壬戌年木运，北政，左尺不应，栀子为君。

6. 巳亥岁　巳亥厥阴风木司天，少阳相火在泉。

己巳年土运，南政，左寸不应，甘草为君。

乙亥年金运，北政，左尺不应，黄芩为君。

辛巳年水运，北政，左尺不应，黄柏为君。

丁亥年木运，北政，左尺不应，栀子为君。

癸巳年火运，北政，左尺不应，黄连为君。

己亥年土运，南政，左寸不应，甘草为君。

乙巳年金运，北政，左尺不应，黄芩为君。

辛亥年水运，北政，左尺不应，黄柏为君。

丁巳年木运，北政，左尺不应，栀子为君。

癸亥年火运，北政，左尺不应，黄连为君。

上述运气药之主宰涉及南政、北政、尺寸不应及每岁主宰之药，其规律是甲己土运为南政，土为中央，君尊南面而行；其余金、水、木、火四运，朝北而受令也，故均为北政。南政之岁，三阴司天为寸不应，三阴在泉为尺不应；北政之岁，三阴司天为尺不应，三阴在泉为寸不应。至于主宰岁运之药，木运岁栀子为主宰君药，火运岁黄连为主宰君药，土运岁甘草为主宰君药，金运岁黄芩为主宰君药，水运岁黄柏为主宰君药。栀子、黄连、甘草、黄芩、黄柏五味药中，一药为君则其余四药为臣。

五、甲子六十年取卦用方

六十年病证取象六十四卦，故逐年证候不同，每病值年用药定有主方，审证求因加减无妨。

甲己之年丙作首，丙火生土，土喜干燥而恶水湿，药宜辛燥之品。

乙庚之岁戊为头，戊土生金，金喜清肃而恶火燥，药宜滋润之品。

丙辛之年从庚起，庚金生水，水喜温暖而恶寒凝，药宜温暖之品。

丁壬壬上癸顺流，癸水生木，木喜条达而恶抑郁，药宜涤达之品。

戊癸翻从甲寅求，甲木生火，火喜升发而恶湿郁，药宜清凉之品。

（一）甲木年程少阳胆经主病，药用小柴胡汤

1. 甲子年干木支水，水上生木，其病头痛，卦象雷水解，药主柴苓汤。

2. 甲戌年干木支土，木侮脾经，其病呕吐，卦象雷地豫，药主柴平汤。

3. 甲申年干木支金，金上克木，其病咳嗽，卦象雷天大壮，药主二陈汤。

4. 甲午年干木支火，木下生火，其病主狂，卦象雷火丰，药主清心饮。

5. 甲辰年干木支土，木乘土位，其病吐泄，卦象雷山小过，药主平苓汤。

6. 甲寅年干木支木，此助身强，其病头疼，卦象震火雷，药主清震汤。

（二）乙木年程厥阴肝经主病，药用泻青丸

1. 乙丑年干木支土，木来克土，其病主酸，卦象风地观，药宜补土泻木，归脾汤。

2. 乙亥年干木支水，水上生木，其病主痛，卦象风水涣，药宜利水

平肝。

3. 乙酉年干木支金，金上克木，其病头眩，卦象山泽损，药宜清金降火汤。

4. 乙未年干木支土，木下克土，其病主吐，卦象风山渐，药宜平胃散。

5. 乙巳年干木支火，木下生火，其病主口渴，卦象风火家人，药宜柴苓汤。

6. 乙卯年干木支木，比肩相助，其病主风，卦象巽为风，药宜平肝汤。

（三）丙火年程小肠经主病，药用导赤散

1. 丙子年干火支水，水上克火，其病淋痛，卦象火水未济，药宜八正散。

2. 丙戌年干火支土，火下生土，其病咽干，卦象火地晋，药宜清脾饮。

3. 丙申年干火支金，火下克金，其病气喘，卦象火天大有，药宜参苏饮。

4. 丙午年干火支火，火炎土燥，其病主头痛，卦象离为火，药宜清心饮。

5. 丙辰年干火支土，火下生土，其病主渴，卦象火山旅，药宜竹叶石膏汤。

6. 丙寅年干火支木，木上生火，其病主烦热，卦象火风鼎，药用龙胆泻肝散。

（四）丁火年程少阴心经主病，药用黄连解毒汤

1. 丁丑年干火支土，火下生土，其病口疮，卦象火地晋，药宜清胃散。

2. 丁亥年干火支水，水上克火，其病心虚，卦象火水未济，药宜八珍汤。

3. 丁酉年干火支金，火下克金，其病咳嗽，卦象火泽睽，药宜六君子汤。

4. 丁未年干火支土，火去生土，其病烦渴，卦象地火明夷，药宜平胃散。

5. 丁巳年干火支火，火旺金衰，其病气虚，卦象离为火，药宜补中益气汤。

6. 丁卯年干火支木，木上生火，其病烦热，卦象火雷噬，药宜小柴胡汤。

（五）戊土年程阳明胃经主病，药用平胃散

1. 戊子年干土支水，土下克水，其病肿足，卦象地水师，药宜五苓散和归脾汤。

2. 戊戌年干土支土，土旺四时，其病主呕，卦象艮为山，药宜平肝散和香砂六君子汤。

3. 戊申年干土支金，土下生金，其病气胀，卦象地天泰，药宜宽中下气。

4. 戊午年干土支火，以子养母，其病胃热，卦象地火明夷，药宜补脾泻火。

5. 戊辰年干土支土，兄弟相和，卦象地山谦，其病主黄，药宜平胃泻肝。

6. 戊寅年干土支木，以下犯上，其病积痞，卦象地雷复，药宜柴平汤。

（六）己土年程太阴脾经主病，药用和胃平肝散为主

1. 己丑年干土支土，手足相扶，其病饱噎，卦象山地谦，药宜藿香平胃散。

2. 己亥年干土支水，我强彼弱，其病腹疼，卦象山水蒙，药宜五苓散。

3. 己酉年干土支金，以上生下，其病喘咳，卦象山天犬，药宜清心平肝。

4. 己未年干土支土，胃气平和，其病土燥，卦象山地剥，药宜清脾饮。

5. 己巳年干土支火，火土相生，其病主咳，卦象山火贲，药宜导赤小柴胡汤。

6. 己卯年干土支木，以下犯上，其病泄痢，卦象山风蛊，药宜平胃消食。

（七）庚金年程阳明大肠经主病，药用清心补脾散为主

1. 庚子年干金支水，金下生水，其病多咳，卦象天水讼，药宜木香保济丸。

2. 庚戌年干金支土，母子相生，其病气急，卦象天地否，药宜枳桔二陈汤。

3. 庚申年干金支金，金旺生水，其病气虚，卦象乾为天，药宜清心润肺散。

4. 庚午年干金支火，下来侵上，其病咳嗽，卦象天火同人，药宜参苏饮。

5. 庚辰年干金支土，下来生上，其病主泄，卦象天山遁，药宜六君子汤。

6. 庚寅年干金支木，我去克他，其病气痛，卦象天风垢，药宜行气活血。

（八）辛金年程太阴肺经主病，药用补肺汤主之

1. 辛丑年干金支土，母子相生，其病气虚，卦象泽山咸，药宜补肺和脾。

2. 辛亥年干金支水，水受金生，其病多痰，卦象泽水困，药宜行气化痰。

3. 辛酉年干金支金，比肩相助，其病恶寒，卦象兑为泽，药宜补金清火。

4. 辛未年干金支土，支来生干，其病多痰，卦象泽地萃，药用三宜汤。

5. 辛巳年干金支火，以下犯上，其病气滞，卦象泽火革，药宜参苏饮。

6. 辛卯年干金支木，以上凌下，其病血虚，卦象泽风过，药宜保肺和肝。

（九）壬水年程太阳膀胱经主病，药用胃苓汤主之

1. 壬子年干水支水，水泛木浮，其病多肿，卦象坎为水，药宜利水和脾。

2. 壬戌年干水支土，以下克上，其病小便，卦象水地比，药宜利水平肝。

3. 壬申年干水支金，金能生水，其病足肿，卦象水天需，药宜利水补肺。

4. 壬午年干水支火，水火相克，其病心虚，卦象水火即济，药宜利水养心。

5. 壬辰年干水支土，水土不和，其病多疮，卦象地水师，药宜利水

气证论

和脾。

6. 壬寅年干水支木，上下相生，其病斑疹，卦象水雷屯，药宜利水平肝。

（十）癸水年程少阴肾经主病，药用滋阴降火为主，知柏地黄丸主之

1. 癸丑年干水支土，以下刑上，其病足弱，卦象水山蹇，药宜补土除湿。

2. 癸亥年干水支水，水盛土衰，其病主浮，卦象风中孚，药宜温中利湿。

3. 癸酉年干水支金，支上生干，其病腹胀，卦象火泽节，药宜利水补肺。

4. 癸未年干水支土，水土相刑，其病痈疽，卦象山水蒙，药宜保脾除湿。

5. 癸巳年干水支火，以上刑下，其病寒热，卦象水火既济，药宜清金降火。

6. 癸卯年干水支木，水生木旺，其病头痛，卦象雷水解，药宜调胃和中。

上述甲子六十年取卦用方，属于运气用方，是根据该年气候变化可能出现的病变情况设定的，只能作为了解和参考，临证时须因人、因时、因地、因病、因证全面分析，审病求因，辨证论治。不可反为所误也！

第三章　气病证治

〔明〕王应震曰："行医不识气，治病从何据？堪笑道中人，未到知音处。"张景岳主张治病不离乎气，他说："'行医不识气，治病从何据'一联，亦甚有理。夫天地之道，阳主气，先天也；阴成形，后天也。故凡上下之升降，寒热之往来，晦明之变易，风水之留行，无不因气以为动静。而人之于气，亦由是气。凡病之有余，由气之实，不足之病，由气之虚。""气聚则生，气散则死，此之谓也。所以病之生也，不离乎气；而医之治病也，亦不离乎气。但所贵者，在知气之虚实，及气所从生耳。"

第一节　六气病证

六气者，风、寒、暑、湿、燥、火（热）。六气过盛，超过人体适应能力，即可伤害人体，产生相应病变，分别发生寒气病证、暑气病证、湿气病证、燥气病证、火气病证。除外界时序气候变化产生的六气外，尚有根据比类取象原则命名的人体内生六气病证，故风有外风、内风，寒有外寒、内寒，湿有外湿、内湿，燥有外燥、内燥，火（热）有外火（热）、内火（热）。唯暑因仅见于夏暑之季，仅有天候之暑，其实人体内湿热之候，亦类于暑。

一、风气病证

《素问·风论篇》云："故风者百病之长也，至其变化，乃为他病也，无常方，然致有风气也。"并云"风者善行而数变，腠理开则洒然寒，闭则热而闷"。风气为病，有外风、内风之分。六淫致病，风为先导；内风致病，肝气升发太过。唐宋之前，风之内外未别，之后则内外渐分，〔明〕张景岳创非风之说，至清代张山雷著《中风斠诠》，外、内风分之甚明。但以余临证所感，外、内风之证固不可混，但治风之药，则常有疏外风药治内风颇效者，故不可拘泥。风气病证，主要有伤风、中风两类，伤风为外来风淫所致；中风则为内生之风为病。

（一）外风证

外来风气之邪，侵入人体，引起卫表功能失常的外感类病证。

1. **外风感冒证**　恶风汗出，头痛身痛，鼻塞声重，或兼发热。脉浮。俗称伤风。

【证机】风袭肌表，卫气不和。

【治法】疏风解表。方用荆防败毒散，夹热银翘散，表虚桂枝汤。

2. **外风头痛证**　头痛，伴恶风鼻塞。脉浮。

【证机】风犯于脑，邪壅经络，不通则痛。

【治法】疏风止痛。方用川芎茶调散或菊花茶调散加减。

3. **外风窜窍**

（1）**风窜肝窍证**：症见双目珠连眦作痒，伴有恶风，汗出，或面部麻木。

【证机】肝开窍于目，风气轻扬，上先受之。

【治法】疏风解表。《审视瑶函》疏风一字散，方由羌活、防风、荆芥、川芎、川乌组成，可去川乌加蔓荆子、菊花。

（2）**风窜肾窍证**：耳鸣耳聋，闻声不清晰，耳内瘙痒，伴鼻塞鼻痒，恶风有汗。

【证机】耳为肾窍，风气犯肺，母病及子。

【治法】疏风通窍。不可误作肾虚及肝胆疾患论治。可用九味羌活汤加石菖蒲、蝉蜕。

4. **风痹关节证**　四肢关节掣痛，游走不定。脉浮缓。

【证机】风气痹阻肢节，不通则痛。

【治法】祛风通痹。方用大防风汤。

（二）内风证

由肝阳化风，引起肢体抽搐、眩晕、震颤等具有"风动"为主要表现的病证。

1. **肝风内动证** 眩晕，肢体震颤，头胀痛，面赤。脉弦。

【证机】肝阳上亢，阴不制阳，阳化为风。

【治法】平肝熄风。方用天麻钩藤饮加减。

2. **风淫筋脉证** 小儿则惊风，四肢抽搐，甚至角弓反张；成人则手足颤抖，甚则难以持物，步履前冲，或伴头摇不能自已。

【证机】风气通于肝，肝主筋，风气犯之，筋脉随风而动。

【治法】祛风定搐。小儿抽搐用羚角钩藤汤；成人颤抖可用木鼠汤，该方由木瓜、鼠妇、天麻、全蝎、僵蚕、蜈蚣、胆南星、猪胆汁、朱砂组成。

3. **风中经络证** 卒发面肌麻木，或面部瘫痪，口眼㖞斜，或半身不遂，或舌体强硬，语言謇涩。

【证机】风气中络。

【治法】祛风通络。单面瘫者，用荆防牵正散；伴半身不遂者，用大秦艽汤或大伸筋丸；失语者，用资寿解语丹。

4. **风中脏腑证** 突然晕仆，不省人事，伴见鼾睡，口眼㖞斜，半身不遂。须辨阴阳、闭脱。凡两手握固，牙关紧闭，声如曳锯，面赤气粗，脉数弦劲，为阳闭；静而不烦，鼻起鼾声，舌苔腻白滑，脉沉缓，为阴闭；目合、口开、鼻鼾、手撒、遗尿，甚则面赤如妆，汗出如油，手足逆冷，脉微欲绝者，则为脱证，病情危急。

【证机】肝风暴张，或夹痰瘀、横逆经脉，蒙蔽清窍。

【治法】闭证宜开，脱证急固。阳闭凉开，用局方牛黄清心丸；阴闭温开，用苏合香丸，取十二井或十宣刺血，针百会、水沟穴；脱证用参附汤加龙骨、牡蛎，并灸神阙、气海、关元，以苏醒为度。另有内闭外脱，用三生饮加人参固脱开闭。病情危急，应加紧综合抢救。

二、寒气病证

《素问·痹论篇》："痛者，寒气多也，有寒故痛也。"明确提出了寒气的概念。寒气病证是人体由于寒气过盛引起的病证。寒乃冬天之主气，为阴邪，易伤阳气，性主收引，易于凝滞，水寒则成冰，气血寒则凝滞不通，可出现多种痛证。寒气为病，有外寒、内寒之分。外寒乃外界之寒气，过则为寒淫；内寒乃体内阳虚而生，阳虚则阴盛，阴盛则寒从中生。对寒邪致病，常用"伤""中"进行表达，如伤寒、中寒等，仲景则专著《伤寒论》，虽名曰伤寒，亦多论三阴直中。《内经》对寒邪致病多用"客"字表达，因寒为九气致病之一，故本处取《内经》表达法。阳虚内寒多为脾阳气虚寒为主。寒气病证治疗，总以温之为大法。外寒宜温表散寒，内寒宜温中助阳。

（一）外寒证

指寒邪侵袭机体，阳气被遏，以恶寒，无汗，头身痛等为主要症状的外感类病证。

1. **寒气客表证** 周身恶寒，背部尤甚，甚者不见风亦心栗而叩齿鼓颔，身虽发热而不欲去衣被，伴鼻塞，头痛身痛，多无汗；或无汗而喘，脉浮紧。

【证机】寒犯肌表，卫阳被遏或肺气被闭。

【治法】辛温解表。方用荆防败毒散；无汗而喘者，用麻黄汤或华盖散；若汗出恶风者，用桂枝汤。

2. **寒气客脉证** 脉迟涩或绌急，肢冷或躯体冷，或突发胸痛或脘腹痛，得热痛减，喜弯曲缩踡，喜温欲热。或疼痛，拒按，形寒怕冷，疼痛日久。

【证机】寒气客脉，脉寒而病。

【治法】温脉散寒。当归四逆加吴茱萸生姜汤，可加附子、赤芍。

3. **寒客经络证** 经脉甚或周身疼痛，胀满，拒按，形寒怕冷，脉紧或迟。

【证机】寒客经脉，痹阻气血。

【治法】温经散寒。可用小续命汤去黄芩。

4. **寒气客筋证** 怕冷，四肢拘急，或只小腿转筋，或舌体紧缩卷曲，或阴茎、阴囊、阴道受寒内缩引入小腹。为危急之证。

【证机】寒主收引，寒犯肝经，筋为之拘，阴为之缩。

【治法】散寒温筋。小腿转筋者，用木瓜汤；舌缩卷者，用附子理中汤加吴茱萸、白芍；缩阴者，用当归四逆汤加吴茱萸，或局部姜葱热熨。

5. **寒客关节证** 出现痛痹，症见肢腿关节痛剧，局部皮肤不红不肿，伴怕冷，脉弦迟。

【证机】寒气客节，气痹不通。

【治法】温寒通气。方用桂枝附子汤，或乌头汤。

6. **寒气客脊证** 腰脊疼痛，怕冷，得温按轻，按之无益，脉弦紧或迟。

【证机】寒气客脊，不通则痛。

【治法】温脊散寒。可用阳和汤加威灵仙、狗脊、全蝎。

7. **寒气霍乱证** 上吐下泻，吐利清水，或如米泔水，不甚秽臭，腹痛尚轻，伴恶寒，肢冷，口唇及指甲青紫，脉沉紧。

【证机】阳气素虚，内伤生冷，或寒湿内犯。

【治法】温中散寒。方用藿香正气散，或附子理中汤。

8. **寒气哮喘证** 气喘而急，伴恶寒发热，或伴四肢厥冷。

【证机】寒气闭肺，肺失宣肃。

【治法】散寒平喘。外寒喘用三拗汤或华盖散加减；内寒喘用《万病回春》九味理中汤，该方由砂仁、干姜、紫苏子、厚朴、桂皮、陈皮、沉香、木香、甘草组成。可加附子、乌药。

（二）内寒证

由体内阳虚阴盛，阳虚生内寒，可见畏寒怕冷，喜温喜按等症状，治宜温补散寒。

1. **寒客小肠证** 腹痛，腹泻，或伴肠鸣，喜温喜按。

【证机】小肠受寒，化物失司。

【治法】温肠散寒。方用香砂理中汤加白芍、肉豆蔻、藿香。

2. **寒气客胃证** 呕吐清水，喜温，或伴胃脘不适、疼痛。

【证机】寒气客胃，胃失和降。

【治法】温胃止呕。香砂平胃散加藿香、生姜。或用吴茱萸汤，或附子理中丸，加丁香、砂仁。

3. **寒气腹痛证** 腹痛绵绵，得寒加剧，得温稍缓，脉沉迟。

【证机】脾胃虚寒，或外寒犯腹。

【治法】温中散寒，理气止痛。方用厚朴温中汤，或《证治准绳》桂香散，该方由当归、吴茱萸、青皮、木香、丁香、干姜组成。

4. **寒气心痛证** 心痛彻背，背痛彻心，或痛势绵绵不休，可伴手足厥冷，遍身冷汗出，气微力弱，脉沉细无力。

【证机】寒蔽心阳，不通则痛。

【治法】温阳散寒。方用姜附汤加肉桂，或乌头赤石脂丸。

5. **寒气结胸证**　胃脘胀硬而痛，身不热，口不渴，脉沉紧或沉迟。

【证机】寒气结于胸中，气机结滞。

【治法】祛寒开结。重则三物白散，轻则枳实理中汤。

6. **寒客冲脉证**　小腹痛，关元处跳动应指。

【证机】冲脉起于胞中，止于目眶下，途经关元，为十二经气血之要冲。寒客冲脉，凝滞气机。

【治法】温冲散寒。方用桂枝加桂汤加艾叶、沉香。另艾灸关元。

7. **寒客厥阴证**　胁肋与少腹相引而痛，或痛引阴股，或见干呕吐涎沫，头痛，巅顶痛甚，或见疝气，舌淡，脉沉弦。

【证机】寒犯厥阴经脉，气机阻滞，或浊阴上逆。

【治法】温经行气，降逆止呕。方用橘核丸，或吴茱萸汤。

8. **寒气呃逆证**　呃声连连，朝宽暮急，手足清冷，脉沉无力。

【证机】寒气动膈。

【治法】温中散寒。方用香砂理中汤加丁香，或丁香柿蒂散。不效者用《景岳全书》归气饮，该方由熟地黄、茯苓、扁豆、干姜、丁香、陈皮、藿香、炙甘草组成。

9. **中寒**　卒然身体强直，口噤不语，神志昏迷，人事不知，肢厥，或四肢颤抖，身冷无汗。脉微欲绝。危急之症，气复反则生，不复反则死。

【证机】暴中寒邪，阳气式微欲绝。

【治法】温里散寒，回阳救逆。急服四逆汤，或回阳救急汤。并进行综合抢救。

三、暑气病证

暑气为夏季所独有，且无内外之分。感受暑气，耗气伤津，以发热，口渴，疲乏，汗出，尿黄为主要症状。

（一）暑气伤表证

《医学心悟》云："伤暑者，感之轻者也，其症烦热口渴。"暑季，发热恶热，多汗，全身酸痛困重，或恶寒无汗。

【证机】暑气伤于肌表，不得外越。

【治法】清暑解表。方用新加香薷饮加滑石。兼恶寒无汗者为阴暑，用香薷饮。

（二） 暑伤津气证

叶香岩曰："夏暑发自阳明。"暑热伤气，口渴喜饮，气短神疲，尿短黄。或婴幼儿夏季热，每逢夏季长期发热，口渴索饮而多尿，少汗或无汗，进入秋季自然消失。

【证机】暑热伤气耗津。

【治法】益气解暑，养阴生津。方用王氏清暑益气汤，或生脉散。

（三） 暑闭心神证

暑热之下，卒然昏倒，昏迷，肤热气粗。

【证机】暑闭心窍，神机失灵。

【治法】清暑开窍。急速移至清凉处，用大剂六一散送服行军散。神志苏醒后送服白虎汤，或竹叶石膏汤。

（四） 暑热动风证

酷暑之下，突然惊厥，抽搐。

【证机】暑热伤津，筋脉失养。

【治法】清暑熄风。方用人参白虎汤送服牛黄抱龙丸。

（五） 暑厥

暑热之下，突然闷倒，昏不知人，身热汗微，手足厥冷，气喘不语，牙关紧闭或口开，状若中风，但无口眼㖞斜，脉滑数。

【证机】暑热闭窍，阳气不通。

【治法】芳香开窍，泄热清心。急用苏合香丸蒜水灌之。并进行综合抢救。

（六） 暑痧

暑热之时，突然呕吐，恶心，泻下臭秽，腹痛时紧时缓，头晕，汗出如雨，脉洪。

【证机】暑天感受秽浊痧毒。

【治法】清暑化浊，调和脾胃。方用《痧胀燃犀照》薄荷汤，该方由薄荷、香薷、连翘、金银花、厚朴、木通组成，可加紫苏叶、青皮、陈皮。

（七）暑泻

夏暑之时，突作泄泻如水，呕恶，舌苔腻。

【证机】暑伤肠胃。

【治法】化湿解暑，调和肠胃。方用《杂病源流犀烛》香朴饮，该方由香薷、厚朴、扁豆、赤茯苓、泽泻、陈皮、木瓜、半夏、人参、乌梅肉、紫苏叶、甘草组成。可加车前子。

（八）暑温

感受暑热之邪而发生的一种急性热病。症见壮热，自汗，口渴，面赤，少气，右脉大。甚者可见昏迷、抽搐。

【证机】暑本热邪，暑热伤气，气阴不敛。

【治法】清暑凉气，益气敛阴。方用白虎加人参汤。昏迷、抽搐者，按上述暑厥、暑热动风处理。

（九）暑气夹湿证

夏暑之季，肢体困倦，短气懒动，精神不振，甚则昏昏欲睡，苔白腻或黄腻。

【证机】暑热伤气，气被湿困。

【治法】清暑益气，化湿醒神。方用东垣清暑益气汤，该方由黄芪、人参、白术、苍术、升麻、陈皮、神曲、麦冬、当归、黄柏、炙甘草组成。

四、湿气病证

感受外界湿邪，或雾霾之气，或脾虚失运，湿由内生，阻遏气机与清阳，以身体困重，肢体酸痛，腹胀腹泻等症状为主。

（一）外湿证

外界湿邪，或雾霾之气，伤于人体，困遏阳气，出现恶寒发热，汗出而热不退，头重如裹，肢节疼痛等症。

1. **湿遏清阳证** 周身疼痛，身重，头昏重，倦怠嗜卧，遇阴雨天或寒冷症状加重，舌苔薄腻，脉沉涩而缓。

【证机】湿困气滞，郁而不散。

【治法】除湿行气。方用《证治准绳》湿郁汤，该方由苍术、白术、香附、橘红、羌活、独活、川芎、半夏、厚朴、茯苓、生姜、甘草组成。亦可用羌活胜湿汤加减。

2. **湿郁肌肤证** 皮肤湿疹，瘙痒，搔破则流水，流水处可有皮肤糜烂。

【证机】湿郁肌表，阻滞经气。

【治法】祛风胜湿止痒。方用萆薢胜湿汤加减。

3. **风湿证** 乃风湿合病。《金匮要略》曰："风湿相搏，骨节疼烦，掣痛不得屈伸，近之则痛剧，汗出短气，小便不利，恶风不欲去衣，或身微肿。"

【证机】风湿相搏，着于肢节。

【治法】祛风祛湿。《金匮要略》用甘草附子汤主之，亦可用薏苡仁汤。

4. **痰湿证** 乃痰湿合病。痰湿上蒙则头部沉重，疼痛如裹，胸脘痞满，呕恶痰多；痰湿阻肺则咳嗽，痰涎壅盛，胸膈满闷，动则气促；痰湿阻于胞宫，则女子婚后不孕，体形肥胖，或带下量多，月经不调。

【证机】痰湿内阻，气机不畅。

【治法】化痰祛湿。痰湿头痛用导痰汤加川芎、细辛；痰湿阻肺用六安煎加减；痰湿阻于胞宫用启宫丸，或苍附导痰丸。

（二）内湿证

脾失健运，水湿失化，聚而成湿。

1. **湿困脾阳证** 倦怠，饮食减少，胃脘满闷，大便溏泻，或恶心呕吐，口黏不渴，舌苔厚腻。

【证机】脾虚失健，湿浊内生，困遏阳气。

【治法】健脾燥湿。方用二术二陈汤，或香砂平胃散。

2. **脾胃湿热证** 乃湿热合病。腹胀腹痛，口腻纳呆，恶心欲呕，便溏不爽，身热不扬，舌红，苔黄腻，脉濡数。

【证机】湿热中阻，气机不利。

【治法】清热利湿，健脾和胃。方用甘露消毒丹。

3. **肝胆湿热证** 乃湿热合病。发热，渴不欲饮，恶心呕吐，胁肋胀痛，或见黄疸，小便黄，舌苔黄腻，脉弦数。

【证机】湿热郁滞，疏泄不及。

【治法】清化湿热，疏肝利胆。可用龙胆泻肝汤，或蒿芩清胆汤，或四逆散合茵陈蒿汤。

4. **肠道湿热证** 乃湿热合病。腹胀作痛，便溏不爽，或里急后重，便夹脓血，气味腐臭，舌红，苔黄腻，脉滑数。

【证机】湿热蕴肠，阻滞气机。

【治法】清热化湿。方用槐角丸合白头翁汤加减。

5. **膀胱湿热证** 乃湿热合病。小便频数，涩痛，灼热，或有尿浊，尿血，或小腹胀痛，口渴，舌苔黄腻，脉滑数。

【证机】湿热注下，膀胱气化不利。

【治法】利湿清热。八正散加黄柏、乌药。

6. **湿热带下证** 乃湿热合病。带下量多，色黄而稠，气味腥臭，或伴口渴，小便短赤，舌苔黄腻。

【证机】湿热下注，任带失约。

【治法】清热利湿止带。用《世补斋不谢方》止带方，该方由猪苓、茯苓、泽泻、车前子、牡丹皮、黄柏、栀子、牛膝、茵陈组成，可加海螵蛸、白果。

五、燥气病证

燥为秋季主气，虽为阴邪，但其气耗伤津液，易引起皮肤、口鼻、咽喉干燥等症状。病机十九条缺燥一条，刘河间补充之，曰"诸涩枯涸，干劲皴揭，皆属于燥"。燥有内、外之分。

（一）外燥证

1. **凉燥证** 深秋季节，气候已凉，燥气未尽，人感之气，恶寒无汗，头微痛，鼻塞咽干，口唇干燥，舌苔白，脉弦或浮。

【证机】凉燥犯肺，肺失宣肃。

【治法】轻宣凉燥。方用杏苏散。

2. **温燥证** 初秋之季，气候尚温，燥与热合，侵于人体。头痛，身热不甚，微恶风寒，口渴，咽干鼻燥，干咳无痰，或痰少而黏，舌红，苔薄白而干，脉浮数。

【证机】温燥犯肺，肺失清肃。

【治法】辛凉润燥。方用桑杏汤加减。

（二）内燥证

1. **皮肤干燥证**　皮肤干燥，搔之脱屑，甚则开裂，伴有瘙痒，或伴脱发、发易折断，一般无皮疹，常见于老年皮肤干燥症。

【证机】燥气伤津耗血，皮肤失于濡养。

【治法】养血润燥。方用荆防四物汤加桑叶、玄参、麦冬、玉竹、地骨皮、地肤子等。

2. **清窍干燥证**　口干，眼干，咽干，可伴吞咽干燥，食饭或干性食物咽下难，需饮水送服，或伴阴干等。

【证机】燥气伤津耗血，窍失濡养。

【治法】养津润燥。可用玉液汤加桑叶、玄参、地骨皮、老鹳草、青风藤。

3. **燥气致痿证**　《素问·痿论篇》云："肺热叶焦，则皮毛虚弱急薄，著则生痿躄也。"肺热叶焦，当为内燥。症见手足痿软，不能行动，伴有皮毛干枯，口燥唇干。

【证机】燥气伤津耗血，宗筋失于濡养。

【治法】清热润燥，滋阴养血。方用清燥救肺汤，或《症因脉治》滋燥养荣汤，该方由当归、生地黄、白芍、秦艽、黄芩、荆芥、牡丹皮、犀角、甘草组成。

六、火气病证

火热性同，故火气赅热气。证机十九条，论火气独多，《素问·至真要大论篇》所列十九条证机中有：诸热瞀瘛，皆属于火；诸禁鼓栗，如丧神守，皆属于火；诸逆冲上，皆属于火；诸胀腹大，皆属于热；诸躁狂越，皆属于火；诸病有声，鼓之如鼓，皆属于热；诸病胕肿，疼酸惊骇，皆属于火；诸转反戾，水液浑浊，皆属于热。尚有"诸痛痒疮，皆属于心"，实际上十九条中有十一条是论述火热病证的。且五志皆从火化。在火、热的认识上有"热自外感，火由内生"之论，但亦不尽然，如"阴虚生内热"则非外感之热；且临床辨证看，火证、热证均为具有温热性质，大致相同。火气病证以阳热内盛为主，症见发热、口渴、面红、舌红、尿黄、便秘等。火气病证有内、外之分，内火又有虚火、实火之别。《内经》所载，主要为腹痛、瘅热、便秘、汗证及五脏气热所致痿证。治当清热凉气，所谓"火熄则气平"。

（一）外火证

1. **表实热证**　身热头痛，汗出口渴，舌红，苔薄黄，脉浮数。

【证机】热邪袭表。

【治法】散热解表。方用银翘散，兼咳嗽者用桑菊饮。

2. **火气疗疖证**　皮肤疗疖，局部红肿焮痛，或身热凛寒，舌红，脉数。

【证机】火毒壅聚，气滞血瘀。

【治法】清火解毒。方用仙方活命饮加黄连。

3. **热（火）痹关节证**　肢体关节红热肿痛，或伴发热，舌红，脉数。

【证机】火热壅聚，气郁血滞。

【治法】清热通痹。方用桂枝芍药知母汤加忍冬藤，或用白虎加桂枝汤。

4. **高热惊厥证**　手足躁扰搐搦，甚则角弓反张，口噤龂齿，舌红，脉数。

【证机】热淫筋脉，失养动风。

【治法】清热息风。方用羚角钩藤汤，或白虎汤合止痉散。

5. **灵气腹痛证**　脐腹疼痛，口干口苦，尿黄，或伴便秘，舌红，脉弦。

【证机】热壅气满，不通则痛。

【治法】清热行气。方用大柴胡汤加减。

6. **灵气瘅热证**　《素问·脉要精微论篇》云"瘅成为消中"，《素问·举痛论篇》"瘅热焦渴"。症见口中烦渴，饮水量多，或伴多尿，或见黄疸。

【证机】热伤津气，饮水自救。

【治法】清热凉气。方用白虎汤或竹叶石膏汤加黄连、天花粉，伴黄疸者合茵陈蒿汤类。

7. **邪气便秘证**　大便秘结，干燥难下，伴有腹胀，口苦口干，或便秘而稀水旁流，舌红苔黄，脉弦或数。

【证机】热甚伤阴，肠燥便秘。

【治法】清热通便。方用大小承气汤，或增液承气汤。

8. **热迫肠道证**　暴泻如水如注，烦渴溺赤，舌红，脉数。

【证机】表里协热，迫于肠道。

【治法】解表清里。方用葛根芩连汤加车前子。

9. **邪气汗证**　汗出甚多，湿衣沾巾，自汗为主，伴有口渴，舌红苔黄，脉数。

【证机】热迫汗泄。

【治法】清热益气。方用白虎加人参汤，或当归六黄汤。

（二）内火证

五志化火，有心火、肝火、脾胃火、肺火、肾火等。

1. **肺气热证**　《素问·痿论篇》云："肺热叶焦，则皮毛虚弱急薄，著则生痿躄也。"手足痿弱无力，甚则肌肉消削，举止艰难，伴皮毛干燥，口燥唇焦。

【证机】燥热伤津耗血，宗脉失于濡养。

【治法】清气润燥，滋阴养血。方用清燥救肺汤，或《症因脉治》滋燥养营汤，方由当归、生地黄、白芍、秦艽、黄芩、荆芥、牡丹皮、犀角、甘草组成。

2. **心气热证**　《素问·痿论篇》云："心气热，则下脉厥而上，上则下脉虚，虚则生脉痿，枢折挈，胫纵而不任地也。"症见四肢关节如折，不能举动，足胫软弱，不能着地站立。

【证机】心主身之血脉，心气热，火炎于上，气血随之上逆，下身血脉空虚。

【治法】清气泻心，养血活血。可用《症因脉治》导赤各半汤，该方系黄连导赤散加黄芩、栀子、犀角组成。

3. **肝气热证**　《素问·痿论篇》云："肝气热，则胆泄口苦，筋膜干，筋膜干则筋急而挛，发为筋痿。"其症为筋急拘挛，渐至痿弱不能运动，伴口苦，爪枯。

【证机】肝主身之筋膜，肝热而阴血不足，筋膜失养而干枯。

【治法】清气养肝。可用神应养真丹加知母、黄柏、龟甲。

4. **脾气热证**　《素问·痿论篇》云："脾气热，则胃干而渴，肌肉不仁，发为肉痿。"其症为肌肉麻木不仁，重者四肢不能举动，伴口渴。

【证机】脾主身之肌肉，脾气热则肌肉失养，渐而成痿。

【治法】清气健脾。可用栀连异功散加木瓜、豨莶草、地骨皮等。

5. **肾气热证**　《素问·痿论篇》云："肾气热，则腰脊不举，骨枯而髓减，发为骨痿。"其症为腰脊酸软，不能伸举，下肢萎软，卧床难起，伴面色暗黑，牙齿干枯。

【证机】肾主身之骨髓，肾气热灼，阴精耗损，骨枯髓虚。

【治法】清气补肾。可用虎潜丸加菝葜。

6. **热聚结胸证**　胸膈下连脘腹硬痛拒按，发热烦渴，舌红，脉数或沉紧。

【证机】表热内陷，饮热互结。

【治法】清热逐饮开结。方用柴胡陷胸汤，便秘者用大陷胸汤。

7. **火迫血液证**　咳血或痰中带血，血色鲜红，或鼻衄，或肌衄，或齿衄，或眼球结膜下出血，或尿血、便血，舌红，脉多数或弦滑数。

【证机】热迫血行，溢之脉外。

【治法】清火止血。咳血者，泻肺止血，用泻白散合黛蛤散加白茅根，或咳血方；衄血者凉血止血，用芩连四物汤，或犀角地黄汤；便血者清肠止血，用槐花散；尿血者，用小蓟饮子。

8. **热扰冲任证**　月经先期，量多色红，或者闭经，伴潮热面赤，或崩中漏下，臭秽稠黏，舌红，苔黄，脉弦数。

【证机】热邪内扰，冲任失调。

【治法】泻热凉血，调养冲任。方用清经汤加减；兼便秘者，用三黄四物汤。

第二节　七情病变

《素问·举痛论篇》："帝曰：善。余知百病生于气也，怒则气上，喜则气缓，悲则气消，恐则气下，寒则气收，炅则气泄，惊则气乱，劳则气耗，思则气结。"情志相胜法是调整情志障碍的重要方法，古代医家多有成功病案，该法建立在五脏的五志和五行相克的理论基础上。情志相胜法包括：金克木，怒伤肝，悲胜怒；木胜土，思伤脾，怒胜思；土克水，恐伤肾，思胜恐；水克火，喜伤心，恐胜喜；火胜金，悲伤肺，喜胜悲。

在这里，黄帝说"百病生于气"，又说"九气为病"，仅是举例而已，还是其他原因呢？应明确的是这里所说的气病，除气本身外，重点是探讨气机病变。气和气机病变并不限于上述九种，但气机的这九种异常是可产生上百种症状和疾病的，故黄帝说"百病生于气"是对气病的一种高度概括。

怒则气上，怒则气逆，甚则呕血及飧泄，故气上矣。悲则气消，悲则心系急，肺布叶举，而上焦不通，荣卫不散，热气在中，故气消矣。恐则气下，恐则精却，却则上焦闭，闭则气还，还则下焦胀，故气下行矣。惊则气乱，惊则心无所倚，神无所归，虑无所定，故气乱矣。思则气结，思则心有所存，神有所归，正气留而不行，故气结矣。寒则气收，寒则腠理闭，气不行，故气收矣。炅（热）则气泄，炅则腠理开，荣卫通，汗大泄，故气泄。劳则气耗，劳则喘息汗出，外内皆越，故气耗矣。

一、怒气病证

怒为肝志，《素问·举痛论篇》："怒则气上……怒则气逆，甚则呕血及飧泄，故气上矣。"《素问·调经论篇》："血有余则怒，不足则恐。"怒为情志变化较为剧烈的状态，也是一种主动的情绪发泄的过度表达，但由于修养之异，同一事件有易怒者，有能自我抑制者。病态的大怒主要引起气机上逆、血随气升和五志化火的病变。治疗当自我调节，平息怒气为主，药物以平泻肝气为主，但怒动肝火，诸怒气病证，古法多加黄连、青皮。

1. 情绪易怒证　平时情绪易激惹，莫名发脾气，怒不自已，伴心烦不宁，脉弦。

【证机】"血有余则怒。"

【治法】血实者决之。凉血除烦。芩连四物合栀豉汤加贯叶金丝桃、青皮、淡竹叶。

2. **肝气升腾证** 卒然大怒，头晕头痛，胸胁胀痛，目赤肿痛，高声叫骂，恨恨不已，脉弦劲。

【证机】怒气伤肝，肝气上逆。

【治法】平肝降逆。用五磨饮子加减。

3. **大怒气厥证** 因故大怒，无法自已，卒然昏仆，人事不知，胸膈喘满，脉弦滑。

【证机】气机逆乱，上扰神明。

【治法】顺气开郁。急用苏合香丸，随用四磨饮，或《景岳全书》八味顺气散，该方由人参、白术、茯苓、青皮、陈皮、白芷、乌药、甘草组成。

4. **大怒呕血证** 怒气不已，或有血症宿疾，大怒之后，卒然呕血，或咳血，目赤面红，脉弦劲。

【证机】大怒伤肝，肝血失藏。

【治法】降逆泻火，凉血止血。用泻心汤加川牛膝、降香。

5. **肝怒化火证** 情绪急躁，易于发怒，口苦口干，尿黄，面红目赤，舌红，苔黄，脉弦数。

【证机】肝志过极，怒而化火。

【治法】清泻肝火。用龙胆泻肝汤或《银海精微》泻肝散，该方由桔梗、黄芩、大黄、芒硝、栀子、车前子组成。

6. **肝怒飧泄证** 长期情志不畅，易激动发怒，渐至腹泻，完谷不化，脉弦。

【证机】肝气犯脾。

【治法】柔肝补脾。用痛泻要方加减。

二、喜气病证

心志为喜，喜为心神之情绪正常表达。喜则气缓，喜则气和志达，荣卫通利，故气缓矣。但过喜则动心火，古法加黄连、犀角，目前犀角可用水牛角代，或加莲子心。

1. **喜伤心神证** 《灵枢·本神》："喜乐者，神惮散而不藏。"若过于喜乐而无收敛，则见过喜笑而渐反悲忧，所谓乐极生悲，伴心悸，失眠。

【证机】喜乐过极，心气过度迟缓，心神反疲，精神涣散。

【治法】泻心气，敛心神。方用泻心白薇汤（自拟方），药用黄连、生地黄、竹叶、连翘、白薇、党参、当归、生龙齿、石菖蒲、炒酸枣仁、五味子、生甘草。

2. **喜怒无常证** 情绪异常，时喜时怒，反复不定，与人难以共处。

【证机】心气不调，心神不定。

【治法】调养心志，安定神志。方用安神定志丸加柴胡、白芍、炒栀子。

3. **喜笑不休证** "心气虚则悲，实则笑不休"，无故自笑，喜笑几无休止，兼胸胁支满，心悸，面赤，流涎。

【证机】心气实则笑不休。

【治法】清心降火，兼以逐痰。方用安神定志丸合黄连解毒汤加白芥子。

4. **过喜化火证** 五志皆可化火，喜乐太过，渐见心烦，口苦口干，尿赤，失眠，舌红。

【证机】心志不调，心阴暗耗，火气内生。

【治法】滋阴息火。方用二阴煎。

三、悲气病证

肺志为忧。《素问·举痛论篇》："悲则心系急，肺布叶举，而上焦不通，荣卫不散，热气在中，故气消矣。"悲有程度的不同，轻微的曰难过，较重的叫悲伤，严重的则叫悲痛。悲动肺火，多加栀子、黄芩，以平悲肺之火。

1. **情绪悲观证** 缺乏志气和信心，对原来追求的目标自己认为无法达到，希望破灭，不愿见人，严重者自觉生存兴趣降低，甚至有自杀倾向。

【证机】心肺气衰，外界刺激。心气虚则喜悦难发，肺气虚则悲从内生。

【治法】补益心肺，益气抑悲。可用《博爱心鉴》保元汤，该方由人参黄芪、肉桂、炙甘草四药组成，加石菖蒲、郁金、贯叶金丝桃。或用《辨证录》指迷汤，该方由六君子汤加附子、草豆蔻、石菖蒲、神曲、天南星组成。

注意，目前书载附子含乌头碱、新乌头碱、乌头次碱，认为反贝母、白蔹、半夏、瓜蒌、白及，视附子如乌头。但古人亦常附子、半夏同用，不仅指迷汤中附子、半夏同用，即张仲景亦用，如附子粳米汤，用附子、半夏、甘草、大枣、粳米组方，治腹中寒气，肠鸣切痛。〔明〕李时珍提出"十八反"学说，但他自己亦用附子与半夏配伍同用，如《本草纲目》附子条的附方中引载："胃寒有痰，脾弱呕吐。生附子、半夏各两钱，姜十片，水两盏，煎七分，空心温服。"（引《奇效良方》）当然可能他亦不知附子含有乌头碱。后至清代陈士铎等医家亦常将附子、半夏配伍用之。所以乌头与半夏、贝母等相反，到底是乌头碱的原因还是其他，值得研究；另"十八反"所说的反药是否都不能配伍用，也值得研究，不可臆断之。余意若病情确有需要，务必二药配伍用之，亦应知有新说，谨慎而为。

2. 上焦不通证　《灵枢·决气》："上焦开发，宣五谷味，熏肤，充身，泽毛，若雾露之溉，是谓气。"悲则气消，上焦失于宣发，鼻塞，味觉不敏，肌肤失润，毛发不泽，或面目浮肿，小便不利。

【证机】悲则气消，宣发失调。

【治法】补肺益气，宣发上焦。可用人参败毒散加减。

3. 营卫不和证　《难经·三十八难》："所以腑有六者，谓三焦也。有原气之别焉，主持诸气，有名而无形，其经属手少阳。"少阳居表里之间，三焦气消，致表里血气不畅，营卫不和。卫弱营强者，身不发热而时有自汗；卫强营弱者，阳气郁于肌表，内迫营阴，症见发热而自汗，不发热则无汗。

【证机】卫强营弱，或卫弱营强，弱不配强，营卫不和。

【治法】调和营卫。卫强营弱者，方用桂枝汤；卫弱营强者，用四逆散合玉屏风加生地黄，其方四逆散解肌表阳郁，玉屏风益气强卫，加生地黄清营热。

4. 悲哀伤气证　悲则气消，长期悲伤，肺气受损，短气胸闷，呼吸不畅，或动则作喘，或易外感，或精神倦怠。

【证机】肺主气，司呼吸，长期悲伤，肺气日消，所主力弱。

【治法】调达情志，补益肺气。可用生脉散合百合地黄汤加黄芪、杏仁、茯苓、石菖蒲、郁金。

四、恐气病证

肾志为恐，《素问·举痛论篇》："恐则气下，恐则精却，却则上焦闭，闭则气还，还则下焦胀，故气下行矣。"恐动肾火，宜加知母、黄柏以平之。

1. **善恐易惊证** 惊恐之后或无故出现不必要的恐惧，易惊惕，心理紧张，不能自已，可伴有心慌不安、手抖等。

【证机】平素胆怯，或卒受惊恐，肾志外发。

【治法】补肾益精，宁心定惊。可用滋水清肝饮加龟甲、生龙齿。

2. **恐伤肾精证** "恐则精却"，却者，退也。突受惊恐，肾精立却，如男女临房，虽兴致勃勃，突受惊恐，则立刻意退而精却也。

【证机】惊恐伤气，卒受惊恐，肾气不应。

【治法】补气益精。可用人参、山茱萸二药煎服。

3. **恐伤肾气证** 时受恐惧，渐之肾气怯弱，惶恐不安，骨酸痿弱，滑精，小便失禁，或尿等待。

【证机】肾气受伤，气陷于下。

【治法】补益肾气。用肾气丸加煅龙牡、远志、石菖蒲。

4. **恐则气下证** 恐惧过度，肾气受损，而出现二便失禁，遗精滑泄，神志不宁，易受惊恐。

【证机】恐伤肾气，精气失固。

【治法】补肾固涩。用桑螵蛸散加减。

五、惊气病证

《素问·举痛论篇》："惊则气乱……惊则心无所倚，神无所归，虑无所定，则气乱矣。"惊骇之后，气机紊乱，可出现心悸、胁痛、惊痉等证，治宜平惊调气。惊动胆火，加黄连、胆南星。

1. **惊骇气乱证** 惊骇之后，心悸怔忡，心烦失眠，思维迟缓，惕惕难安，脉结代或弦。

【证机】惊伤心气，气机紊乱。

【治法】平惊调气。方用自定柴胡加龙骨牡蛎汤，该方由柴胡、黄芩、法半夏、党参、生龙齿、生牡蛎、远志、石菖蒲、连翘、贯叶金丝桃、栀子、淡豆豉、炙甘草组成。

2. **惊骇心悸证** 惊骇之时或之后，心悸发作，易惊惕，恐惧不安，脉数或结代。

【证机】惊则心无所倚，心气紊乱，心动失序。

【治法】镇惊定悸，养心安神。用安神定志丸加五味子。盖五味子既是补心猛将，又是补肝猛将。此〔清〕姜涵暾之经验也。

3. **惊伤胁痛证** 惊骇之后，出现胁肋疼痛，甚者伸曲转侧亦难，嗳气、矢气之后，可以缓解。

【证机】卒受惊骇，肝气失疏。

【治法】通阳疏肝，理气止痛。用《普济本事方》桂枝散，该方由桂枝、枳壳、生姜、大枣组成。亦可用柴胡疏肝散加桂枝。

4. **惊气成疳证** 亦名惊疳或心疳。虚惊，面黄颊红，壮热，烦躁，口舌生疮，小便赤涩，盗汗，舌红，脉弦或数。

【证机】五志皆可化热，虚惊日久，渐而化热。

【治法】清心泻热。方用黄连导赤散。

六、思气病证

《素问·举痛论篇》："思则气结，思则心有所存，神有所归，正气留而不行，故气结矣。"脾志为思，所谓思则气结，当为脾气郁结。思之病证，可见脾气郁结，忧思多虑。思动脾火，古贤加黄连、山药。

1. **忧思多虑证** 对自己言行过于关注，要求完整，怀疑自己所言所行失误，怀疑不定，以至于想反复核实，穷思竭虑，无法自已，或出现强迫思维和行为。

【证机】忧思伤脾，脾不藏意，意动多虑。

【治法】健脾养意。归脾汤加龙齿、龟甲、贯叶金丝桃、白芍。若形体丰腴，脉滑者，乃痰湿阻脾，可用顺气导痰汤加石菖蒲、郁金、远志。

2. **脾气郁结证**　长期思虑过度，则胸脘痞满，饮食不思，消化不良，腹胀便溏。

【证机】思虑过度，脾气郁结。

【治法】疏肝解郁，调和肝脾。逍遥散加川芎、香附、木香、蒺藜。

第三节　毒气病变

毒，《说文解字》释："厚也，害人之草。"毒有多义，包括毒物、毒害、祸患、凶狠、毒辣、怨恨、痛恨等，总之皆言其对人危害的严重。毒气是指祸患人体的恶性致病因子，亦泛指一切致病邪气。所谓"诸病暴烈，竞相染易，皆属于毒"，"诸病重笃，伤神损络、败坏形体，皆属于毒"，"诸邪秽浊，皆属于毒"，"诸邪迁延，蕴积不解，皆属于毒"，故而外感六淫邪气，气蕴不透，郁久生变，演化为毒，有风毒、火毒、寒毒、湿毒等；天地间腐恶之物，蕴久不化，气不得透，则演化为疠气疫毒，这些都是外在天地间之毒气，人体感受，都可发现严重疾病，甚或竞相染易，广泛流行。若机体气机不调，升降出入无路，体内痰、湿、浊、瘀、火等内生之物，蕴积日久，毒气中生，则形成痰毒、湿毒、浊毒、瘀毒、火毒等，此为内生之毒气，亦危害成疾。

一、风　毒

1. **风毒犯表证**　突起皮肤瘙痒，搔之难止，起风疹或风团肿块，皮肤划痕征阳性。

【证机】风毒之邪，侵袭肤表。

【治法】疏风止痒，清热解毒。方用《外科正宗》消风散。

2. **风毒炽盛证**　突然肌肤水肿，痒麻相兼，疼痛，或起风团，或肢体抽搐，牙关紧闭，呼吸急促，或头面、两眼燃红肿痛，脉浮数。

【证机】风毒侵袭，引动内风。

【治法】祛风解毒。方用玉真散或五虎追风散。病情危急，须综合抢救。

3. **风火热毒证**　肌肤生疮长疖，红肿，麻痒，灼痛，或化脓溃烂，或头面、口鼻、两目焮红肿痛，发热口渴，甚则神昏谵语，便秘尿黄，舌红或绛，苔黄焦，脉洪数。

【证机】风毒夹火，壅滞肌肤，或上攻于脑。

【治法】疏风清热解毒。方用升降散合黄连解毒汤。

4. **风毒蕴肤证**　皮肤焮红，瘙痒，疼痛，皮疹或为肿块，甚则赤烂脱皮。

【证机】风毒侵袭，皮肤过敏。

【治法】祛风解毒。荆防败毒散加黄连、牡丹皮。

二、火毒、脏毒、疔毒

1. **火毒袭表证**　发热恶寒，身痛如杖，头痛如劈，舌红，苔薄黄，脉浮数。

【证机】火毒袭表，卫气被灼。

【治法】清火解毒，疏表透邪。可用普济消毒饮，头痛甚者用清空膏。

2. **火毒闭肺证**　发热肢厥，口渴，咳嗽，气粗而喘，胸部紧闷，鼻煽气热，舌红，苔黄，脉数。

【证机】火热毒邪，闭阻肺气。

【治法】宣肺解毒。方用麻杏石甘汤加减，或《欧阳锜医案精华》清肺解毒汤，该方由瓜蒌皮、紫菀、臭牡丹、鱼腥草、葶苈子、薏苡仁、甘草组成。

3. **火毒蕴结证**　火毒上聚头面，头面红肿灼热，或颜面生疔疖，烦热口渴，便结尿黄，甚则壮热，谵语，神昏，舌红，脉数。

【证机】火毒上攻，蕴聚头面。

【治法】清火败毒。方用清瘟败毒饮。

4. **火毒入营证**　壮热烦渴，神昏谵语，斑疹紫暗，或出血暗红，舌绛，脉数。

【证机】火毒入营，扰神动血。

【治法】清营凉血。方用清营汤或神犀丹。

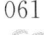

5. **毒陷心肝证** 发热，神昏谵语，肢体抽搐，面色紫暗，舌暗红，脉细数。

【证机】邪毒内陷心肝，蒙神动风。

【治法】清心凉肝，开窍熄风。方用紫雪丹。

6. **火毒动血证** 烦热口渴，衄血，或咯血、吐血，或便血、尿血，皮肤瘀斑，舌红，苔黄，脉数。

【证机】火毒熏灼，迫血妄行。

【治法】清热解毒，凉气止血。可用泻心汤加减。

7. **火毒入络证** 发热口渴，肢体患处麻木，灼热，疼痛，或色赤瘙痒。

【证机】火毒夹风，窜入经络。

【治法】清火通络。方用黄连解毒汤加丝瓜络、秦艽、全蝎、羌活、防风。

8. **热毒瘀肝证** 胁胀灼痛，或胁下有肿块，壮热，口渴，身目深黄，甚或神昏，面赤，舌红，苔黄，脉弦数。

【证机】火热毒邪，瘀滞于肝。

【治法】清肝解毒。千金犀角散。

9. **热毒化脓蕴肾证** 发热，腰部胀痛，排脓尿，小便涩痛，舌苔黄腻，脉滑。

【证机】热毒化脓，蕴结于肾。

【治法】清热排脓。方用石韦散合五味消毒饮。

10. **热毒蕴肠证** 腹痛腹胀，便秘或腹泻，或便脓血腥臭，舌红，苔黄，脉数。

【证机】热毒蕴肠，气机不利。

【治法】清肠解毒，调理气机。方用白头翁汤加减。

11. **热毒蕴结肌肤证** 皮肉疮疖痈疡，红肿灼痛，溃烂流脓，或皮肤焮红，灼热，糜烂，口渴便秘，尿黄，舌红，苔黄，脉数。

【证机】火热毒气，蕴结肌肤。

【治法】清热解毒。方用黄连解毒汤合五味消毒饮加减。

12. **火毒攻喉证** 咽喉红肿疼痛，吞咽困难，甚至溃烂、化脓，口气臭

气
证
论

秽，壮热口渴，舌红，苔黄，脉数有力。

【证机】火毒上攻咽喉。

【治法】清火解毒，利咽消肿。方用《外科正宗》清咽利膈汤，该方由连翘、玄参、桔梗、薄荷、栀子、黄芩、黄连、大黄、荆芥、防风、金银花、牛蒡子、芒硝、甘草组成。

13. **火毒犯龈证** 牙龈红肿疼痛，遇热痛甚，发热口渴，舌红，苔黄，脉数。

【证机】火毒炽盛，灼伤齿痕。

【治法】清火解毒。方用清胃散加蜂房，上龈肿痛加白芷、生石膏，下龈肿痛加知母、黄柏。所谓齿属肾而龈属胃，又云上龈属胃，下龈属肾。

14. **火毒攻舌证** 舌体红肿疼痛，或舌体局部红肿高突，疼痛，舌体活动不灵，或伴发热，口渴，脉数有力。

【证机】舌乃心之苗，火毒炽盛，上攻舌体。

【治法】清心解毒。方用泻心汤合导赤散。

15. **火毒犯耳证** 耳部剧痛，鼓膜充血或穿孔流脓，或外耳道生疖肿，舌红，苔黄。

【证机】火毒上攻耳窍。

【治法】清火解毒。方用小柴胡汤合五味消毒饮加黄连、金银花。

16. **火毒攻唇证** 口唇红肿剧痛，或局部溃烂，臭秽流脓，壮热口渴，舌红，苔黄，脉数。

【证机】唇为脾之外候，脾火炽盛，燔灼口唇。

【治法】清火解毒。方用黄连解毒汤加防风、白芍。

17. **火毒犯鼻证** 外鼻及鼻前庭红肿疼痛，或生疔疖，溃烂，或鼻衄量多势急，伴发热口渴，舌红，苔黄，脉数。

【证机】火毒侵袭肺窍。

【治法】清肺解毒。方用五味消毒饮合黄连解毒汤。

18. **肛门热毒证** 肛门红肿，灼热疼痛，甚至化脓、溃烂、流脓血，或直肠翻出，紫暗糜烂，舌暗红，苔黄，脉数。

【证机】热毒聚肛，血热肉腐。

【治法】清热凉血解毒。芩柏四物汤合四妙勇安汤。

19. **气轮热毒证** 白睛焮红，肿胀，或球结膜下出血，畏光，口干，舌红，脉数。

【证机】火毒炽盛，上犯气轮。

【治法】清肺解毒。方用泻肺饮或黄芩泻白散。

20. **风轮热毒证** 黑睛生翳陷下，黄液上冲，目赤痛，舌苔黄，脉弦。

【证机】热毒结聚，灼伤风轮。

【治法】泄热解毒，退翳明目。方用《审视瑶函》四顺清凉饮子，该方由当归、川芎、赤芍、生地黄、熟地黄、龙胆、黄连、黄芩、桑白皮、枳壳、柴胡、车前子、木贼、防风、羌活、甘草组成。

21. **肉轮热毒证** 眼胞红赤，色如涂丹，灼热疼痛，肉腐化脓，舌红，苔黄，脉数。

【证机】火热毒邪，蕴结睑胞。

【治法】泄热解毒。方用《医宗金鉴》内疏黄连汤，该方由黄连、黄芩、大黄、栀子、连翘、桔梗、薄荷、当归、白芍、木香、槟榔、甘草组成。

22. **热毒壅聚头面证** 头面红肿灼痛，或颜面生疔疮，烦热口渴，便结尿黄，甚则壮热神昏，谵语，舌红，苔黄，脉数。

【证机】火热毒邪，蕴聚头面。

【治法】清热解毒，上病下取。方用五味消毒饮合升降散。

23. **脓毒蕴积证** 痈疡破溃流脓，脓气腥臭，发热口渴，舌苔腐腻，脉滑数。

【证机】火毒聚结，蕴久化脓。

【治法】解毒排脓。方用黄连解毒汤合《外科正宗》透脓散，该方由当归、黄芪、穿山甲、川芎、皂角刺组成。

24. **气虚毒恋证** 感受火热毒邪治疗后，病情好转，毒邪恋留，仍有毒邪余症外，尚见神疲乏力，气短懒言，舌淡，脉弱。

【证机】火毒末尽，正气耗损。

【治法】补气清热。方用竹叶石膏汤加生黄芪、黄连。

25. **正虚毒陷证**　感受毒邪，或生疗疮，突然神昏谵语，动风抽搐，动血出血，气息微弱，二便失禁。

【证机】正气亏虚，正不胜邪，毒气内陷。

【治法】扶正解毒。方用神效托里散或独参汤。病情危重，须积极抢救。

26. **余毒滞留证**　染受毒邪治疗之后，大部症状好转，出现长期低热不退。

【证机】毒邪未尽，滞留不散。

【治法】散解留毒。托里散合四妙勇安汤。

三、寒　毒

1. **寒毒疫证**　憎寒壮热，头痛骨节烦痛，虽发热而不甚渴，时行于里巷之中，病俱相类。

【证机】阴寒疫毒，染易人体，辗相传播。

【治法】辛温解肌，祛寒解毒。方用《鲁府禁方》六神通解散，该方由麻黄、细辛、黄芩、苍术、滑石、甘草组成，加生姜、葱白、淡豆豉同煮，阴寒甚者加附子、羌活。

2. **寒毒成疽证**　阴疽局部漫肿冷痛，喜温，不红，难溃，不易成脓，或脓稀气腥，恶寒肢冷，舌苔白，脉沉迟。

【证机】阴寒邪毒，结聚成疽。

【治法】祛寒解毒。方用阳和汤。

四、湿　毒

1. **湿毒蕴肤证**　皮肉生疮，或湿疹，瘙痒，局部糜烂，流水。

【证机】湿浊毒邪，蕴结肌肤。

【治法】祛湿解毒。方用当归拈痛汤；或《眼科纂要》除湿汤，该方由连翘、滑石、车前子、枳壳、黄芩、黄连、木通、陈皮、荆芥、防风、茯苓、甘草组成。

2. **湿热毒蕴证**　手足、耳鼻、头面、阴部等多处或其一部位红肿糜烂，瘙痒流水，或发热黄疸，神昏斑疹，尿黄或频涩不畅，舌红，苔黄腻，脉濡数。

【证机】湿毒热邪，蕴结为病。

【治法】清热化湿解毒。方用甘露消毒丹加减。

3. **痰毒壅喉证** 喉部痰涎壅盛，痰鸣如拽锯，呼吸不利，或局部充血肿胀，舌红，苔腻，脉滑数。

【证机】痰湿化痰，壅阻咽喉。

【治法】化痰解毒，顺气利咽。方用六安煎加射干、川牛膝、牛蒡子。

4. **痰结毒滞证** 胸闷，咳嗽多痰，或局部包块，麻木硬痛，固定不移，或溃后流脓水腥腐秽臭，苔垢腻。

【证机】痰湿毒邪，蕴结阻气。

【治法】化湿解毒，理气化痰。方用六安煎合平胃散加杏仁；或海藻玉壶汤加减。

5. **浊毒闭神证** 感受湿浊毒邪之后，迅速神志昏迷，面色晦暗，脉沉伏。

【证机】秽浊湿毒，蒙闭心神。

【治法】解毒开窍。急服苏合香丸，并用通关散取嚏。苏醒后续以化浊解毒，可用不换金气散合温脾汤加石菖蒲、郁金。病情危急，综合抢救。

6. **湿毒裹风证** 下肢浮肿、溃疡，阴部湿疹，瘙痒，流黄水，或足趾间奇痒，妇女黄白带下、阴痒，舌红紫，苔黄腻。

【证机】湿毒裹风，外发肌肤或下注于阴。

【治法】祛湿解毒，疏风止痒。可用荆防败毒散合二妙散加减。

五、疫　毒

疫病为病，古今有之，海内外有之。发病急骤，病情危笃，传染性强，易于流行，一气一病，症状相似。疫之发病，责之三因，是指疠气、时气、正气三者。

疠气，亦称戾气、疫疠之气、毒气、异气、杂气等，是具有强烈传染性的致病邪气。腐恶异气，混杂于正气之中，或藏于阴晦潮湿之处，动物栖之，染易其身，匿藏其体，使之成为中间宿主，此疫气之所存也。若逢时气不正，或甚或微，触发疠气，则可感而发病，造成流行。时气与五运六气密切相关。然而，虽有疠气、时气之异，但"正气存内，邪不可干"，"邪之所凑，其气必虚"，故发不发病，最终取决于人体自身的抵抗能力即免疫力，免疫力是内因，是感邪发病或不发病的决定因素。从这个意义上分析，可知发病者肯定已感受疫疠之气，自体正气尚可者，经过药物治疗，或祛邪、或匡正、或扶正祛邪，疫病得愈；若正气衰败者，纵药物抢救，亦无力回天。另外应该明了，身处疫区而未发病者，也不一定是没有感受疫邪，他们与发病者如果处于同一环境，就具有同样的感染可能，也完全可能感染疫毒，但正气尚旺，可御敌于外，或入则歼灭之，因此不被感或虽感而并不发病。认为疫证的发病证机当为"三因论"。

（一）五疫类

泛指急性、有传染性的病邪与疾病。《素问遗篇·刺法论篇》："余闻五疫之至，皆相染易，无问大小，病状相似。"五疫，《素问遗篇·刺法论篇》指木疫、火疫、土疫、金疫、水疫，但临床上一般指寒疫、温疫、疫喉、疫痢、疫疟。本篇宗后说"治疫不离解毒"乃疫证基本治则。

1. **时行寒疫** 为春夏季因暴寒而引起的一种流行性疾病。多人同病，症见憎寒壮热，头痛肢节烦疼，无汗，虽发热而不渴，或见呕吐，舌苔白不渴，脉浮不紧。《时病论》曰："大概众人之病相似者，皆可以疫名之，此又与瘟疫之疫，相悬霄壤。须知瘟疫乃天地之厉气，寒疫乃反常之变气也。"

【证机】非时寒气，伤于肺卫。

【治法】辛温解表。方用叶天士《医效秘传》消风百解散，该方由荆芥、白芷、陈皮、麻黄、苍术、甘草、葱白、生姜组成。

2. **时行温疫** 发病急骤，多人同病，症见壮热头痛，烦渴呕逆，或有汗，或无汗。

【证机】疫疠时邪，卒袭肺卫，染相传易。

【治法】宣肺散邪，清热解毒。方用银翘散合升降散加贯众、人中黄。

3. **疫喉** 指感受时行疫疠之邪而引起的喉科急性传染病。多见于小儿，少见于成人。包括白喉和疫喉痧两证。

(1) **白喉**：常发于秋冬久晴不雨，气候干燥季节。症见咽喉疼痛，吞咽尤甚，一侧或两侧喉核处出现白点，迅速蔓延，形成乳白色或灰白色假膜，且不易剥脱，剥则出血；并头身疼痛，寒热交作，胸闷烦躁，苔白膜延至喉关内，致呼吸困难。

【证机】疫疠邪毒，自口鼻而入，搏结于咽喉。

【治法】疏风清热，解毒利咽。内服银翘散加牛膝、射干、山豆根、玄参；外吹锡类散。

(2) **疫喉痧**：常发于冬春季。症见咽喉红肿疼痛，喉核溃烂，上有白腐蔓延之假膜，易拭去，痛剧如刀割，汤水难咽，寒热大作，全身痧点隐隐，继之遍体腥红，其分散小粒者为痧，成片如云、头突起者为丹，丹痧出现则热减，消退后皮肤有糠皮样脱屑。

【证机】疫疠邪毒，自口鼻而入，搏结于咽喉。

【治法】辛凉透热，解毒利咽。方用银翘散加青黛、儿茶、牡丹皮；或清瘟败毒饮。

4. **疫痢** 发病急骤，壮热烦渴，下痢脓血，迅而惊厥、昏迷。

【证机】疫毒之邪，侵袭肠道。

【治法】清热解毒，熄风止痉，开闭通窍。可用白头翁汤合黄连解毒汤；神昏者用清宫汤。病情危笃，须综合抢救。

5. **疫疟** 疟疾的一种。指在一个地区互相传染，引起流行，病情较重的疟疾。反复发作，寒战鼓颔，寒罢则一身壮热，体若燔炭，头痛烦渴，而后汗出，热退身凉。

【证机】疫毒疟邪，伏于少阳，出入营卫，正邪相争。

【治法】解毒截疟，和解少阳。方用常山饮，或截疟七宝饮，亦可用小柴胡汤加常山、草果、青蒿、厚朴、槟榔等。

（二）其他疫病

1. **时行感冒** 具有传染性，多人同病，甚或广泛流行。恶寒高热，头痛，骨节酸痛，神疲乏力，口渴，咽痛，质红苔白，脉数。

【证机】时行病毒，由口鼻而入，侵犯肺卫。

【治法】疏邪解毒。方用荆防败毒散加板蓝根、石韦、贯众等。

2. **时毒发颐** 憎寒发热，肢体酸痛，或有咽痛，一二日间，腮颐漫肿，焮红疼痛。

【证机】时毒客于三阳经络，发于腮颐。

【治法】疏邪清热，解毒消肿。方用普济消毒饮；或荆防败毒散加白芷、漏芦，如坚肿不消，则加皂角刺、穿山甲。

3. **麻疹** 多见于小儿。主要表现为发热，咳嗽，喷嚏，流泪，以及口颊部粟形白斑或皮肤粟样红疹等；若麻毒闭肺则疹不外发，突然出现发热肢厥，咳嗽，胸闷气促，鼻翼煽动，舌红苔黄，脉数。

【证机】感受时行麻疹病毒。

【治法】清热解毒，宣肺透疹。方用宣肺发表汤；麻毒闭肺者，须宣肺清热，外透麻毒，方用麻杏石甘汤。

六、其他毒气病

1. **痧毒** 突发头晕头痛，脘腹胀闷、疼痛，欲吐不得吐，欲泻不得泻，四肢挛急，甚则昏厥，唇甲青紫，或于肘窝、腋窝、颈前两旁可见青痧筋。一般有多次发作史，每次发作自放痧、刮痧可缓解。为内科急症。

【证机】痧毒内发，气机闭塞。

【治法】痧为急症，先予刮痧、放痧，或针刺救急；续以避浊除秽。有热痧、寒痧、绞肠痧之分。可据证选用甘露消毒丹、藿香正气散、玉枢丹、痧疫回春丹、槟榔四消丸等。

2. **水毒证** 病名出自《肘后备急方》。初病可见恶寒，头微痛，目眶痛，心内懊烦，腰背节节皆强，两膝痛；或翕翕发热但欲睡，且轻暮剧，手足指厥冷至足膝；或有下部生疮，不痛不痒，溃脓，湿热下注，不食狂言，下血物如烂肝。

【证机】感受山谷溪中恶虫、阴毒所致。

【治法】祛湿解毒。偏寒湿者可用羌活胜湿汤；偏湿热者可用当归拈痛汤。

3. **虫毒**

(1) **虫毒蕴肤证**：皮肤出疹，瘙痒，肌肤糜烂，疼痛，或接触农作物粪毒，或检查螨虫阳性。

【证机】虫毒侵袭，蕴结肌肤。

【治法】杀虫解毒。方用苦参鲜皮汤，该方由苦参、白鲜皮、牛蒡子、浮萍、黄柏、薏苡仁、滑石、生地黄、赤芍、地肤子、甘草组成。

（2）**虫毒侵肺证**：咳嗽，或伴咯血，低热，骨蒸盗汗，舌红，脉细。

【证机】虫毒内侵，袭肺伤阴。

【治法】杀虫解毒。方用月华丸加减。

（3）**虫毒湿热证**：皮肤出疹或焮红漫肿，瘙痒，赤烂，流水，结痂，疼痛。

【证机】虫毒湿热互结，壅蕴肌肤。

【治法】杀虫解毒，清热祛湿。方用苦参汤。

（4）**虫毒袭肤证**：皮肤瘙痒，虫咬样皮疹，肌肤糜烂，疼痛或赤烂流水、结痂。

【证机】虫毒外袭，皮肤过敏。

【治法】杀虫止痒。内服苦参鲜皮汤；外用百部、蛇床子、白矾、苦参煎水洗。

4. **蛇毒内攻证** 毒蛇咬伤后，突发头痛眩晕，胸闷，呼吸困难，或见斑疹、衄血，或冷汗肢厥，或神志模糊，血压下降。

【证机】毒蛇咬伤，毒未外排，转而内攻。

【治法】清解蛇毒。内服黄连解毒汤加重楼、蜈蚣、半边莲煎水送服雄黄；并开放创口，外敷季德胜蛇药片，或用蓖麻子数颗捣碎外敷。

5. **尿毒** 久患肾病，渐出现恶心呕吐，乏力，面色萎黄或㿠白无华，口中秽气，尿量少，或伴水肿，气促，腹胀，甚则嗜睡、昏迷等。

【证机】久患肾病，脏腑衰败，气机不化，浊毒内生，复伤脏腑。

【治法】温阳化气，排泄浊毒。可用温脾汤加减。

6. **胎毒证** 婴儿皮肤出斑疹，或赤烂脱皮，或目赤糜烂，咽喉赤烂，大便腥臭。

【证机】母体遗毒于胎，产后毒发。

【治法】清热败毒。黄连解毒汤合五味消毒饮，或用单方黄连、淡竹叶煎服。

7. **燥毒证** 咽喉㿠红肿痛，溃烂，或目赤溃烂，口渴欲饮，鼻干肤燥，便秘尿黄，舌干少津，脉细或涩。

【证机】燥热毒邪侵袭，鼻咽热灼津伤。

【治法】润燥解毒。黄连膏外用；内服桑杏汤加金银花、连翘、黄连、玄参、土茯苓。

8. **食毒证** 进食有毒食物所致。症见进食后脘腹剧痛，呕吐腹泻，甚则厥脱。

【证机】食毒损伤脾胃。

【治法】消食解毒。进食不久，三圣散吐之；进食若久，枳实导滞丸导泻之；若食毒菌中毒，大剂灵芝煎水急灌之。并配合综合措施抢救。

第四节　气病十证

景岳曰："夫百病皆生于气，正以气之为用，无所不至，一有不调，则无所不病。"若气亏虚，则无气可用，则诸病丛生。气的运动形式有升降出入，谓之气机。气机升降正常，则上下气运正常，上下有序；出入正常，则出入气运正常，表里得和。升降出入正常有序，气和则血和，气血和调，诸疾不生。

气的病变主要有气的虚实和气机异常，气虚病证有气虚、气陷、气脱、气散，气的实证有气郁、气滞、气闭、气逆。但虚非全虚，实非全实，虚中常有实，实中亦有虚，虽夹杂为病，但究其重点。上述气虚实病变导致气机运动异常，如气陷、气脱、气逆主要为升降失常，气闭、气散主要为出入异常，气虚、气郁、气滞则升降或出入都可发生异常，主要决定于所犯病位。

一、气虚病证

虚者，空之义，不足之谓，主指正气虚衰，与实相对。气虚，即人体元气的空虚不足。

本证：元气不足，脏腑功能衰退所出现的证候。症见气短乏力，神疲懒言，自汗，舌淡，脉虚。治当补气，补气宜温，主方为四君子汤（《圣济总录》），药用人参、白术、茯苓、甘草（炙），可加黄芪、山药等；消瘦可加大蓟，《名医别录》谓大蓟"令人肥健"。

脏腑见证：脏腑气虚主要有心气虚弱、肝胆气虚、脾胃气虚、肺卫气虚、肾气亏虚、小肠气虚、大肠气虚、膀胱气虚、三焦气虚、冲任气虚等。

（一）心气虚弱

心气亏虚，血脉与神明失主。以心悸气短，心神不定，惶惶难安，精神疲乏，或有自汗，面白，舌淡，脉弱等为常见症状。治当补益心气，主方为养心汤。自汗者加防风、车前子；心神不定明显者加生龙齿。

1. **气虚心悸证**　气短疲乏，心慌心悸，有空虚不宁之感，每因劳累、饥饿、惊恐等诱发，时发时止；若不因惊恐诱发，心跳较剧而无休止者称为怔忡。可伴有胸闷、失眠、健忘、眩晕、耳鸣等症。

【证机】心气亏损，心失所养；或气虚兼杂痰火、水饮、瘀血等，致邪扰心神，心神不宁，甚则心神动摇而悸。

【治法】补气宁心。方用四君子汤合安神定志丸。常加黄芪、酸枣仁；惊恐诱发者可加龙齿、琥珀；怔忡明显则加黄连、羌活；夹痰火加黄连、法半夏；夹水饮加桂枝；夹瘀血加丹参、三七、赤芍。

2. **气虚神衰证**　虚烦不眠，寐而多梦易醒，甚则彻夜不眠，起卧不安，遇事易惊，心悸汗出，气短乏力。面白，舌淡，脉弱。

【证机】心气亏损，神失所养；或气虚血亏，神失所依，心不藏神。

【治法】补气安神。方用安神定志丸或归脾汤。思想不集中，遇事恍惚者，用养心汤。常加琥珀、龙齿、灵芝、刺五加、合欢皮、败酱草等，现代研究刺五加、败酱草皆可安神；心神不宁合用百合地黄汤或甘麦大枣汤。

3. **气虚汗出证**　动则汗出，劳累尤甚，以心口、手足较多，或于前半夜盗汗，伴心悸气短等症。面白，舌淡，脉弱。

【证机】气虚则卫表不固，腠理疏松而汗出；前半夜乃阴中之阳，故气虚可见前半夜盗汗，而后半夜安然。

【治法】补气固表。方用玉屏风常或黄芪桂枝五物汤。汗出阳明，可加生石膏；汗尿同源，可加车前子；汗血同源，可加仙鹤草；汗为心液，可加五味子。

4. **气虚脉弱证**　脉搏虚弱，大而无力，或时有歇止，或代或结，伴心悸气短。面白，舌淡，脉结代或促。

【证机】心气亏损，心动无鼓动之力，致脉虚无力；或心气亏损，主宰难为，心动失序。

【治法】补气壮脉，宁心定悸。方用炙甘草汤。气虚明显加黄芪；脉结代明显者可加黄连、羌活、桑寄生，或加苦参、仙鹤草，或加酒炒常山、酸枣仁，或加全蝎、钩藤等。

（二）肝胆气虚

1. **肝气虚证**　古贤云：肝无气虚，肺无血虚。作为一个脏腑，既然有气和气化，自有虚、实之变。气虚则肝失疏泄，以两胁胀闷，情绪低落，疲乏气短，头晕眼花，舌淡脉弱为常见症状。

【证机】肝气亏虚，疏泄无力。

【治法】益气疏肝。主方为柴芍六君子汤加乌梅。

2. **胆气虚证**　胆为将军之官，主司决断。胆气亏虚以胆怯易惊，恐惧，谋事不决，思前怕后，神志不宁，情绪低落，悲伤欲哭，失眠多梦，舌淡，脉弱等为常见症状。

【证机】胆气亏虚，决断无能。

【治法】壮胆气、定情志。主方为安神定志丸加琥珀。

3. **气虚胁痛证**　胁下疼痛，绵绵不止，忍饥即发，遇劳则甚，伴有气短，胆怯，视昏。舌淡，脉虚弦。

【证机】肝胆气虚，肝失疏泄，气机不畅则痛；胆气不壮则怯。

【治法】补气疏肝。方用滑氏补肝散。此乃《证治准绳》引滑伯仁方，药用山茱萸、山药、熟地黄、当归、川芎、五味子、炒酸枣仁、黄芪、白术、木瓜、独活、大枣。胁痛较明显者可加全蝎、百合，加百合者，佐金平木也。

4. **气虚血溢证**　咯血浓厚，外紫内红，左卧则咽痒气冲，伴有胁痛，腰足软弱。舌红，苔黄，脉弦或弱。

【证机】肝气亏虚，藏血失司，血溢于外。

【治法】养肝益气，清降止血。方用保元清降汤。此乃张锡纯方也，药用山茱萸、生地黄、山药、人参、三七、芍药、赭石、龙骨。可加川牛膝、生麦芽、白茅根之属。

5. 气虚胆怯证　胆怯易惊，睡中稍有惊动即醒，伴头晕口苦，视物模糊，舌淡或红，脉弱或弦。

【证机】肝气亏虚，胆气不壮，则怯弱易惊。

【治法】补肝壮胆。方用《杂病源流犀烛》定志丸。药用人参、白术、菖蒲、茯苓、茯神、远志、麦冬、朱砂、蜂蜜，做丸服用。若用汤剂，朱砂亦可用0.5～1克，分2次冲服，但终非良法，朱砂入丸散用方妥；或将朱砂改用琥珀。

6. 气虚泪溢　老年之人，平时眼睛不红不肿，泪下无时，或迎风流泪，泪水清稀，泪无热感，久流失治，视力渐减，舌淡或红，脉虚或细。

【证机】肝开窍于目，肝气不足，目失所充，无力约束泪液，以致外溢。

【治法】补益肝气。方用十全大补丸加防风、枸杞子、菊花。

（三）脾胃气虚

脾胃十分重要，所谓"有胃气则生，无胃气则死"，实乃统言脾胃，脾胃之气关乎生死，不可忽视。脾气虚证：脾气亏虚，运化失常，以腹胀、消化不良，大便溏薄，神疲，肢体倦怠为主，治宜健脾益气，常用参苓白术散或人参健脾丸。胃气亏虚，受纳失司，以食欲不振，胃脘痞闷，隐痛喜按，或得食痛减，疲乏，舌淡嫩，脉弱等为常见症状。治当补益胃气，主方为异功散，或升阳益胃汤。

1. 气虚思钝证　脾藏意，意乃人之思维，故王守仁曰："有善有恶意之动。"若脾气亏虚，则思无所定而迟钝。凡所言行，前后不能相应，缺乏逻辑，对于熟人熟事，往往骤难记忆，或思维中断，伴神疲食少，腹胀嗳气。

【证机】脾气亏虚，意不得养，所思迟钝。

【治法】健脾增智。可用归脾汤加郁金、石菖蒲。并处以幽闲之地，少作思虑，则脾意不劳，自可渐安。

2. 气虚纳差证　脾气亏虚，累及于胃，则口淡无味，胃纳减少，食后则脘闷不舒，渐至形瘦神疲。

【证机】脾虚及胃，不仅食难以化，则胃纳受累，则食不香而纳差。

【治法】健脾开胃。常用《秘旨方》正元饮，该方系四君子汤加黄芪、山药。或用香砂异功散加黄芩、炒鸡内金、稻芽之类。若同时大便次数增多，则用参苓白术散加减。

3. **气虚不摄证** 包括脾不摄涎和脾失统摄、气不摄血两者。脾不摄涎则症见口中唾沫较多，不时吐出，难以自已；小儿则留滞颐间，不时外流，伴有声息低弱、口淡、尿清等。气不摄血则表现为多种出血，症见吐血、便血，或月经量多、崩中漏下，或皮下出血等，但均伴见气虚症状。

【证机】脾主涎，脾气亏虚，不能约摄涎唾则涎多。脾统血，脾气亏虚，统血不力，血不循脉道而外出，故见出血诸候。

【治法】总须健脾益气。不摄涎者，健脾益气以摄涎，常用温脾丹《幼幼新书》（引张涣方），该方由白术、干姜、半夏、橘皮、丁香、木香组成，可加益智、白豆蔻，或稍佐桑叶。气不摄血者当益气摄血，常用归脾汤加炮姜及其他止血之品。

4. **气虚成疳证** 疳者干也，以形体干瘦、津液干枯为主的证候，见于小儿。症见面黄肌瘦，肚腹膨胀，形体消瘦，毛发焦枯，心烦易怨，嗜异物，吮食手指，懒食乳食，睡则露睛等。

【证机】乳食失调，或感染病邪，损伤脾胃，导致营养不良，渐发病成疳。

【治法】健脾益气，除积消疳。常用参苓白术散。由乳食停滞，导致脾虚成疳者，用《幼科发挥》肥儿丸，方由异功散加青皮、神曲、使君子、川芎、当归、山药、莲子等组成。由虫积致脾虚成疳者，用疳疾散，是方由山楂、神曲、麦芽、藿香、厚朴、陈皮、苍术、白术、半夏、茯苓、泽泻、甘草等组成。

5. **气虚精漏证** 检查发现尿中蛋白质，伴有水肿，神疲倦怠等，西医之所称慢性肾炎之属。

【证机】脾胃气虚，清气不升，精微之物，不得随气升发敷布，滋养身体，反而随气渗泄于下，随尿液外泄。

【治法】肾病治脾，益气升阳。可用景岳举元煎，系黄芪四君去茯苓，加升麻。或加莲子、芡实、沙苑子、金樱子等。

（四）肺卫气虚

肺主气，司呼吸，肺气虚弱，气不得主，宣肃失常。以咳嗽无力，气短而喘，动则尤甚，声低，或自汗，畏风，舌淡，脉弱为常见症状。治当补益肺气，主方为补肺汤。

1. **气虚息短证**　肺气亏虚者，呼吸虽急而不能接续，似喘而无声，欲提而不得上，亦无抬肩三凹征，并有神疲，声短，头眩，乏力，面色㿠白等。

【证机】肺气亏虚，呼吸无力，宣肃亦难，故息短而声微。

【治法】补益肺气。常用《永类钤方》补肺汤。

2. **气虚声弱证**　肺气亏虚，声音低弱，不耐久语，甚则声嘶不能出声，常伴气短懒言，体倦自汗，右寸脉无力。

【证机】声出于肺而根于肾，肺气虚弱，无力扬声。

【治法】补益肺气。补肺汤加桔梗、木蝴蝶。

3. **气虚不固证**　肺气亏虚，平素易于外感，恶风多汗，伴有气虚表现。

【证机】肺主皮毛，肺亏气虚，腠理疏松，卫外不固。

【治法】补益肺卫之气。玉屏风散或补中益气汤，伴形寒者用黄芪桂枝五物汤。

（五）肾气虚证

肾气虚弱，或气化无力，或固摄无权。以耳鸣，腰酸，性欲减退，头晕健忘，或小便频数，或水肿尿少，脉沉弱等为常见症状。治当补益肾气，主方为肾气丸。

1. **气虚骨弱证**　小儿生长发育迟缓，筋骨软弱，步履艰难，坐不能稳，齿长缓慢；老年则牙松牙落，牙齿疼痛，伴腰痛、尿频则肾虚症状，或齿痛与腰痛更替出现，此伏彼起。

【证机】肾主骨髓，《素问·逆调论篇》："肾不生则髓不能满"，髓亏则骨弱。

【治法】补肾充髓。小儿用《证治准绳》补肾地黄丸，方由六味地黄丸加鹿茸、牛膝组成。老人用六味地黄丸或肾气丸，斟情加骨碎补、枸杞子、巴戟天、细辛或鹿茸、杜仲等。

2. **气虚腰弱证**　腰部酸楚不适，或软弱乏力，或腰痛一侧或两侧，或痛连脊椎，膝胫酸软，不耐久立及远行。

【证机】腰为肾之府，肾气亏虚，腰失所充。《素问·脉要精微论篇》："腰者，肾之府，转摇不能，肾将惫矣。"

【治法】补肾强腰。腰部酸楚用青娥丸；腰部酸软，不能久立用《类证治裁》补髓丹，该方由补骨脂、杜仲、鹿茸三药组成；腰痛连脊、膝胫酸软用《张氏医通》益督丸，该方由杜仲、续断、菟丝子、鹿角胶、胡桃肉组成。

3. **气虚精泄证**　遗精滑精频作，遗精滑精后腰酸神疲，头晕耳鸣；或男子并未进入老年，即阳痿不举，举则不坚，不能持久，精液早泄，伴面白神疲，头目眩晕，腰腿酸软等。

【证机】肾主藏精，肾气亏虚，藏摄无力，则易精泄。

【治法】补肾摄精。遗精滑精者用金锁固精丸加刺猬皮；阳痿早泄者用大补丸煎，或合五子衍宗丸。

4. **气虚尿频证**　小便频数，阳虚者，夜尿频多而尿清不浊，伴腰酸腰软而怯寒；阴虚者，尿量少而色黄赤，可伴健忘不寐；或睡眠中不自觉遗尿，俗称尿床；或白天未眠，尿频不能自约，尿湿衣裤。脉多细弱。

【证机】肾上开窍于耳，下开窍于二阴，主司二便，肾气亏虚，二便失司；或肾气不足，气化无权，致膀胱失约。

【治法】补益肾气。偏于肾阳虚者，用肾气丸，加补骨脂、桑螵蛸、蜂房等；偏于肾阴虚者，用大补丸，加麦冬、五味子、益智；遗尿者，用桑螵蛸散；小便失约者用补中益汤加桑螵蛸、龟甲、益智。

5. **气虚耳聋证**　单耳或双耳听力减退，甚至听力丧失，常伴耳鸣。偏阳虚者，伴腰膝酸软，阳痿早泄，脉沉弱；偏阴虚者，伴烦热咽干，遗精尿频。

【证机】肾开窍于耳，肾气亏虚，耳失所聪。

【治法】补肾利窍。偏阳虚者，用《济生方》十补丸，该方系肾气丸加鹿茸、五味子；偏肾阴虚者，用耳聋左慈丸；阴阳俱虚者，用肾气丸加磁石、龟甲。

（六）小肠气虚证

神疲乏力，小便频数，清浊难分，尿浊赤短或白如米泔，凝如膏糊，舌淡，苔白或黄，脉沉。

【证机】小肠者受盛之官，化物出焉。小肠居胃之下，受盛胃中水谷而分清浊，水液为清，糟粕为浊；水液由此而渗于前，糟粕由此而归于后。小肠气虚，化物失常，清浊混杂。

【治法】补益小肠，分清别浊。主方为萆薢分清饮加黄芪、生地黄。加生地黄者，乃因《笔花医镜》立生地黄为补小肠猛将。

（七）大肠气虚证

大便或秘或泻，或为便血，或为肠风，或为脱肛。兼热兼燥者则秘，兼寒兼湿者则泻。

【证机】大肠者，传道之官，变化出焉，大肠气虚，传道失司。

【治法】补益大肠。可用补中益气汤。便秘者，加火麻仁、枳壳；便泻者，合香连丸加白芍、诃子；便血合槐花散加白芍、地榆；脱肛者，加枳壳、淫羊藿、忍冬藤。《笔花医镜》载：补大肠猛将为淫羊藿、罂粟壳，次则诃子肉、百合。

（八）膀胱气虚证

小便频数，排尿急迫而不得溺，或尿不禁，或尿等待，或为劳淋。

【证机】膀胱者，州都之官，津液藏焉。膀胱气虚，气化无权，统摄失约。

【治法】治当补气统摄，气化膀胱，可用十补汤或补中益气汤加肉桂、刘寄奴、石韦。

（九）三焦气虚证

三焦是脏腑外围最大的腑，又称外腑或孤腑。《难经·三十一难》曰："三焦者，水谷之道路，气之所终始也。"三焦气虚，主要表现在气机失调所出现的肥胖水肿等。

1. 气虚肥胖证　三焦气虚，则形体肥胖，大腹便便，腹胀，倦怠懒动，或劳则气短气促，痰较多，水肿虚胖，脉多沉。

【证机】三焦主持诸气，上焦心肺、中焦脾胃、下焦肾之气皆其所主。三焦气虚，肺之宣肃、脾之运化、肝之疏泄无力，痰湿中生，脂浊内积。

【治法】补气调气。可用六和汤或枳实消痞丸，均加生山楂、荷叶、淫羊藿、黄芪。《笔花医镜》谓淫羊藿、黄芪为补三焦猛药。

2. 气虚水肿证　全身上下水肿。上焦不治，水溢高原；中焦不治，水停中脘；下焦不治，水蓄膀胱。故或见头面水肿，或见下肢水肿，小便利或不利，或肿而按之不下凹，伴有神疲乏力，舌淡，舌体胖，脉多沉。

【证机】三焦气虚，决渎失司，水停为患。水道不利则水肿，气机不利则气肿（肿而按之不凹）。

【治法】补气利水。可用补中益气汤加车前子、葶苈子、浮萍、淫羊藿。若上、中、下焦中的一焦水肿明显者，上焦宜宣，可用三拗汤；中焦宜通，可用胃苓汤；下焦宜利，可用五苓散。

（十）冲任气虚证

冲主血海，任主胞宫。任脉通畅，太冲脉盛，则月经正常而易受孕。如冲任气虚，功能减轻，则可月经紊乱，先期或先后无定期，久不受孕，胎萎不长，停止发育，乃至死胎。治宜补益气血，温冲益任。

1. 气虚经早证　月经提前1周以上，甚至一月两潮，经血量多，色淡质稀，神疲乏力，少气懒言，小腹空痛，脉虚。

【证机】冲任气虚，经水失约，趋前而至。

【治法】补气固经。补气固经丸，该方由四君子汤加黄芪、砂仁组成。

2. 气虚经乱证　月经来潮，周期紊乱，或前或后，没有定期，前后经期差别在7天以上，又称月经先后无定期。妇女更年前期，天癸将竭，亦常经乱，不作病态。

【证机】冲任气虚，所主失调。

【治法】调补冲任，益气和血。用定经汤加续断。

3. 气虚不孕证　婚后多年不孕，常伴月经量少，神疲气短，脉弱。

【证机】冲任气虚，胞宫孕育力弱，难以受精。

【治法】调补冲任，养胞宫。用《景岳全书》毓麟珠，该方系八珍汤加菟丝子、杜仲、鹿角霜、花椒、蜜组成。可加扁豆。《本草新编》称扁豆"不独安胎，尤善种子"。

4. 气虚胎萎证　怀孕至五六月，胎儿小于同妊娠期胚胎，甚则胎儿停止发育。伴有神疲气短，脉弱或涩。

【证机】冲任气虚，血海空虚，胞宫气少，胎元不足。

【治法】补益气血，充养冲任。用十全大补汤合寿胎丸。

二、气陷病证

气陷为气虚不足，陷而入阱。陷本义为陷阱，或曰陷落、陷入，亦有少而不足之义。《新唐书·杨再思传》"再思入朝，有车陷于泞，咤牛不前"，此为陷落。《淮南子·缪称训》"满如陷，实如虚"，此言少而不满。

本证：气虚无力升举，升降失常，应升反降，以致下陷。头晕眼花，少气倦怠，脘腹坠胀，脱肛，内脏、子宫下垂，舌淡苔白，脉弱。治当补气举陷，主方为举元煎。此景岳益气升阳举陷之方也，方用人参、黄芪、白术、炙甘草补脾益气，加升麻升阳举陷。对气虚下陷之崩漏、虚脱、气少神疲等均可用之。

（一）脾气下陷证

脾气主升，升其水谷所化之精，上输于肺，通过通调水道作用，使水精四布，营养周身。故脾主运化的功能，以升为特点。若脾气亏虚，运化失司，则不能升举清阳而陷于下。可见大气下陷、胞垂、囟凹、肛脱、腹胀等诸证。治疗总宜健脾益气，升阳举陷。可用补中益气汤、举元煎、升陷汤之类。

1. **大气下陷证**　胸中大气下陷，气短不足以息，或呼吸似喘，甚则气息将停，脉沉迟微弱，甚则六脉不全。

【证机】脾气亏虚，中气虚损，不足以升举而下陷。

【治法】益气举陷。方用升陷汤，是方为张锡纯所制，该方由黄芪、知母、柴胡、桔梗、升麻组成。升阳而不燥，益气而举陷。

2. **气陷胞垂证**　上睑下垂，或为单侧，或为双侧。轻者半掩睛瞳，重者遮住整个风轮。为了视物，常借额肌之牵引而睁眼，或仰头视物，或以指撑起眼胞以视之，脉多虚。

【证机】眼胞又曰肉轮，肉轮属脾，脾气亏虚，肉轮抬举乏力而下垂。

【治法】健脾举气，升阳举陷。用补中益气汤或人参养营汤，加枳壳、防风。

3. **气陷脱肛证**　直肠或直肠黏膜脱出肛外。初起仅见于大便之时，便后能自行回缩；病延日久，脱出较长，则用手托纳回；每因劳累、行走、咳嗽用力等时，即可使之脱出，常伴气虚症状。

【证机】脾气亏虚，升举无力，肛管收缩乏力而外脱。

【治法】益气升陷。用补中益气汤加枳壳、五倍子、知母、黄柏。

4. **气陷液泄证**　大便次数明显增多，日数行甚至数十行，腹泻如注，随之皮肤弹性降低，眼眶下凹，气短神疲，脉细弱。

【证机】脾气亏虚，水谷不化，吸收困难，倾泄于下，而致液泄，甚者液脱。

【治法】益气止泄，前后分消。用调中益气汤加车前子。

5. **气陷毒伏证**　痈证漫肿无头，根盘散浸，疮色灰暗，难以化脓外溃，或痈肿将溃之时，肿硬紫暗，按之如鼓应指，迟迟不溃；即使溃后中央溃烂，脓液稀少，疮四周仍坚硬不消，不能自敛。

【证机】气虚无力作脓排毒，或溃而无力外排痈毒，毒伏于内。

【治法】补气托毒。常用《医宗金鉴》托里消毒散，该方系八珍汤去地黄，加黄芪、金银花、连翘等；已溃难排脓者用《疡医大全》托里透脓汤，该方系黄芪四君子汤加当归、白芷、青皮、升麻、穿山甲、皂角刺、酒组成。若兼神疲肢冷者，用《外科正宗》神功内托散，该方为八珍汤去地黄，加黄芪、附子、煨姜、穿山甲、陈皮、木香。诸方中未用升麻、柴胡等升举之药，因毒气外排只能就近外托，而非上托。

6. **气陷囟凹证**　正常小儿前囟12～18个月时闭合，后囟于2～4个月时闭合，若到龄小儿囟门仍未闭合，下陷如坑，伴面黄肌瘦，神气惨淡，食少便溏，指纹淡滞。

【证机】多由先天亏损，后天气虚。

【治法】补益后天，益气举陷。可用固真汤，该方系四君子汤加山药、黄连、附子、肉桂。或用补中益气汤加山药。

（二）冲任气陷证

冲主血海，任主胞宫。《十四经发挥》曰："任之为言妊也，行腹部中行，为妇人生养之本。"冲任气陷，虚而重者也。可出现月经量多，崩漏、胎坠、胎漏、恶露不尽、阴挺、带下等。

1. **气陷血崩证**　月经量多或持续时间延长，经色淡红，质清稀，伴神疲乏力，面色淡白少华，脉弱。

【证机】冲任气陷，经水失约。

【治法】补益冲任，益气升阳。常用东垣升阳举经汤或张锡纯安冲汤。前方系补中益气汤加白芍、黑姜、炒栀子；安冲汤由黄芪、白术、续断、生地黄、白芍、龙骨、牡蛎、海螵蛸、茜草组成。亦可用傅青主固本止崩汤，药用：参、芪、术加当归、熟地黄、黑姜。

2. **气陷子淋证**　妊娠期小便频数，淋漓不尽，溺时疼痛，溺后疼痛不减，尿清。

【证机】冲任气陷，胎气下坠，压迫膀胱。

【治法】补益冲任，升举胎气。用补中益气汤加鹿角霜、艾叶。

3. **气陷带下证**　带下色白如涕如唾，绵绵不断，无臭，伴神疲倦怠，或纳少便溏。

【证机】任脉总任阴经，冲任气陷，脾肾亦损，统摄无权，固藏失职，则带下难控。

【治法】补益脾肾，补冲固任。用完带汤，或左归丸、右归丸。可加白果、海螵蛸、鹿角霜等。

4. **气陷胎坠证**　妊娠期间，不时胎动下坠，腰酸腹痛，或阴道少量流血，精神萎靡，少气懒言，或有习惯性流产。

【证机】冲任气虚，胎气下坠。

【治法】益气升提，补气安胎。用举元煎合寿胎丸加减。

5. **气陷阴挺证**　子宫位置下移，或脱出阴道口，伴有面色淡白，少气懒言，小腹空坠，腰部酸胀，带下等。

【证机】冲任气陷，胞宫不固。

【治法】益气举胞。方用补中益气汤，或大补元煎，可加枳壳。

（三）大气下陷证

大气下陷证：气短不足以息，呼吸困难，或胸膈满闷，心悸怔忡，脉沉迟微弱，或叁伍不调。

【证机】大气主指宗气，宗气乃由鼻吸入之气与水谷化生的营卫之气结合，气化而成，积于胸中，出喉咙以引呼吸、贯心脉而行气血。气虚至极，至宗气下陷。

【治法】治宜益气举陷，主方为升陷汤。此方由张锡纯所创，方用黄芪益气；升、柴、桔升阳，其中升麻升胃阳，柴胡升少阳，桔梗升太阴肺气；加知母凉润，制黄芪之温，使补而不燥。若虚极，加人参、山茱萸。

三. 气脱病证

脱本义为脱下，杜甫《饮中八仙歌》"脱帽露顶王公前"，即脱下帽子；亦通"敚""夺"。故气脱即气被脱下或被夺下之义。

本证：气陷为气机升降失常，气脱则主要为气机出入失常。真气因某种原因而骤然外泄。突然面色苍白，口唇青紫，汗出肢冷，呼吸微弱，舌淡脉细数等。为危急重症。治当益气固脱，气脱固之，固气要补要涩。气脱诸证，病情危急，可用大剂独参汤，并综合抢救。

（一）心气虚脱

心藏神，主血脉，为君主之官。由劳心劳力过度，或惊恐所伤，致心气大伤，血脉失主，神明失用，则可卒然发生心神浮越，心中大动，大汗淋漓，脉微欲绝等心气虚脱之证。

1. 气脱心颤证　素有胸痹、心瘅等疾，或热病大病之后，心气严重受损，心中憺憺大动，气短息微，伴手足蠕动，精神困倦，面色苍白暗滞，脉微欲绝等。

【证机】心气虚极，将欲离脱，心脉失主，心动失序。

【治法】益气固脱。大剂生脉散，肢冷汗出加附子。稍缓者用一甲复脉汤或大定风珠。

2. 气脱神浮证　素有虚烦不寐，多梦易醒，头目晕眩，心慌胆怯，短气乏力等气虚神疲证候，以后不断加剧，心气大亏，坐卧不安，神志朦胧，面色浮红，汗出肢冷，脉虚数或浮大无根。

【证机】心主神明，心气虚极，心神浮越，神机失用。

【治法】补气敛神。参附龙牡汤加山茱萸、五味子。

3. **气脱汗泄证** 大吐大泻或大出血后，继而汗出淋漓，额汗如雨，如珠如油，汗黏如胶，或遍体汗漏，揩擦不尽，喘促肢冷，面色苍白，脉微欲绝，血压下降。

【证机】汗为心液，心气亏虚，汗液外泄，气随汗脱。

【治法】回阳救逆，敛汗固脱。急投参附龙牡汤加山茱萸；或附子龙牡救逆汤，该方与上方相类，系参附龙牡加芍药、甘草。

4. **气脱脉绝证** 虚弱重病，脉来细小而软，应指若有若无，轻取则有，重按则无，伴神志朦胧，闭目懒睁，神疲欲寐。

【证机】心主血脉，心气欲脱，鼓动无力，不继则绝。

【治法】峻补心气，急救回阳。大剂独参汤或参附汤，或用《伤寒六书》回阳救急汤，该方系六君子汤合四逆汤加肉桂、五味子。

5. **气随血脱证** 大出血之际，卒然气促，提气不上，面色淡白无华，脉微欲绝。

【证机】气为气帅，血为气母，血液大出，气无所依。

【治法】有形之血不能速生，无形之气所当急固。方用大剂独参汤。并加以止血、输血等抢救措施。

（二）脾气虚脱

脾主运化，主肌肉，主四肢，其华在唇，并能统摄诸液。脾气虚极欲脱，则大肉陷下、舌萎唇反、滑泻无度、抽动肉颤等。

1. **气脱肉削证** 虚损日久，渐至肌肉消瘦而大脱，体重明显减轻，伴食少便溏，神疲乏力，脉虚。肌萎舌萎，人中满，唇反，是为肉绝之危候。

【证机】脾主肌肉，脾气虚损，肌肉失荣，肌萎肉削。

【治法】健脾益气，营养肌肉。用参苓白术散加大蓟。

2. **气脱肠滑证** 大便久泻不止，得食则泻，完谷不化，形体消瘦，食少气短；或伴形寒肢冷，脐腹冷痛；或伴身热口渴，脐腹灼痛。或久痢不止，黏液便，带状白冻，腹痛隐隐。

【证机】脾主运化水谷，脾气大亏，水谷不化而泻；或气虚损阳，或湿久化热，湿热下注于肠。

【治法】补中固肠。可用《时病论》补中收脱法：人参、黄芪、白术、白芍、粟壳、诃子、石榴皮、甘草。气损及阳者，用《景岳全书》胃关煎：山药、扁豆、白术、干姜、吴茱萸、熟地黄、甘草，加熟地黄者，"肾者，胃之关也"。兼湿热者，七味白术散合香连丸加石榴皮。久痢不止者，用真人养脏汤涩肠止泻，温中补虚。

3. **气脱肢搐证** 小儿大泻大吐后，出现肢体抽搐而缓慢无力，时发时止，伴有神疲懒言，舟状腹，囟门凹陷，皮肤弹性降低，唇淡色白，气息低微，脉细弱或指纹隐细，名为"慢惊"。

【证机】吐泻液亏，脾气大损，筋脉失养。

【治法】健脾益气，固本荣筋。用《证治准绳》固真汤，该方系四君子汤加附子、肉桂、黄芪、山药、大枣、生姜。若戴眼反折，汗出如珠者，难治。戴眼者，眼睛上视，不能转动，为太阳经绝证。

（三）肺气虚脱证

肺主气，司呼吸，且肺朝百脉，《类经》云："经脉流通，必由于气，气主于肺，故为百脉之朝会。"如病变发展至严重阶段，肺气虚极欲脱，则生命危矣！肺气虚脱在肺主要表现，一为息高，一为神昏而鼾。

1. **气脱息高证** 严重呼吸困难，喘促息短，张口抬肩，类似潮式呼吸。

【证机】肺气虚脱于下，游息仅在于上。

【治法】峻补肺气。重剂独参汤。并采用输氧、机械呼吸支撑等抢救治疗。

2. **气脱鼻鼾证** 神志昏迷或其他危重患者，卒起鼾声大作，其声如雷，而气息微弱。

【证机】肺气虚脱欲绝，余息游于上而应于鼻。

【治法】同"气脱息高证"。

（四）肾气虚脱证

肾开窍于二阴，与膀胱相表里，职司二便，肾既主藏精，又主纳气，生育与呼吸均与肾息息相关。若肾气虚极，可出现精大泄、气喘不纳等重危证候。

1. **气脱精泄证** 精液滑遗难禁，或男女交接之时，乐极生悲，精液大泄不止，甚者气随之脱。

【证机】"肾者主蛰，封藏之本，精之处也"，肾气虚极，封藏失职，精关不固。若不慎交接，触动肾精，气脱不固，则肾精大泄。

【治法】益气摄精。一般可用桑螵蛸散，或金锁固精丸。精液大泄者，独参汤加山茱萸灌服。

2. 气脱不纳证　喘促日久，呼长吸短，动则作喘，劳则喘甚，喘多牵引少腹，呼吸不能相续，形瘦神疲，或心悸怔忡，唇口发绀，脉沉细。

【证机】肾虚失纳，气不归根。

【治法】补肾纳气平喘。可用都气丸合人参蛤蚧散，或《医学衷中参西录》之来复汤，该方由龙骨、牡蛎、芍药、野台参、甘草组成。

（五）精气暴脱证

人身三宝，精、气、神也，神乃精气化生和奉养，寄依于精气。且人体内阴阳互根，互根互用，相吸相抱，不可须臾分离。若精气明显损耗，复加触发，可出现气脱阴竭或气脱阳亡之阴阳离决暴脱之证。

1. 气脱阴竭证　由于高热、大汗、剧吐、暴泻、大出血等，到机体阴液严重损耗，卒然引起精神烦躁，意志朦胧，甚至昏迷，呼吸息弱急促，皮肤弹性差，眼眶深凹，脉微欲绝，血压明显降低等。

【证机】阴精（津）急耗，气随精（津）脱。

【治法】益气固脱。急用大剂独参汤，或生脉散，肢冷息微者，加附子。

2. 气脱阳亡证　卒然汗液大出，巾擦不及，质清肤冷，随之面色苍白，四肢厥逆，神志昏蒙，气少息微，脉微欲绝，血压下降。

【证机】气随汗泄，阳气虚脱。

【治法】峻补元气，回阳救逆。急用参附汤或龙牡参附汤。并采用综合抢救措施。

四、气闭病证

气闭是指脏腑经络气机闭塞不通的一种病理现象。气机闭塞多由风寒湿热痰浊等邪深沉脏腑或郁阻于经络，以致所阻之处气机闭塞或通而不畅，气机闭塞后影响相应部位的生理功能，不同部位的气闭证具有相应不同症状。如心气闭则神晕、晕厥，胸肺气闭则结胸、胸痹、气喘，膀胱气闭则小便异常，关节气闭则关节痹痛，冲任气闭则经产异常等。治疗总的原则气闭开之，开之要解要行，根据气闭病因或补开闭，或泻开闭，或温开闭，或清开闭，或化痰开闭，或活血开闭等，均须重视气闭之因的治疗。

（一）心气内闭证

心主血脉和神明，心气和顺，气血畅通充盈，则可发挥其君主之职。《通俗伤寒论》曰："心为一身之主宰。心藏神，其体轻虚，外衣膜络（即心包络）乃神之宫室，即神出入之里窍也，上通于脑。盖神以心为宅，以囟为门，故心为藏神之脏，脑为神明之府，神明出焉，灵机发焉。若为痰火所蒸，瘀热所闭，则心灵顿失，神明内乱，谵语如狂，或为痉为厥，急则内闭外脱。"心之血供须经心包络之道，由心包络气机内闭，则心失血荣而卒然心痛。治疗大法，气闭神昏实证者，先予通气开关，如通关散、搐鼻散；心痛气闭卒发心痛者，则用芳香开窍、行气止痛之苏合香丸或救心丸等。

1. **气闭神昏证**　意识丧失，不省人事，对外界任何刺激无反应，仅能维持呼吸和循环功能。昏迷而静，不躁扰，微热或不发热，面色青或垢秽，痰涎壅盛，舌苔白腻，脉沉滑者，乃痰气闭窍。若神昏而躁扰不宁，妄言幻视，高热烦渴，或扬手掷足，循衣摸床，撮空理线者，唇红，舌苔黄，脉弦数者，为热闭。若昏迷而烦躁不知所苦，间有神清而不能自主，嗜卧懒动，好向壁卧，不欲见光明，身热不扬，渴不欲饮，苔厚腻，脉濡数者，为湿闭。

【证机】心主神明，痰气，或热，或湿，闭阻气机，神机失用。

【治法】痰气闭窍神昏者，豁痰开窍，用导痰汤加菖蒲、郁金、天竺黄、远志，送服苏合香丸。热闭则清心开窍，用牛黄清心丸或安宫牛黄丸。湿闭则宣畅气机，化湿开窍，用藿朴夏苓汤加苍术、石菖蒲，送服玉枢丹。

2. **气闭晕厥证**　在神志昏迷时，同时伴有四肢厥逆。气闭则猝然昏仆，四肢僵直而厥冷，两手握拳，牙关紧闭，胸满气喘，呼吸气粗，面青，脉沉弦或伏。血厥除气闭症状外，尚面赤唇紫。痰厥喉间有痰声，或吐涎沫，舌苔腻，脉沉滑。食厥则于过食之后，突然昏厥，嗳气腹胀，口中酸腐之气，脉滑实。暑厥仅见于暑季，感受暑热之后，突然昏厥，身热汗出。

【证机】气、瘀、痰、食或暑热，猝然阻遏，气机闭阻，神明失用。

【治法】开关通窍，通气回厥。诸厥均先开关通窍，方急用苏合香丸，回苏后再按证遣方。气厥开畅气机，用四磨饮子；血厥则通瘀回厥，用通瘀煎；痰厥则豁痰回厥，用导痰汤；食厥消导通气，可先探吐，续用保和丸；暑厥则清暑开窍，须移至清凉之处，先用牛黄清心丸凉开后，再服生脉散。

3. **气闭痉厥证** 多见于小儿急惊风，先有高热不退，突起四肢厥冷而抽搐，甚者牙关紧闭，角弓反张，目睛上窜，神志昏迷，汗出淋漓，舌绛而干，脉弦紧，或指纹青紫，上达气关或直达命关。

【证机】炅则气泄，阳气外泄，无力行气则气闭，气泄于肤则肢厥，气不荣筋则抽搐。

【治法】先予通气开关；续予凉肝熄风，滋液舒筋，育阴挽阳，用羚角钩藤汤送服紫雪丹。

4. **气闭胸痹证** 胸闷痛，或胸痛彻背，背痛彻胸，可伴喘息，不能平卧。或伴痰、瘀、寒等症状。

【证机】心包为心外之包膜，心包脉络（即冠状动脉）血流，供应心脏之用，使心行君主之职，君不受邪，心包代受。由心包气闭，或因痰而闭，或因瘀而闭，或因寒而闭，或因风心包脉络痉挛而闭，皆可致气包气机闭塞，脉络不通，心失血荣，缺血而痛。

【治法】调气宽胸，祛邪通络。气闭轻者用旋覆花汤，较明显者用柴胡疏肝散加瓜蒌壳、前胡、全蝎；兼痰者用瓜蒌薤白半夏汤；兼瘀者用失笑散；心包络脉痉挛者用止痉散加丹参、白芍。

（二） 胸肺气闭证

肺居胸中，主气而司呼吸，故胸中实为气机升降之枢纽。肺与皮毛相合，开窍于鼻，外邪从皮毛、口鼻而入，必先入胸而入肺。肺乃储痰之器，痰留而不化，阻于肺中，则气闭而病，可出现结胸、胸痹、喘咳、声嘶等。治当开通肺气。

1. **气闭结胸证** 邪气结于胸中，出现心下痛，按之硬满，手不可近。

有寒、热、水、血结胸之分。寒实内结症见身不热，口不渴，胃脘胀硬而痛。热结胸除结胸主症外，尚有发热烦渴，懊𢙐，昏闷，口燥便秘，脉沉滑。水结胸则胸闷痛，按之汩汩有声，心下怔忡，头汗出等。血结胸除结胸主症外，尚有身热漱水不欲咽，喜忘如狂，大便黑，小便利等。

【证机】寒热水瘀，结于胸中，痞阻气机，气机闭滞。

【治法】寒结胸祛寒开结，方用三物白散，症状较轻者用枳实理中汤。热结胸当开结泄热，轻则小陷胸汤，或柴胡陷胸汤、甚者大陷胸汤。水结胸宜开结逐水，甚则大陷胸汤，轻者可用小半夏加茯苓汤。血结胸宜化瘀开结，可用抵当汤或犀角地黄汤，亦可用延胡索散。

2. **气闭胸痹证** 寒痹肺气，胸背觉冷，相引而痛，喘咳气急，形寒肢冷。热痹肺气，胸膈灼热疼痛，喘咳气粗，烦热燥渴。痰痹肺气，胸中板闷而痛，咳吐痰沫，喘不得卧。瘀痹则痛如针刺，常有定处，唇青舌暗。

【证机】寒、热、痰、瘀等邪，痹阻肺气，不通则痛。

【治法】畅通气机，宽胸止痛。胸痹寒者温通，用瓜蒌薤白白酒汤，甚者乌头赤石脂丸；热者清之凉之，用独龙汤或柴胡陷胸汤，独龙汤系《医学衷中参西录》方，药用连翘、牛蒡子、生石膏、蝉蜕，观其药不似用胸痹方，但用之恰当，可取效于意料之外。痰痹则豁痰宽胸，开畅气机，用瓜蒌薤白半夏汤。瘀痹则化瘀通气，用失笑散、血府逐瘀汤，或手拈散，该方出自《丹溪心法》，由延胡索、五灵脂、草果、没药各等份，研末，每用10克，热酒调服有效。

3. **气闭音哑证** 声音不扬，甚至嘶哑不能出声。肺病气闭失音者，有风寒、风热、肺热、痰热、风痰闭肺之分。风寒闭肺，卒然声嘶、音哑，伴恶寒无汗等风寒表症。风热闭肺，声嘶而伴发热、咽痛等风热表症。肺热声嘶、痰热声嘶，皆有热象，痰热者更有咳嗽、吐痰等症。风痰音哑，可见于中风患者。

【证机】肺为声之门，邪闭肺气，金实不鸣。

【治法】风寒音哑，散寒开音，用金沸草散，或三拗汤加桔梗、木蝴蝶。风热音哑，疏风清热，宣肺开音，用桑菊饮加僵蚕、蝉蜕、牛蒡子等。肺热音哑，清肺开音，用《统旨方》清咽宁肺汤，方由知母、贝母、前胡、桔梗、桑白皮、黄芩、栀子、甘草组成。痰热音哑清热化痰开音，用二母散。风痰音哑当祛风化痰开音，用《医学心悟》神仙解语丹，药用胆南星、制白附子、天麻、全蝎、羌活、菖蒲、远志、木香、甘草。

（三）膀胱气闭证

膀胱者，州都之官，储藏水液，气化尿液，膀胱气闭，小便为之变，出现小便不利、胞痹不仁、癃闭关格等病变。治当气化膀胱，以通水道。

1. **气闭尿阻证**　小便不通，或点滴难出，伴下腹胀满疼痛。寒凝气闭者，伴形寒，舌淡，脉迟缓。湿热气闭者，小便频数而痛，排出困难，舌红苔黄腻。瘀浊气闭者，尿刺通难下，甚则尿中夹有小凝血块，舌暗。砂石内结者，小便不利，间或排砂石，西医影像学检查可看到结石阴影。妊娠中、晚期，胎体下压膀胱，亦可致小便不利，称为"子淋"。由肾虚气闭者，伸腰痛等肾虚证候。另有肺气闭、肝气闭、水气闭，皆有相应见症。

【证机】膀胱气闭，气化不利。

【治法】总宜气化膀胱，调气利尿。寒凝气闭者当予温寒化气，用《医学衷中参西录》通温汤，该方由椒目、小茴香、威灵仙组成，甚者禹功散加肉桂。湿热气闭者当清热利湿，湿热清则气闭通，用八正散。瘀浊气闭者当化瘀通气，用《证治准绳》代抵当丸，该方由桃仁、当归尾、穿山甲、生地黄、桂心、大黄、芒硝组成。砂石内结者，宜排石通气，用石韦散。子淋升气举胎法，用举胎四物汤，该方系四物汤加参、木、陈皮、升麻。肾虚气闭者，补肾以化膀胱，用肾气丸加减。另肺气闭用三拗汤，肝气闭用柴胡疏肝散，水气闭用五苓散。

2. **气闭胞痹证**　《素问·痹论篇》曰："胞痹者，少腹膀胱，按之内痛，若沃以汤，涩于小便，上为清涕。"若沃以汤，沃为灌溉之义，意思是好像灌溉了热水似的，形容少腹、膀胱及小便有灼热感。

【证机】湿热下注，阻碍气机。

【治法】清热利湿，气化膀胱。方用八正散合滋肾通关散，或者用《圣济总录》肾沥汤，该方由桑螵散、犀角、麦冬、五加皮、杜仲、木通、桔梗、赤芍组成。

3. **气闭关格证**　下则小便不通，上者呕吐不止，两症并见。是为危候。

【证机】《灵枢·脉度》曰："阴气太盛，则阳气不能荣也，故曰关；阳气太盛，则阴气弗能荣也，故曰格；阴阳俱盛，不得相荣，故曰关格。关格者，不得尽期而死也。"乃脾肾衰败，水毒内蕴，阻格气机，升降逆乱。

【治法】温阳化水，和胃降浊。可用温脾汤合滋肾通关散加玉枢丹。

（四）大肠气闭证

大肠为传导之府，上承接小肠于阑门，下至肛门与体外相通，包括结肠与直肠。大肠气闭，传导失司，可见大便异常和水停大腹。治当通畅肠气，大肠气通则便通，气通则水气可行而消。

1. **气闭便阻证** 大便秘结不通，排便时间延长，或有便意而排出困难，伴有腹胀。寒凝气阻于大肠者，伴面白肢冷，脐腹冷痛，口不渴，小便清长，脉沉迟。热壅气闭于大肠者，伴身热面赤，腹部满痛拒按，烦躁口渴。亦有寒热不显，而大肠气闭便秘者，则便秘而腹胀，矢气腹胀得减。若肺气郁闭，则便秘而胸满气促。

【证机】大肠气闭，传导失司。

【治法】开气通便。寒凝气阻者，温散寒凝，畅通腑气，用温脾汤。热壅气闭者，清热通腑，用承气汤。单纯大肠气闭便秘者，调理大肠气机，用六磨汤。肺郁便秘者，肃降肺气，通利腑气，用苏子降气汤加减。

2. **气闭水阻证** 腹胀如鼓，鼓之如鼓，腹皮绷急，皮色苍黄，按之如囊裹水，肚脐变平甚则外凸，四肢不肿，二便不通。

【证机】大肠气闭，水气互阻。

【治法】行气利水。用己椒苈黄丸；或《石室秘录》决流汤，该方由牵牛子、甘遂、肉桂、车前子组成；或《辨证录》决水汤，该方由车前子、茯苓、王不留行、肉桂、赤小豆组成。

（五）卫气外闭证

《灵枢·本脏》云："卫气者，所以温分肉，充皮肤，肥腠理，司开阖者也。"卫气外闭，开阖失司，可见无汗、格阴、格阳等证，治宜开通卫气。

1. **气闭无汗证** 风寒束表，则无汗而恶寒，舌苔薄白，脉浮紧。热壅肌肤者，周身骨节酸痛，背微恶寒，头痛发热而无汗。亦有生即少汗或无汗，西医所谓外胚层发育不良所致闭汗证者。

【证机】邪犯卫表，卫气闭阻。

【治法】发散宣肺，开启卫气。风寒者辛温发散，常用麻黄汤。热壅肌肤者，辛寒清热，用《医学衷中参西录》清解汤，该方由甘草、薄荷、蝉蜕、石膏组成。与生无汗者难效，可试用桃红四物加麻黄、青皮、浮萍、生姜皮。或自拟开闭汤：麻黄 10 克，杏仁 10 克，苍术 10 克，青皮 10 克，黄芩 10 克，紫苏梗 10 克，全蝎 3 克，水煎服，主治气闭肺气，表里不通。

2. **气闭格阴证**　体内阳气太甚，阴气被格于外，体表恶寒而不欲盖衣被，手足厥冷而胸腹灼热，大便清利而夹燥粪，矢气甚臭，并见烦渴、口臭、咽干、尿黄，脉沉有力。

【证机】热气过盛深伏，阳气被遏，不得外透，阴气亦不能入内，阴阳格拒。

【治法】清热透气。方用大承气汤加薄荷、蝉蜕。

3. **气闭格阳证**　肌肤发热而为浮热，按之则反觉不热，欲加衣被，口渴不欲饮，或喜热饮，手足躁扰而神志安宁，舌苔滑润，脉虚。

【证机】阴寒过盛深伏，阳气被格拒于外，阴阳格拒。

【治法】温寒通阳。用白通汤，或《类证活人书》益元汤，该方由生脉散合四逆汤加知母、黄柏、生姜、大枣、童便、艾叶组成。

（六）经络气闭证

经气者，乃经脉中运行之气也，《素问·离合真邪论篇》曰："真气者，经气也。"经气运行于人体内外、脏腑、四肢百骸，将人体联系为一个有机整体。经气运行正常，则气血和调，精力旺盛，健康无疾。若经气郁闭于形体，可出现肩背、腰足及胃脘等疼痛。

1. **气闭肩痛证**　肩关节及肩胛周围筋骨肌肉疼痛，风湿夹寒者局部清冷滞痛，风湿夹热者，局部灼热肿痛。

【证机】痹者闭也，风寒湿热之邪，痹阻于肩之经络，不通则痛。

【治法】祛风除湿，调气通闭。风湿夹寒者用羌活胜湿汤或蠲痹汤，加海桐皮、香附、姜黄。风湿夹热者，用羌活散。

2. **气闭背痛证**　背部或连腰部僵硬疼痛，或上连项疼痛不适。

【证机】气郁于背，不通则痛。

【治法】疏肝调气。柴胡疏肝散加全蝎、葛根、海桐皮、狗脊。

3. **气闭腰痛证** 腰痛，转侧不利，或腰痛及腿。气闭兼气寒者，则拘急觉凉；兼风湿者，则上下走窜，抽掣发麻；兼寒湿者，腰重，如坐水中；兼湿热者，扪之局部热感，尿黄，舌苔黄腻；闪气腰痛者，有腰闪伤史，转侧或深吸气加剧；肾虚气闭腰痛者，则疼痛日久，兼肾虚见症。

【证机】气郁肾府，实则不通而痛，虚则不荣而痛。

【治法】祛邪调气，或补肾调气。风寒阻气宜散寒通气，用五积散；风湿阻气宜祛风胜湿，用羌活胜湿汤；寒湿阻气宜温寒祛湿，用肾著汤；湿热阻气宜清热祛湿，用四妙散；闪气腰痛宜行气活血，用复原活血汤加杜仲、延胡索；肾虚气闭腰痛宜补肾行气，用独活寄生汤。亦可通用柴胡疏肝散加对证之药。

4. **气闭臂痛证** 臂者胳膊也。风湿、痰浊者痹阻于臂，则胳膊疼痛，甚则影响其活动。风湿痹阻者，可见局部筋脉挛急；痰湿痹阻者，多见两手瘫软，脘闷吐痰；痰浊与风湿兼而发病者，则既可筋脉挛急，双手瘫软无力而多痰。

【证机】风湿、痰浊等邪痹阻臂之经络，经气闭而不通。

【治法】祛邪通痹，通气止痛。风湿气闭者，祛风胜湿，用蠲痹汤或《中医临证备要》姜黄散，该方系姜黄、羌活、白术、甘草四药组成。痰湿痹阻者，化痰理气，用指迷茯苓丸。痰浊夹杂风湿臂痛者，兼而治之，用《妇人良方》天仙藤散，该方由天仙藤、香附、陈皮、乌药、木瓜、紫苏叶、甘草、生姜组成，可加羌活、白芥子等。

5. **气闭脚痛证** 腿足关节掣痛，不得屈伸。寒甚者，冷痛为主，局部扪之不热；湿甚者，重着不移，肌肤麻木；湿热者，两腿红肿作痛，热如火炙，临夜热痛，小便赤涩，舌苔黄腻。另有脚气为病，其症先起于足，麻木酸痛，软弱无力，足胫浮肿，脚筋挛急；可由寒湿或湿热引起，除脚气主症外，可见相应兼症。

【证机】邪气犯足，经气闭滞。

【治法】寒气痹足，散寒通气，用乌头汤。湿邪痹足，散寒祛湿，用薏苡仁汤。湿热痹阻，清热燥湿，用四妙散。脚气病，由寒湿所致者，祛散寒湿，用鸡鸣散；由湿热所致者，清热祛湿，用《丹溪心法》防己饮，该方由三妙散加汉防己、木通、槟榔、犀角、生地黄、川芎、甘草组成。

（七）冲任气闭证

冲任二脉主胞宫和血海，冲任气调，则月经能应期来潮，胎儿能足儿而产，恶露能排除干净。如为内外诸邪所扰，导致冲任气闭，则可出现月经紊乱、恶露不下、久不受孕等。治当祛除邪扰，畅通气闭。

1. **气闭经停证**　月经异常，渐至经停而闭。由寒凝气闭而停经者，月经由衍期、越衍时间越长，渐至停经，伴小腹冷痛，四肢不温；热壅气闭而停经者，月经多由超前渐少而停闭，伴口苦咽干；肝郁气闭而停经者，月经由紊乱、先后无定期，渐至停经，伴神情抑郁，胸胁胀痛；血瘀气闭而停经者，月经由不畅渐至停闭，伴小腹硬痛拒按，口燥不欲饮水，舌暗或人中暗。痰湿闭气而停经者，月经由衍期渐至停闭，多见肥胖之人，伴白带量多，大便不实，多痰等。脾虚气闭者，月经由淡少渐至经量越来越少，乃至无经，伴神疲头晕，食少便溏，面色少华等。

【证机】冲任气闭，所主失司，至月经不潮。

【治法】因证施治，调冲任，通气闭。寒凝经停者温寒通气，用温经汤。热壅经停者清热通闭，用《医宗金鉴》玉烛散，该方由四物汤加大黄、芒硝、甘草。肝郁经停者疏肝通气，用《太平惠民和剂局方》乌药散，该方由乌药、当归、桃仁、莪术、桂心、木香、青皮组成。血瘀经停者，化瘀通气，用《景岳全书》通瘀煎，该方由当归尾、山楂、红花、香附、木香、乌药、陈皮、泽泻组成；亦可用少腹逐瘀汤。痰湿经闭者，豁痰通气，用苍附导痰汤。脾虚经闭者，健脾益气，用胶艾归脾汤加香附。

2. **气闭不孕证**　婚后夫妻生活正常而多年未孕。常由寒凝、痰浊或肝郁导致冲任气闭而不孕。寒凝气闭不孕者，伴形寒怕冷，少腹冷痛；痰浊气闭不孕者，多见于形体肥胖之人，伴白带稠而多，脉多沉滑；肝郁气闭不孕者，经期乳房胀痛，情志不舒。

【证机】寒痰郁等，阻碍气机，冲任气闭，胎妊失主。

【治法】去邪通闭，疏理冲任。寒凝气闭不孕者，温冲通气，用《医学衷中参西录》温冲汤，该方由肉桂、附子、补骨脂、胡桃肉、鹿角胶、山药、当归、煅紫石英、炒小茴香组成。痰浊气闭不孕者，化痰通气，用启宫丸，该方由二陈汤加苍术、神曲、川芎组成。肝郁气闭不孕者疏肝解郁通气，用《傅青主女科》开郁种玉方，该方由逍遥散去柴胡，加牡丹皮、香附、天花粉组成。

3. 气闭瘀阻证　产后瘀阻，主见恶露，恶露指产妇分娩后，子宫腔内遗留的余血和浊液，一般产后 2~3 周内恶露仍不干净，则为恶露不尽，多小腹胀痛。余血瘀阻、气虚、血热、寒凝等皆可阻碍气机，导致冲任气闭。余血瘀阻者，恶露量少，色暗滞有块，淋漓涩滞，排出不爽；气虚者，恶露色淡，质清稀，伴面色苍白，懒言，小腹空坠感；血热者，恶露量多，色红，黏臭，面潮红，舌红；寒凝者，伴形寒，小腹冷痛。

【证机】产后败血瘀阻冲任，阻滞气机而闭。

【治法】化瘀排露，畅通气机。余血瘀阻者，化瘀排露，用香艾芎归饮，该方由香附、艾叶、川芎、当归、延胡索、乌药组成。气虚者，补气摄血，用举元煎。血热者，清热止血，用《景岳全书》保阴煎，该方由生地黄、熟地黄、黄芩、黄柏、芍药、山药、续断、甘草组成。寒凝气闭者，温寒通气，用《济阴纲目》牛膝散，该方由牛膝、桂心、当归、赤芍、桃仁、牡丹皮、延胡索、木香组成。

五、气散病证

散本义为分开、分散，与“聚”相对，《礼记·大学》云：“财聚则民散，财散则民聚。”虽谈财与民心聚散关系，但较形象表达了“散”之义。阴阳本为互根互抱，不可分离，气为阳，血为阴，营气藏脉内，卫气行脉外，若营卫不从，则卫气耗散。气散即正气耗散而不能聚积为用。气散乃危急病变，治当峻补元气，收敛内散。

1. 阳气耗散证　突然气喘欲脱，呼多吸少，如欲断气，手撒目瞪，汗出不断，神老昏蒙，肢体湿冷若冰，脉微欲绝。

【证机】过用发散，或正气不敛。此生命垂危之证。

【治法】峻补元气，收敛散气。急服参附汤加山茱萸、五味子、黄芪。并采用综合抢救措施。

2. **阴气耗散证** 高热大汗，或剧烈吐泻之后，突然气喘息粗，提气不上，气难以聚，身热汗出如油，唇红，面浮红，脉虚数或细数。

【证机】汗泻过度，气阴耗散。属危急重证。

【治法】峻补气阴，收敛散气。大剂生脉散加黄芪、山茱萸急服。并采用综合抢救措施。

3. **气散腹胀证** 腹胀，时胀时退，气怯懒言，目慢神清，静则能减，动作胀急，脉虚。

【证机】肺失通调，脾失转输，肾失闭藏，真气耗散而胀。

【治法】补气敛气。气胀声微者，助气敛神，宜生脉散；动作胀急，静则稍减者，调敛中州，用芍药甘草汤加敛气之品；气不归元，补肾纳气，都气丸，或纳气丸，该方系六味地黄丸加益智仁。

4. **气散易感证** 多汗气短，脉虚，平时易于感冒。

【证机】肺卫气虚，气散失敛。

【治法】补肺敛气。方用玉屏风散加减；或自拟敛气汤：炙黄芪 30 克，麦冬 15 克，五味子 6 克，白芍 10 克，防风 10 克，地骨皮 10 克，主治气散不敛。

六、气郁病证

郁义为忧郁或闭结之意。《吕氏春秋·侈乐》说"故乐愈侈而民愈郁，国愈乱"，此言郁为忧郁。《淮南子·氾论训》说"譬犹不知音者之歌也，浊之则郁而无转"，郁而无转则为郁结而不能灵转。故气郁为情思忧郁而气机郁结难转。气乃生命之本，有气则生，无气则死。气的生命表达形式为气机运动，气机运动正常，则气血调和，阴阳燮理，而生命正常，健康无疾。若气机异常则病，气郁为气机异常重要病变之一。《丹溪心法》云："气血冲和，百病不生，一有怫郁，诸病生矣。故人生诸病，多生于郁。"而诸郁又以气郁为先，气郁影响气机运行，广泛影响人体气机功能，出现多种病变，诚如古人所言：百病皆生于郁。《素问·正元纪大论》提出五郁：木郁、火郁、土郁、金郁、水郁。《丹溪心法》有六郁：气郁、血郁、痰郁、火郁、湿郁、食郁。《景岳全书》有情志三郁：怒郁、思郁、忧郁，怒郁约相当西医所称之焦虑或双相情感障碍，思郁、忧郁约相当于忧郁症或忧郁状态。《赤水玄珠》提出脏腑六郁：心郁、肝郁、脾郁、肺郁、肾郁、胆郁。本节重点从脏郁气郁和痰气郁滞。气郁治疗，当以条达气机为法。

（一）脏腑气郁

1. 心气郁结证　心藏神，心为五脏六腑之大主，精神之所舍，悲郁伤心，渐至精神恍惚，悲伤欲哭，失眠，心悸不宁，惶惶难以终日，乃至诸脏皆可因之出现病变，脉气不匀。

【证机】《灵枢·口问篇》曰："……悲哀愁忧则心动，心动则五脏六腑皆摇。"悲忧过度，气机郁滞，神无所附。

【治法】调和心气，宁心安神。用甘麦大枣汤加酸枣仁、柏子仁、合欢花、茯神、贯叶金丝桃等。

2. 肝气郁结证　肝藏魂，肝主条达情志，其志为怒。怒郁伤肝，肝经气郁。胁为肝之分野，肝经气郁，气失疏达，则胁痛不适；有云女子以肝为先天之本，肝气郁结，妇女则月经失调，乳房胀痛，情绪不稳定，脉弦；若肝气横逆犯胃，胃气失和，则胃脘胀痛，嗳气不舒。

【证机】情志不舒，肝气郁结，疏泄失职。

【治法】疏肝解郁。胁痛宜疏肝理气，用柴胡疏肝散，或《景岳全书》解肝煎，该方由二陈汤加白术、砂仁、紫苏叶、厚朴、煨姜组成。妇女肝郁乳胀月经失调宜疏肝和血，用逍遥散去白术加香附。肝胃气郁胃痛宜疏肝和胃，用柴胡疏肝散加黄连、草豆蔻。

3. 脾气郁结证　脾藏意，脾之志为思，思虑过度，脾气郁结，渐至饮食不思，消化不良，腹胀便溏，思不敏捷。

【证机】思虑伤脾，脾失运化。

【治法】解郁调脾。用《医学统旨》香砂宽中丸，该方香附、砂仁、半夏曲、茯苓、陈皮、白豆蔻、白术、青皮、槟榔、厚朴、生姜组成。

4. 肺气郁结证　"肺藏魄""诸气膹郁，皆属于肺"。凡郁伤肺魄者，常作太息，悲悲戚戚，甚则丢魂落魄之感，惶惶然难以终日。忧郁伤肺气者，则咳嗽上气，咳痰，或为喘嗽。

【证机】肺之志为忧，忧愁过度，气机郁结，宣降失常，或扰所藏。

【治法】舒肺解郁。郁伤肺魄，解郁安魄，可用百合地黄汤加瓜壳、枳壳、桔梗、合欢花、贯叶金丝桃、橘络等。若忧郁伤肺气者，可用蒌贝二陈汤加前胡、枳壳、桔梗、枇杷叶、厚朴，喘嗽者加麻黄、乌药。

5. **肾气郁结证**　肾藏志亦藏精，恐郁伤肾，肾气郁结，封藏失责。志乃志向、志气之谓，肾郁伤志，则心无大志，自觉前途渺茫，无所事事，或难以自已。肾郁伤精者，肾气不固，滑精，或夫妻生活有心无力，小便失约。

【证机】恐郁伤肾，肾气郁结，封藏失常。

【治法】舒肾理气。肾郁伤志者，解郁益肾，可用滋水清肝饮加远志。肾郁伤精者，用《景岳全书》秘元煎，该方由四君子汤加山药、芡实、金樱子、五味子、炒酸枣仁、远志组成。

6. **小肠气郁证**　《素问·灵兰秘典论篇》曰："小肠者，受盛之官，化物出焉。"其主要功能主化物而分化清浊，食糜在小肠所化之物分归三处，精华部分吸收营养全身，糟粕归大肠，水液归膀胱。小肠气郁，影响受盛化物。受盛化物不全，可见腹痛，肠鸣，腹泻，食物完谷不化，便质粗糙；分化清浊失常，则小便混浊，或如米泔水，稠如膏糊，小便不畅；若心遗热小肠、热气结郁者，则心烦，口疮，小便赤涩，脐腹作胀；若寒气郁于小肠，则为小肠胀（病名，出《灵枢·胀论》），症见少腹作胀，引及腰背。

【证机】小肠气郁，功能失常。

【治法】调气解郁。化物失常者，多兼肠寒，温肠理气，用不换金气散加干姜、薏苡仁、炒白术。清浊不分者，分清别浊，用《杨氏家传方》萆薢分清饮。心遗热小肠者，清心利尿，用黄连导赤散。小肠胀者，温气行气，用《医醇賸义》通幽化浊汤，药用枳壳、青皮、木通、车前子、赤茯苓、瓜蒌子、厚朴、木香、乌药、谷芽、姜。

7. **胆气郁结证**　胆为少阳之经，居半表半里之交，与肝相为表里。胆郁化热，则口干口苦，往来寒热，状若疟证，但不定时；胆郁夹痰，则寒热如疟，口苦膈闷，吐酸苦水，或呕黄涎而黏，甚者干呕呃逆，舌红苔腻，脉弦滑；胆郁日久渐虚，胆气不足，则决断不坚，胆怯易惊，善太息；胆气郁结，胁气不和，则胁痛；胆经行经耳后，胆郁耳鸣，耳内气闭，甚则耳聋。

【证机】胆气郁结，枢机不和，气机不利。

【治法】疏利胆气，和解枢机。胆郁化热者，和解少阳，用小柴胡汤加牡丹皮、栀子。胆郁夹痰者，用蒿芩清胆汤。胆郁气虚者，当解郁壮胆，用安神定志丸加乌梅、炒酸枣仁。胆郁胁痛者，疏胆利气，用小柴胡汤加栀子、枳壳。胆郁耳鸣者，利气通窍，用逍遥散去白术，加蔓荆子、石菖蒲、香附。

8. **胃气郁滞证** 胃脘胀痛，痞闷不舒，嗳气或矢气得减，或伴呕吐不欲食；若气郁化热则伴口苦口干，泛吐酸水；若兼寒者，则胃脘冷痛，喜按喜温。

【证机】胃气郁滞，失其和降。

【治法】解郁行气。单纯胃气郁滞，和胃理气，用枳实平胃散。气郁化热者，清热理气，用柴胡疏肝散合左金丸。胃寒气滞者，温胃行气，用良附丸。

9. **大肠气郁证** 大肠者，传导之官，受事于脾胃小肠，与肺金相表里，为诸脏泄气之门。大肠气郁，传导失司。肠气郁而不通，便秘，腹胀，矢气难；大肠气郁湿热则下痢，里急后重；大肠气郁，瘀热内阻，则为肠痈，右下腹痛，溺数如淋，发热；大肠气郁而闭，上逆迫肺，则作喘嗽。

【证机】大肠气郁，传导失司。

【治法】宽肠行气，恢复传导。气郁便秘者，行气通便，小承气汤。湿热下利者，清热利湿，调畅气机，用香连丸加味。大肠肠痈者，清热解毒，活血行气，用大黄牡丹皮汤，或千金牡丹皮散，该方由牡丹皮、薏苡仁、瓜蒌子、桃仁组成，大便秘加大黄、当归。肠气迫肺作喘者，当通降肠气，用苏子降气汤加大黄、枳实。

10. **膀胱气郁证** 膀胱者，州都之官，津液藏焉，气化则能出矣。膀胱气化功能，与肾密切相关，肾气足则化，肾气不足则化而无力。膀胱气郁，则小便不利，尿频尿急，尿等待，排尿涩痛，甚则癃闭；膀胱气郁致气淋者，则水道阻塞，脐下胀痛；膀胱为足太阳经之腑，古人治外感，多从太阳经论治，观《伤寒论》即知。足膀胱经外感，经气郁滞，则见头痛，项背强，身痛，恶寒发热，咳嗽等症。

【证机】膀胱气郁，气化不利。

【治法】调气解郁，气化膀胱。气郁小便病变者，气化膀胱，通利小便，用《医宗必读》沉香散，该方由沉香、石韦、滑石、当归、王不留行、瞿麦、冬葵子、赤芍、白术、甘草组成，可加黄柏，或合滋肾通关散。气淋当利气通淋，可用上方，或用假苏散，方由荆芥、陈皮、香附、炒麦芽、瞿麦、木通、赤茯苓组成。膀胱经外感气郁者，当理气解表，可用香苏饮，或视证用麻黄汤、桂枝汤类。

11. **三焦气郁证**　《难经·三十一难》："三焦者，水谷之道路，气之所终始也。"三焦气郁，水谷、气行之道不畅，滞而为病，出现三焦胀（病名，出自《灵枢·胀论》）。三焦气胀，腹部胀满，按之不硬，全身虚肿；三焦气郁，水气不利者，则头面、下肢全身水肿，小便不利，腹部胀满。

【证机】三焦俱病，气机郁滞。

【治法】调气疏导，畅利三焦。三焦气胀，理气消胀，用《医宗必读》木香调气散，该方由木香、丁香、檀香、白豆蔻、藿香、砂仁、甘草组成。三焦气郁水肿，疏导利水，用《医醇賸义》通皮饮，该方由广陈皮、青皮、冬瓜皮、茯苓、当归、厚朴、枳壳、砂仁、泽泻、车前子、鲜姜皮。三焦用药，《笔花医镜》谓：补三焦猛将淫羊藿、黄芪，泻三焦猛将青皮、木香、柴胡、香附，温三焦次将乌药、白豆蔻、胡桃肉，凉三焦次将栀子、麦冬、黄柏、地骨皮、青蒿、连翘，可供参考。

（二）六郁

丹溪论郁精当，提出气、血、痰、火、湿、食六郁之说，并认为"诸郁以气郁为先"，创越鞠丸统治六郁，验之临床，该方有效。但六郁之中，有两者合而为病者，亦有多因杂合为病者，徒持一方，难以尽切其证。六郁病变，总的治法是解郁。

1. **气郁证**　气机郁滞，在上的胸胁胀痛，乳胀不适，在下则少腹痛，睾丸疼痛，脉弦。

【证机】肝经气郁，不通则痛。

【治法】行气解郁。胸胁痛者用逍遥散去白术，加青皮、香附。睾丸疼痛者用橘核丸。

2. **血郁证** 胸胁刺痛，四肢乏力，小便淋漓，便血，脉或沉或芤。

【证机】血郁气滞。

【治法】和血解郁。用《证治汇补》血郁汤，该方由香附、牡丹皮、苏木、山楂、桃仁、赤曲、穿山甲、降香、红花、通草、麦芽、姜汁组成。或用《类证治裁》四物化郁汤，该方系桃红四物加香附、青黛。

3. **痰郁证** 动则喘息或咳嗽，胸闷，咽间梗阻，脉沉而滑。

【证机】痰气郁结。

【治法】涤痰解郁。用《杂病源流犀烛》痰郁汤，该方由紫苏子、陈皮、半夏、当归、前胡、沉香、瓜蒌子、胆南星、枳实、香附、滑石、炙甘草组成。

(1) **痰气郁咽证**：痰气阻于喉间，如梅核或如败絮黏附其处，咯之不出，咽之不下，或伴心中窒塞，气粗似喘，脉弦滑。此即梅核气。

【证机】痰气互结，凝阻咽间。

【治法】理气化痰。方用半夏厚朴汤，可加僵蚕、桔梗、当归，加当归者，润以滑痰也；顺气导痰汤亦效。

(2) **痰气郁颈证**：颈部两侧痰核，初起结块如豆，数目多少不等，不红不肿，无痛无热，后渐增大，甚者串生，推之可动，脉多弦滑。此相当于颈部淋巴结肿大或甲状腺结节之类。

【证机】痰气郁结，聚而成核。

【治法】理气化痰，软坚散结。方用消瘰丸或海藻玉壶汤加老鹳草、夏枯草、香附、漏芦有效。

(3) **痰气郁乳证**：乳房内生肿块，皮色不变，可乳胀，或伴经期乳痛，经后随即消失，局部多无压痛，脉弦。此即乳核、乳腺结节类。

【证机】痰气郁滞，凝结于乳。

【治法】疏肝理气，软坚散结。用疏肝消瘰汤，该方由四逆散合消瘰丸加橘核、橘叶、青皮、香附、当归组成。可加连翘、蛤壳、漏芦。

(4) **痰气郁神证**：精神抑郁，表情淡漠，幻想幻觉，静而喜卧，或默默寡言，或喃喃自语，不思饮食，神思迷惘，舌苔白腻，脉弦滑。此即癫证，抑郁症证属痰郁者当可按此论治。

【证机】痰气互结，郁蔽神明。

【治法】疏肝解郁，化痰开窍。用顺气导痰汤加石菖蒲、远志、郁金、贯叶金丝桃。或《石室秘录》逐呆仙丹，该方由人参、白术、茯神、半夏、白芥子、附子、白薇、菟丝子、朱砂组成，用法为先将各药煎汤，调朱砂末服，该方可加柴胡、郁金。

4. **火郁证** 诸郁久延不愈则化成火郁，症见头昏目眩，瞀闷烦心，口渴喜饮，唇口干燥，尿赤，或肌肤扪之烙手，脉沉而数。

【证机】火气郁而不散，或他郁久而化热。

【治法】清热解郁。可用《丹溪心法》热郁汤，该方由越鞠丸去神曲加青黛组成。若兼皮肤发赤，四肢发热者，用《证治汇补》火郁汤，该方由连翘、薄荷、黄芩、栀子、柴胡、升麻、葛根、芍药组成。

5. **湿郁证** 周身重痛或关节疼痛，头昏重，倦怠嗜卧，遇阴雨即发，舌苔薄腻，脉沉而细。

【证机】湿困气滞，郁而不散。

【治法】除湿解郁。用《证治准绳》湿郁汤，该方由苍术、白术、羌活、独活、香附、橘红、川芎、半夏、厚朴、茯苓、甘草、生姜组成。羌活胜湿汤亦甚效。

6. **食郁证** 宿食积滞，脘腹饱胀，嗳气酸腐，不思饮食，大便不调，脉多滑。

【证机】气机不利，食滞不消。

【治法】消导畅中。方用《杂病源流犀烛》食郁汤，该方系平胃散合越鞠丸加枳壳、砂仁组成。亦可用保和丸。

七、气滞病证

滞本义为不流通。《淮南子·时则训》"流而不滞"，引申为滞留。气滞，气机滞留也。由于脏腑气机壅涩不利导致的气机运动异常，脏腑功能失调的病变。可出现心胸气滞、肝胆气滞、脾胃气滞、胸肺气滞、肾气滞、膀胱气滞、肠气滞、冲任气滞等诸多病变。治疗总宜行气通滞。

（一）心胸气滞证

心以膻中为宫城，膻中位于前胸部左右两乳的正中间，为宗气聚集之处，又有"上气海"之称。宗气上出喉咙以行呼吸，下贯心脉而行气血。若心胸为内外之邪所扰，则气机为之壅滞，则可影响宗气运行，出现行呼吸及行气血功能障碍，出现胸前憋闷不适、气短、心悸，影响外周气血运行则肢冷，气滞行血不力则血滞而瘀等。治宜宽胸理气。

1. **气滞胸闷证**　胸部憋闷不适，气塞短气，呼吸不畅，呼吸时在胸部有不透不彻之感，脉多弦。

【证机】气滞胸间，肺气不畅。

【治法】宽胸调气。用橘枳姜汤加瓜蒌皮、桔梗、杏仁、前胡、枇杷叶等。

2. **气滞心悸证**　胸悸胸闷，或伴心痛，脉搏迟涩不利、或结或代或涩。心电图或动态心电图检查有心律失常。

【证机】气滞胸心，心气不匀，心动失序。

【治法】宽胸调气，宁心定悸。用旋覆花汤合丹参饮加枳壳、桔梗、炒酸枣仁、茯神等。

3. **气滞肢冷证**　四肢厥冷，但冷不过肘膝，手足心不冷，指甲尚红泽，轻压之后松开指甲颜色白随即转红，脉弦。

【证机】气滞阳郁。

【治法】行气通阳。用四逆散，肢冷甚者，可加木通、细辛。

4. **气滞血瘀证**　胸部左侧心前区绞痛阵发，重者放射至肩臂内侧，或胸痛彻背，胸闷气窒，呼吸不畅。西医称之心绞痛。

【证机】气滞血瘀，不通则痛。

【治法】行气化瘀。用血府逐瘀汤合失笑散。亦可用《金匮翼》手拈散，该方由没药、五灵脂、延胡索、草豆蔻组方，若温酒送服，其效亦捷。

（二）肝胆气滞证

肝胆互为表里，均有疏理气机作用。如邪扰肝胆，疏泄太过不及，则出现肝胆气滞。气滞可著于胁肋、少腹、睾丸、筋脉、散膏等肝胆经所行之处，出现相应症状。治疗总宜疏利肝胆，行气散滞。

1. **气滞胁肋证**　一侧或两侧胁肋胀痛，部位走窜不定，时作时止，或伴嗳气，脉弦。

【证机】肝胆气滞，络脉失和。

【治法】疏肝理气，和络止痛。方用柴胡疏肝散加橘络。若夹热者兼以清热，合金铃子散。夹寒者兼以散寒加吴茱萸；或用《医醇賸义》青阳汤，该方由青皮、柴胡、蒺藜、乌药、陈皮、炮姜、延胡索、木香、郁金、花椒组成。夹瘀者兼以行瘀，加莪术、延胡索；或用《济生方》大七气汤，该方由香附、青皮、陈皮、藿香、桔梗、桂枝、三棱、莪术、益智组成，亦可用复原活血汤。

2. **气滞少腹证**　少腹居脐下两侧，少腹胀痛，按之中空而软，或伴胁下胀满疼痛，脉弦。

【证机】气滞少腹，气机不通。

【治法】疏肝理气。用柴胡疏肝散加乌药、延胡索。夹热者加黄柏。夹寒者加小茴香、艾叶。夹瘀者加延胡索、莪术；或用膈下逐瘀汤。

3. **气滞睾丸证**　单侧或双侧睾丸胀痛偏坠，局部压痛，或痛引脐腹，脉弦。

【证机】肝失疏泄，气滞于睾。

【治法】疏肝行气，软坚散结。用橘核丸。

4. **气滞肠腑证**　腹中拘挛，甚者上连肾俞，下及阴部，挛急则痛，挛缓痛缓，脉多弦。类似西医所称之肠痉挛。

【证机】气滞夹寒，肠管挛急。

【治法】理气散寒，缓解挛急。可用《太平惠民和剂局方》导气汤，该方由木香、茴香、川楝子、吴茱萸组成，可合芍药甘草汤。

5. **气滞散膏证**　左侧胁腹疼痛，可牵及后背，得食痛剧，伴有脘腹饱胀，嗳气，或伴恶心呕吐，不耐油脂，多食则泻。类似西医所称之慢性胰腺炎。

【证机】肝胆不利，气滞散膏。

【治法】疏利肝胆，行气止痛。可用柴胡疏肝散合推气散加茵陈，推气散出《重订严氏济生方》，由枳壳、桂心、姜黄、炙甘草组成。便秘者用大柴胡汤。

（三） 脾胃气滞证

脾胃同居中焦，互为表里，胃主受纳，脾主运化，互相配合，完成饮食的摄取和消化。在气机运行上，脾气主升，胃气主降，脾胃气机升降相因，相反相成，维持正常的气的升降运动。若脾胃气滞，升者不升、降者不降，则出现胃脘、大腹乃至其所举的肌肉、四肢等病变。治疗当调理脾胃气机为主。

1. **气滞胃脘证** 胃脘胀满疼痛，或自觉有气上冲，嗳气得舒，矢气可减，脉弦。

【证机】气机郁滞，胃失和降。

【治法】行气和胃。方用枳实平胃散加草豆蔻。夹寒者合良附丸；夹热者合金铃子散加黄连；夹瘀者合丹参饮；夹食者合保和丸；伴嘈杂不安，似饥非饥，似痛非痛者，合栀豉汤。

2. **气滞大腹证** 大腹胀满，揉之减轻，得嗳气、矢气稍缓，脉弦。

【证机】脾胃气滞，气聚大腹。

【治法】行气消胀。用《统旨方》木香顺气丸，该方由香砂平胃散加乌药、香附、青皮、槟榔、枳壳、川芎等组成。夹寒加干姜、草豆蔻；夹热加黄连、草豆蔻；寒热错杂则姜、连、蔻均加；兼便秘加大黄，改枳壳为枳实。

3. **气滞肌肉证** 肢体肌肉胀痛、酸痛，或小腿深部肌肉胀痛、喜按，甚至影响睡眠，脉弦。

【证机】脾主四肢、主肌肉，脾经郁气，流注四肢。

【治法】理脾调气。用《太平惠民和剂局方》乌药顺气散，该方由乌药、陈皮、川芎、枳壳、僵蚕、麻黄、白芷、桔梗、炮姜、甘草组成，上肢加桂枝、秦艽，下肢加牛膝、木瓜。

（四） 肺气滞证

肺主气，朝百脉，皆赖气之大功，若气不作用，则百脉难朝。肺气愤郁，气机不畅，诸疾迭生。

1. **气滞胸痞证**　胸痞，病名也，出自《杂病源流犀烛》。症见胸中满闷而不痛，或见干呕、噫气。与结胸证的胸中硬满疼痛有别。

【证机】气滞痰凝，胸肺气阻。

【治法】宣通肺气，化痰通滞。方用蒌贝二陈汤加前胡、枳壳、白芥子、郁金、石菖蒲等。

2. **气失宣发证**　风寒滞肺者，胸背发冷，皮肤粟起，鼻塞无汗，气急而喘，咳嗽声重，脉当浮紧。风热滞肺者，发热面赤，咳嗽，或喘，汗出不爽，脉当浮数。亦有肺失宣发，水之上源气滞者，则眼睑浮肿，小便不利，或伴寒热。

【证机】肺失宣发，气机不利。

【治法】宣发肺气。风寒者辛温宣发，用麻黄汤或三拗汤。风热者辛凉宣发，用桑菊饮或麻杏石甘汤。水肿者宣肺利水，用麻杏五皮饮。

3. **气失肃降证**　咳嗽，痰多，气促，胸膈胀满。

【证机】肺失清肃，气不得降。

【治法】肃降肺气。用苏子降气汤加枇杷叶、葶苈子。

（五）　肾与膀胱气滞证

腰为肾府，且肾主水，肾为水脏，膀胱为水腑。若肾气滞而不通，可出现腰痛、小便异常。

1. **气滞腰痛证**　单侧或双侧腰部胀痛，捶之可减，或伴腰冷如冰，或不冷反热。

【证机】气滞肾府，不通则痛。

【治法】理气行滞。柴胡疏肝散加杜仲、续断、青风藤、全蝎。兼寒加细辛、独活，或合肾著汤；兼热加黄柏、知母，或合二妙散。

2. **气滞尿涩证（气淋）**　小便胀满，涩痛不通，尿频，尿急而难得出。

【证机】水道气滞。

【治法】行气利水。方用《医宗必读》沉香散合滋肾通关散。沉香散由沉香、石韦、滑石、当归、王不留行、瞿麦、冬葵子、赤芍、白术组成。

3. **气滞膀胱证**　小腹居脐下正中，膀胱气滞，小腹满胀，或胀及于阴，或伴排尿急迫。

【证机】气滞膀胱，开合失常。

【治法】疏利气机。方用《济阴纲目》加味乌药散，该方由乌药、砂仁、木香、延胡索、香附、甘草、生姜组成，兼寒加小茴香、九香虫，兼热加黄柏、川楝子。若小腹满，按之痛，手足厥冷，为冷气所滞，宜真武汤。

（六）肠道气滞证

肠道上承胃，下接肛，受盛化物，不断地受纳排空，虚实更替，并于其过程中吸取营养，供养人体，这种功能的正常维持条件之一是肠道气机畅通。如因内外诸因致肠道气滞，失其受纳排空，则出现小肠、大肠、直肠病变。治疗总须畅通肠道气机。

1. **气滞小肠证**　腹部胀满，甚或牵引睾丸、腰脊而痛，大便不畅。

【证机】小肠气滞，化物困难，停滞不下，则作腹胀。

【治法】利气化物。用厚朴温中汤合《太平惠民和剂局方》导气汤，合方药物为厚朴、陈皮、茯苓、草豆蔻、木香、茯苓、干姜、生姜、茴香、川楝子、吴茱萸、甘草。

2. **气滞大肠证**　大便急迫而排出不畅，肛门坠胀，里急后重，或腹胀便秘，肠转矢气则舒。亦有兼夹食滞者。

【证机】气滞大肠，传导失司。

【治法】行气化滞。《医学衷中参西录》化滞汤，该方由当归、白芍、山楂、莱菔子、生姜、甘草组成，可合六磨汤。甚者可用木香槟榔丸。

3. **气滞直肠证**　肛门坠胀，矢气甚难，燥屎蓄于直肠之中，欲便难下。

【证机】直肠气滞，燥屎停阻。

【治法】导气通便。可用葱白熨法，或蜜煎导法，或开塞露通便。后再服六磨饮子加减。

（七）冲任气滞证

冲主血海，任主胞宫，冲任气调，则月经调顺，孕育正常。若内外因所扰，出现冲任气滞，则月经、孕育亦病。治疗当以调顺冲任气机为主。

1. **气滞血海证**　月经异常，或应期不至，或先期而潮，或前后不定，经量少，下腹胀，或乳胀痛，甚或经闭。

【证机】冲任气滞，血海失主。

【治法】理气调冲。可用《笔花医经》调经饮，该方由当归、牛膝、山楂、香附、青皮、茯苓组成，可加乌药、续断。亦可用乌药顺气散、逍遥散加香附、乌药、益母草等治疗。

2. **气滞胞宫证** 《医宗金鉴》曰："女子不孕之故，由伤其任、冲也。"任冲气滞，女子婚后难孕，或妊娠腹痛，胎萎难长，甚则胎停、死胎，或有子烦、子淋、子肿等。

【证机】任冲气滞，胞宫受损，胎育异常。

【治法】调冲任，和气血，养胞宫。冲任气滞难孕者，理气调经，所谓"种子先调经"，用逍遥散加延胡索、香附、木香、扁豆，有热者加牡丹皮、栀子、龟甲，有寒者加鹿角胶、艾叶，有瘀者加泽兰、丹参、茺蔚子、牛膝，气虚者加黄芪、桔梗。胎萎、胎停者，任冲气滞、胎元不足，当调冲任、和气血、养胎元，可用逍遥散合寿胎丸加紫苏（最好是紫苏苊）、黄芩。

八、气逆病证

逆乃倒、反之义，与"顺"相对。如逆行、逆风。《孔雀东南飞》中"恐不任我意，逆以煎我怀"，即有违背、逆行之义。故气逆为气不顺行，逆乱为病。下逆于上，犹以下犯上作乱。

气逆病证，多因脏腑气机，为邪所迫，失其和降或升发太过，以致气机上逆为病。肝气逆则头痛眩晕，肺气逆则咳嗽气喘，肾气逆则奔豚，胆气逆则口苦，胃气逆则呃逆，食管气逆则噎膈，肠道气逆则吐粪，冲任气逆则恶阻，脚气上逆则心慌喘呕，等等。诸证皆由气逆，治疗总须降逆下气。

（一）肝气上逆证

1. **气逆头痛证** 头痛头晕，头脑昏昏然如坐舟中，目眩，两侧太阳筋脉抽掣搏动，头角及巅顶掣痛，心烦易怒，脉弦。

【证机】肝气上逆，扰动风阳。

【治法】降逆平肝。用《医学衷中参西录》建瓴汤，该方由柏子仁、山药、赭石、生龙骨、地龙、怀牛膝、白芍、生地黄，磨取铁锈水煎服。可加川芎、天麻。

2. **气逆作咳证**　阵发性痉咳，发则呛咳不已，连咳数十声，伴痰涎上涌，涕泪交加，甚则引起呕吐、咳血，久则声嘶。

【证机】气逆犯肺，久则木火刑金。

【治法】降逆止咳。方用六磨饮合黄芩泻白散加青黛、贝母、百部。

3. **气逆泛酸证**　呕吐酸水，心烦口苦，咽干胁痛，或伴胃脘痛，舌红，脉弦。

【证机】肝木曲直化酸。

【治法】降气清火制酸。方用枳实平胃散合左金丸，可加海螵蛸、瓦楞子。

4. **气逆吐衄证**　吐血或衄血，伴口苦咽干，耳鸣胁痛，睡眠不安，或头晕头痛，目赤面红，心烦易怒等，脉弦多数。

【证机】气火动血。

【治法】降气凉血。三黄泻心汤合黛蛤散，或黄芩泻白散合黛蛤散，加白茅根等。

5. **气逆噎膈证**　肝胃气逆，膈食难下，吞咽食物梗噎不顺，或格拒进食，食后反吐。

【证机】气逆夹痰，壅阻食管。

【治法】降气化痰。方用启膈散加枳实、沉香、壁虎。

6. **气逆作呃证**　呃逆阵作，声高而长，不能自已，可伴头晕、口苦等症，脉弦。

【证机】气逆动膈，膈肌挛急。

【治法】降逆缓痉。方用小承气合芍药甘草汤，或用竹叶石膏汤加减。

7. **气逆奔豚证**　气从少腹上冲胸脘咽喉，如豚在腹上窜，发作时痛苦异常，或有腹痛，往来寒热。

【证机】肝经气火上冲。

【治法】降逆平冲。方用奔豚汤加赭石。

（二）肺气上逆证

肺主气，为气之枢纽，既将天之清气吸入体内，又能将体内浊气呼出体外，维持内外气体交通和更换。肺气以清肃为顺。若肺气失于清肃，上逆为患，可作咳、作喘、为哮、咯血、衄血等。肺气上逆为患，治宜肃降逆气以安肺。

1. **气逆咳嗽证**　自觉气上冲则咳，呼吸表浅或短促，或喘。如为外邪或痰浊影响肃降作咳者，则有相应见证。

【证机】逆气干肺。

【治法】降气止嗽。方用五磨饮加杏仁、枇杷叶。由外邪所扰致气逆咳嗽者，宜宣肃并用，如三拗散或桑菊饮加厚朴、杏仁。由痰浊阻肺气逆作咳者，化痰降气，用六安煎加厚朴、紫苏子。不效加沉香。

2. **气逆作喘证**　呼吸困难，或见于恼怒之后，自觉气往上冲，胸满不适，甚则张口抬肩，鼻翼煽动，脉弦。

【证机】气逆干肺，肺失肃降。

【治法】降气平喘。方用五磨饮子或苏子降气汤，加沉香。

3. **气逆作哮证**　呼吸急促，喉间有哮鸣音，甚则张口抬肩，面唇暗，伴咳嗽吐痰，脉弦滑。

【证机】肺有宿痰，气逆上扰，痰气搏结，气道挛急。

【治法】降气化痰，解痉平哮。方用苏子降气汤加沉香、地龙、杏仁。或五磨饮子加减。

4. **气逆咳血证**　血从气道咳之而出，痰中带血，甚至咳鲜血，一咯而出，伴有咳嗽。多有咯血宿疾。

【证机】气机上逆，损伤肺络。

【治法】清肺降气，凉血止血。用黄芩泻白散合黛蛤散加白茅根、仙鹤草，或用咳血方。反复咯血肺阴虚者，用百合固金汤加白及。

5. **气逆鼻衄证**　血从鼻腔而出，鼻腔干燥，伴口干口苦，舌红苔黄，脉弦。

【证机】火迫气逆，伤络动血。

【治法】治火降气，凉血止血。方用三黄泻心汤或黄芩泻白散加止血之品。

（三）冲任气逆证

冲任二脉，皆起于小腹内，下出于会阴部，冲主血海，任主胞宫，且

气
证
论

气逆上冲，又与冲脉密切相关。若邪扰冲任，气机上逆，可导致动血，或导致妊娠胎气上冲心、肺、胃等，出现相应症状。治宜平冲降气安胎。

1. **气逆血溢证**　妇女经期出现倒经，症见周期性吐血、衄血，面色红赤，白睛有血丝，月经量无或极少。

【证机】冲脉气逆，经血上行。

【治法】降气顺经。可用《傅青主女科》顺经汤，该方由生地黄、当归、芍药、牡丹皮、沙参、白茯苓、黑荆芥穗组成。可加川牛膝、桃仁、降香。

2. **气逆冲胃证**　妊娠早期，恶心厌食，食入即吐，伴神疲倦怠，胸闷嗳气。

【证机】胎气上逆犯胃。

【治法】一般妊娠 3 个月后自然消失，不须治疗。症状明显者，和胃止呕，用橘皮竹茹汤加紫苏叶、黄连，夹寒者加紫苏叶、砂仁。方中半夏有动胎之说，但前人多用之，一般可去之。另连翘单味煎服亦效。

3. **气逆冲心证**　妊娠胸闷胀满，心烦不安，难以自已，或心惊胆怯。

【证机】胎气上逆扰心。

【治法】和降胎气，清心除烦。用《妇人良方大全》紫苏饮，该方由紫苏、橘皮、大腹皮、当归、川芎、人参、白芍、甘草。兼热者，用加味竹叶汤，药用人参、竹叶、黄芩、麦冬、赤茯苓、粳米。

4. **气逆冲肺证**　妊娠呼吸不畅而气喘，伴有胸闷。

【证机】胎气上逼，肺失肃降。

【治法】和降胎儿，降逆平喘。可用紫苏饮加黄芩。

（四）脚气上逆证

脚气，古名缓风，又名脚软。乃因积湿生热，流注于脚而成。其症先起于腿脚，麻木，酸痛，软弱无力，或挛急，或肿胀，或枯萎，或胫红肿化热。脚气有干、湿之分，干脚气指脚气之不肿者，湿脚气则足胫肿大。脚气上逆，可冲心、冲胃、冲肺等。一般脚气治疗，宜宣壅逐湿，常用鸡鸣散。若脚气上冲，宜逐湿降逆。

1. **脚气冲心证**　脚气病者忽见小腹不仁，心悸而烦，甚至神志恍惚，语言错乱，面色晦暗。

【证机】脚气邪毒，上逆攻心。

【治法】逐湿泄毒，平冲降逆。湿毒冲心者，用吴茱萸汤合千金半夏汤，该方由半夏、肉桂、干姜、细辛、附子、花椒、人参、甘草组成。干脚气冲心者，用吴茱萸汤合牛黄清心丸。

2. **气逆冲胃证**　脚气病者，忽见小腹不仁，呕吐不食，口唇色青。

【证机】脚气邪毒，上冲攻胃。

【治法】逐湿泄毒，平冲和胃。湿毒上攻者，口多不渴，用吴茱萸汤合小半夏加茯苓汤，可外用附子研末盐调敷涌泉穴。热毒上攻者，用吴茱萸汤合《太平圣惠方》犀角散，该方由犀角、枳壳、沉香、槟榔、麦冬、赤茯苓、紫苏叶、木香、防风组成。

3. **气逆冲肺证**　脚气患者，忽觉小腹不仁，胸闷气喘。亦可同时兼见冲心或冲胃症状。

【证机】脚气上冲迫肺。

【治法】逐湿泄浊，降冲平喘。方用吴茱萸汤合苏子降气汤加沉香。

九、气机不和病证

气以和为贵，"气血冲和，万病不生，一有怫郁，诸病生焉"。《老子》曰"冲气以为和"，冲和、淡泊平和，亦指真气、元气。若脏腑之间，互相气不调和，则人体内气机紊乱，诸疾发生。故气机不和是指两脏腑或两脏腑以上，互相之间气机不协调而发生的病变。

1. **肝胃不和证**　两胁胀痛，嗳气，上腹痞满，纳呆，或胃脘胀痛，吞酸嘈杂。

【证机】肝气犯胃，气机失和。

【治法】疏肝和胃。方用柴胡疏肝散加川楝子、百合、乌药。

2. **肝脾不和证**　头眩，易怒，口苦，胸闷胁痛，食后痞满，大便溏泄，脉弦缓。

【证机】肝气横逆，疏泄太过。

【治法】佐金平木，调和肝脾。方用左金丸合逍遥散加百合。

3. **肝胆不和证**　失眠，胁肋胀满，心烦，善太息，临事谋而难决，口苦，脉弦。

【证机】肝胆相为表里，脏腑表里气机不和。

【治法】疏肝调气，调和表里。可用《症因脉治》清胆竹茹汤，该方系小柴胡汤去参加陈皮、竹茹、甘草。亦可用蒿芩清胆汤。

4. **脾胃不和证**　腹胀脘痞，纳食减少，恶心，倦怠，舌淡苔腻。

【证机】脾胃相为表里，气机不和，纳运失常。

【治法】健脾和胃。香砂六君子汤加草豆蔻、神曲。

5. **气血不和证**　人身气血，相依相附，气以生血，血以养气，气为血帅，血为气母。两者冲和，则气血旺盛，供奉人身。若两者不和，可以相互影响。气血不和主要有气不维血、血不养气。

（1）**气不维血证**：气具有生血、行血、摄血、维系血的活性等功能。若人体气虚不足，则难以维持对血所负责之功能。症见倦怠无力，不耐疲劳，气短，面色少华，或见间常皮下黏膜青斑隐隐，或月经量多，漏下难尽，舌暗淡，脉虚。

【证机】气虚则血弱，行血无力，摄血难固。

【治法】益气养血。可用归脾汤加香附、茜草。

（2）**血不养气证**：血为气母，气依于气。血不足则气难养，症见面色苍白，伴神疲乏力，脸色苍白，唇淡少华，甲失红润，舌淡，脉细弱。

【证机】血病及气，气失所养。

【治法】补血养气。方用圣愈汤加减。

6. **络气不和证**　胸胁疼痛，如灼如刺，胸闷不舒，呼吸不畅，或有闷咳，甚则迁延，经久不已，阴雨更甚，可见病侧胸廓变形，舌苔薄，质暗，脉弦。

【证机】气机不利，络脉痹阻。

【治法】理气和络。方用香附旋覆花汤加减。

7. **寒热不和证**　寒热错杂，气机阻滞不得交通，则或上热下寒，或上寒下热，或胸热胃寒，或胃寒肠热。治当平调寒热，和调气机。

（1）**上热下寒证**：《灵枢·刺节真邪》曰"上热下寒，视其虚脉而陷之于经络者取之，气下乃止，此所谓引而下之者也"。热邪升于上，则见咽喉疼痛，甚则咳吐黄痰或血痰，面红燥热；寒邪盛于下则见下肢冷，或泄泻，胁沉迟。

【证机】中焦气机痞滞，上下寒热不得交通。

【治法】通畅中焦，平调寒热。可用柴胡桂枝汤加枳壳、桔梗。

(2) **上寒下热证**：《灵枢·刺节真邪》曰"上寒下热，先刺其项太阳"。寒邪盛于上，则畏寒，恶心呕吐；热邪盛于下，则见腹胀便秘，小便赤涩。

【证机】中焦气滞，上下寒热不得交通。

【治法】通畅中焦，平调寒热。方用大柴胡汤加干姜、藿香。

(3) **胸热胃寒证**：胸中烦闷，痞满不舒，时欲呕吐，腹痛，肠鸣泄泻。

【证机】寒热错杂，气机升降失司。

【治法】平调寒热，燮理气机。方用黄连汤加减。

(4) **胃寒肠热证**：胃脘胀痛，喜按喜温，大便泄泻，肛门灼热，尿黄。

【证机】胃肠气机不和，寒热上下痞格。

【治法】调和气机，温胃清肠。可用良附丸合香连丸加减。

8. **上下不和证** 上下不和，多为气机中阻，一般可用上下不和汤：川芎10克，苍术10克，香附10克，炒栀子10克，神曲10克，玫瑰花6克，枳实10克，桔梗3克。水煎服。治气郁中焦。

(1) **下厥上冒证**：《素问·五脏生成篇》曰"下厥上冒，过在足太阴阳明"。症见头晕目眩，恶心呕吐，下肢厥冷。

【证机】脾胃升降失调，胃气上冒于头。

【治法】降胃气，和脾气。可用枳实平胃散合半夏白术天麻汤加减。

(2) **火不归原证**：上热下寒，面色浮红，头晕耳鸣，口舌糜烂，牙齿疼痛，腰酸腿软，两足发冷，舌质嫩红，脉虚。

【证机】肾火上升，下无所潜，上无所抑。

【治法】平抑逆气，引火归原。方用肾气丸加龟甲、沉香。

(3) **中气证**：《医碥》云"七情动气，结塞于中，上下不通，故卒死也"。其症卒然仆倒，不省人事，牙关紧闭，身肢冷，无明显痰涎，脉沉微。

【证机】气结于中，气机不相顺接，气闭而卒病。

【治法】开通气机。先予苏合香丸灌之候苏，体虚者继以《景岳全书》八味顺气散加香附，该方由异功散加青皮、白芷、乌药组用；体实者用《医宗必读》木香调气散，该方由白豆蔻、丁香、檀香、木香、藿香、砂仁、炙甘草组成。本病危急，气复通则生，不复通即死。须综合抢救。

9. **表里不和证** 表里不和主指表里之间的气机不和，常见表证兼里热、表证兼里寒、表证兼里实、里闭表闭证等。一般可用表里和气汤：柴胡 10 克，黄芩 10 克，法半夏 10 克，人参 6 克，青蒿 10 克，郁金 10 克，炙甘草 10 克，生姜或煨姜 3 片（少汗加生姜，多汗加煨姜），大枣 3 枚。水煎服；此仿小柴胡汤法，主治表里不和，证类少阳，或更年期寒热不和。

(1) **外表里热证**：身热，微恶寒，腹泄，胸脘烦闷，口干作渴，或汗出而喘，舌红苔黄，脉浮或数。

【证机】肌表气郁，邪热入里。

【治法】解表清里。方用葛根芩连汤加藿香、连翘。

(2) **外表里寒证**：身热无汗，头身疼痛，胸满恶食，呕吐腹痛，或项背拘急。

【证机】寒湿内积，气机不畅，表里失和。

【治法】解表温里，和顺表里。方用五积散加减。

(3) **外表里实证**：恶寒发热，或寒热往来，郁郁心烦，心下痞硬，大便不解，舌苔黄，脉弦有力。

【证机】邪郁表里，气机不畅。

【治法】表里双解，调和气机。大柴胡汤加减。

(4) **里闭表闭证**：大便秘结，口苦心烦，身热不得汗出，或便秘而喘。

【证机】里实气闭，表气不通。

【治法】通里透表。可用宣白承气汤或大青龙汤。

10. **阴阳不和证** 《素问·阴阳应象大论篇》曰："阴胜则阳病，阳盛则阴病，阳盛则热，阴胜则寒。"阴阳不和，则阴阳失调，皆由阴阳气机失和，至阴阳不相匹配。主要有阳不配阴、阴不配阳。治疗总以交通气机，燮理阴阳为法。

(1) **阴不配阳证**：《素问·生气通天论篇》曰"阴平阳秘，精神乃治"，要达到阴平阳秘功能正常，必须阴阳互配。阴不配阳重在阴之亏弱，症见内热，五心烦热而肢体不温，面色潮红，消瘦，盗汗，口燥咽干，舌红少苔，脉细数等。

【证机】阴气亏虚，无力配阳。

【治法】补阴配阳。方用《景岳全书》理阴煎，该方由熟地黄、当归、炒干姜、炙甘草组成，可合二至丸加知母、龟甲等。

(2) **阳不配阴证**：疲乏无力，少气懒言，畏寒肢冷，自汗，面色苍白，小便清长，心烦郁热，舌质淡嫩，脉虚大或弱。

【证机】阳气亏虚，无力配阴。

【治法】补阳配阴。可用香砂理中汤加炒栀子。

十、气耗病证

《素问·举痛论篇》曰："劳则气耗劳则喘息汗出，外内皆越，故气耗矣。"劳有体劳、神劳之别。

1. **过劳耗气证** 长期劳累或过度劳累，出现疲乏无力，少气懒言，或身热有汗，渴喜热饮，脉虚大。

【证机】过劳气力消耗。

【治法】补气温阳。方用补中益气汤加桂枝、白芍，或加羌活。

2. **劳复证** 患病初愈，气血尚未恢复，或余热未清，未予适当调养。过早操劳，或七情所伤，饮食失宜，房劳不节，导致疾病复发。有房劳复、食劳复、气虚劳复、温病劳复、阴虚劳复，各具相应病史和症状。

【证机】病后亏虚，劳而复发。

【治法】房劳复，古方用烧裈散，可分寒热，给予当归四逆汤或丹栀逍遥散加淡豆豉。食劳复用栀子豉汤合保和丸加枳实。气虚劳复一般用补中益气汤，兼热者用竹叶石膏汤。阴虚劳复宜金水六君前加栀子、麦冬、牡丹皮、杏仁等。温病劳复用栀子豉汤加生石膏。

3. **劳热证** 发热或大热有汗，渴欲热饮，少气懒言，舌淡，脉虚大。

【证机】中气亏虚，阳浮于外。

【治法】甘温除热。方用补中益气汤。

4. **劳倦证** 困倦懒言，动则喘乏，表热自汗，心烦不安，脉虚。

【证机】劳伤脾气，气衰火旺。

【治法】益气除热。可用知柏益气汤，即补中益气汤加知母、黄柏。亦可用升阳益胃汤。

5. **劳淋证** 尿等待，尿留茎内，数起不出，引小腹痛，或小便淋漓不已，涩痛不甚，劳倦即发。

【证机】劳倦伤气，气化无力。

【治法】补气通淋。方用补中益气合滋肾通关散加车前子。

6. **劳伤崩漏证** 多为经期劳累过度，出现月经量多，经期延长，出血连绵不止，血色暗淡，面色萎黄，体倦乏力，或腹部下坠感。

【证机】经期过劳，冲任受损。

【治法】益气复劳，固冲止血。方用《医学衷中参西录》安冲汤，该方由白术、黄芪、生龙骨、生牡蛎、生地黄、白芍、茜草、续断、海螵蛸组成。

第五节 气病继发病证

气病继发病变主要是气病及血、气病及精和气病及神几个方面。

一、气病及血证

气和血具有相互依存、相互滋生和相互为用的密切关系，气病后可影响血的滋生、运行、控摄、寒热等变化，常见证候有气虚血虚、气虚血瘀、气滞血瘀、气不摄血、气热血热（气血两燔）、气寒血寒、气脱血脱、气血失调、气郁血崩、气营同病、气虚崩漏等。

1. **气虚血虚证** 少气懒言，神疲乏力，自汗时出，面色苍白无华或萎黄，口唇、爪甲颜色淡白，或见心悸失眠，头晕目眩，手足发麻。舌淡，脉细无力。

【证机】气虚无力生血。

【治法】益气生血。方用当归补血汤合八珍汤加减。

2. **气虚血瘀证** 倦怠乏力，少气懒言，局部疼痛如刺，痛有定处，拒按，或肢瘫语謇，面色淡白无华或暗滞。舌淡紫，或有瘀斑，舌下静脉紫暗或粗大，脉涩。

【证机】气虚行血无力。

【治法】益气活血。方用补阳还五汤加土鳖虫。

3. **气滞血瘀证** 身体局部胀痛，甚或刺痛，痛有定处，拒按；或有肿块坚硬，局部青紫肿胀；或有情绪抑郁，性急易怒；妇女则经闭或痛经，经色紫暗或夹有血块，或乳房胀痛，面色紫暗。舌紫暗或有斑点，脉弦涩。

【证机】气机阻滞，血行不畅。

【治法】行气活血。方用血府逐瘀汤。

4. **气不摄血证** 衄血、便血、尿血、崩漏、皮下紫癜等慢性出血，并见面唇淡白少华，神疲乏力，少气懒言，心悸心慌，食少。舌淡白，脉细弱。

【证机】气虚无力，统血无权。

【治法】益气摄血。方用归脾汤加荆芥炭、地榆、大蓟、小蓟等。

5. **气热血热证** 壮热口渴，烦躁不宁，肌肤五心烦热，口渴；或见吐衄等出血症状，舌红，脉数。

【证机】气灼血热。

【治法】清气凉血。重则清瘟败毒散；轻则竹叶石膏汤去法半夏，加黄连、地骨皮、牡丹皮。

6. **气寒血寒证** 神疲气短，手足不温，肢体麻木冷痛，或妇女经行腹痛，经色暗淡，面色少华。舌淡，苔白，脉迟。

【证机】气虚寒冷，血失温煦。

【治法】温养气血。方用补中益气汤加附子、肉桂、干姜；或当归四逆汤加黄芪、吴茱萸、生姜。

7. **气脱血脱证** 阳气虚衰或大量出血，卒然面色苍白，气少息微，冷汗淋漓。舌淡，脉微欲绝。

【证机】阳气大衰，无力摄血，或气随血脱。

【治法】益气固脱，所谓"有形之血不能速生，无形之血所当急固"。方用大剂独参汤或参附汤。病情危急，须予综合抢救。

8. **气郁血崩证** 突然阴道下血，量多色紫暗夹杂血块，烦躁易怒，胸胁不舒。

【证机】暴怒伤肝，血失所藏。

【治法】止血为急，后再疏肝理郁。止血先用固冲汤加山茱萸、荆芥炭、地榆、续断炭；血量减少后，用逍遥散加香附、茜草。

9. **气虚崩漏证**　阴道出血量多，或淋漓不断，色淡红，质清稀，精神倦怠，气短懒言，面色㿠白少华，或伴心悸，小腹空坠感。

【证机】中气下陷，血失统摄。

【治法】益气摄血。方用补中益气汤或归脾汤加减。

二、气病及精证

1. **气精亏虚证**　精力不足，头昏倦怠，思维疲钝，面色少华，腰膝痠软，在小儿则生长发育迟缓，在成年则未老先衰之感，尿无力，尿等待。脉弱。

【证机】气虚精亏，神气失养。

【治法】补益精气。方用保元汤加菟丝子、黄精、石菖蒲、郁金、川芎等，保元汤由人参、黄芪、肉桂、甘草、生姜组成。

2. **气虚精散证**　《灵枢·大惑》曰："五脏六腑之精气，皆上注于目而为之精……精散则视歧。"视歧，复视，视物模糊，神疲气短，难以聚神而视，脉虚。

【证机】气虚视疲，精气不聚。

【治法】益气养精。方用益气聪明汤合三才汤加菊花、枳壳。

3. **气虚精少证**　神疲乏力，腰膝酸软，性欲淡漠，或婚后2年以上，夫妻同居，而未能育，检查发现精液量、精子数均减少，精力活力不足，异常精子增多等，脉多细弱。

【证机】气虚精亏，难以受孕。

【治法】补气益精。方用大补元煎加韭子、扁豆。

4. **气虚尿精证**　小便后流出精丝，不觉疼痛，伴神疲乏力，或腰背酸痛，脉弦。

【证机】气虚失约，尿精混杂。

【治法】益气涩精。方用知柏益气汤合聚精丸加菟丝子、茯苓；聚精丸由鱼螵胶、沙苑子组成。

三、气病及神证

1. **气闭神厥证**　多于受刺激后，突然昏倒，口不能言，或神志不清，或牙关紧闭，或四肢抽搐。脉弦或伏。

【证机】卒然情志刺激，神气郁闭。

【治法】行气开窍。内服苏合香丸，外用通关散搐鼻。如不苏醒，即予综合抢救。

2. **气郁神闭证**　突然昏倒，口不能言，或神志不清，或牙关紧闭，或四肢抽搐。脉弦或伏。

【证机】卒然气郁脑窍，神机不用。

【治法】开郁醒神。速用通关散搐鼻，续服五磨饮合菖蒲郁金汤。病情紧急，须综合抢救。

3. **气虚神怯证**　心慌心悸，胆怯易惊，失眠多梦，神疲健忘。脉弱或结。

【证机】心气亏虚，神气怯弱。

【治法】益气壮胆，宁心定志。方用安神定志丸加贯叶金丝桃、炒酸枣仁。

4. **气虚神疲证**　短气懒言，精神倦怠，思维迟钝，哈欠频作，或时欲寐。脉弱。

【证机】中气亏虚，神失所养。

【治法】益气提神。方用补中益气汤加石菖蒲、郁金、羌活。

5. **气实狂越证**　精神错乱，情绪高涨，易于激怒，高声多语，喧闹不宁，或喜歌笑，呼叫奔走，行为放肆，旁若无人，甚或裸胸露体，打人毁物。舌红，脉弦数有力。

【证机】气实化热，扰乱神明。

【治法】凉气泻火，安神除躁。方用泻心汤加寒水石，或当归龙荟丸加减。

第四章　脏系气病

第一节　心气病证

心为君主之官，是人体五脏中最重要的一个脏器。《灵枢·邪客》曰："心者，五脏六腑之大主也，精神之所舍也。"《素问·六节脏象论篇》曰："心者，生之本，神之变也。"心的主要功能是主血脉、主神明，但是血液的化生和运行都依赖于气，无气则血无以化生，无气则血无以推运，所谓"中焦受气，取汁变化而赤是谓血"，所谓"气行则血行，气滞则血滞"，若气不行则血凝为死血而难为矣。心病则病于血而多由乎气。心系气病证有心气亏虚、心气过旺、心气郁结、心气不固、心阳气虚、心气阴虚、心气血虚、心气寒凝、心气瘀滞、心气虚痰热、心气虚水停、心气不宁、心动悸、心痛、心积、心痹、心瘅、心汗、心胀、心咳、心气虚失眠等。

一、心系气证

1. **心气自虚证**　心悸怔忡，自汗，胸满，气短，动则加剧，神疲乏力，易悲伤，面色㿠白。舌淡苔白，脉弱。

【证机】心气不足，血运迟缓，心神不宁。

【治法】补益心气。方用养心汤加减。

2. **心气火旺证**　心烦口渴，心悸不宁，或口舌生疮，赤烂疼痛，面红。舌红，脉数，左寸有力。

【证机】气有余便是火。

【治法】泻火平气。方用黄连导赤散加连翘心。

3. **心气郁结证**　胸闷，心胸胀痛或窜痛，或欲以手蹈胸，情志不宁，脉弦。

【证机】心脉郁滞，气机不畅。

【治法】宽胸理气。蒌贝丹参饮加枳壳、桔梗、前胡、薤白。

4. **心气不固证** 自汗出，心窝多汗，气短，神疲乏力，或伴心悸。舌淡，脉弱。

【证机】汗为心液，气虚不固，敛汗无力。

【治法】补气敛气。方用黄芪生脉散加煅龙齿。

5. **心阳气虚证** 面色㿠白，头晕目眩，少气懒言，神疲乏力，畏寒肢冷，自汗。舌质胖淡舌苔白，脉沉缓或迟而无力。

【证机】气本属阳，气虚则阳弱。

【治法】补阳益气。主方用参附汤加黄芪、桂枝、白芍等。

6. **心气阴虚证** 神疲乏力，气短心悸，心烦，失眠多梦，头晕健忘。舌红，少苔，脉细数。

【证机】心气亏虚，阴液不足。

【治法】益气养阴。可用天王补心丹，或生脉散加减。

7. **心气血虚证** 心悸怔忡，气短，动则加剧，神疲乏力，头晕健忘，夜寐多梦，面色淡白或萎黄，唇舌淡，脉细弱。

【证机】气血双亏，心神失养。

【治法】双补气血，宁心安神。方用人参养营汤加减。

8. **心气寒凝证** 心胸闷痛，遇冷痛增，得温痛减，伴恶寒怕冷。舌苔白，脉沉迟。

【证机】胸阳不振，寒气凝滞。

【治法】温通心脉。方用瓜蒌薤白白酒汤，甚者乌头赤石脂丸。

9. **心气瘀滞证** 胸闷心痛，胸胁胀痛，心悸。唇舌紫暗，脉涩。

【证机】气行不畅，瘀阻心脉。

【治法】行气化瘀通脉。方用血府逐瘀汤加减。

10. **气虚痰热证** 心悸气短，精神倦怠，时作胸闷心痛，动则为甚，休息得缓。舌红，苔黄腻，脉弱。

【证机】心气亏虚，痰热闭阻。

【治法】补益心气，清热化痰。方用生脉散合小陷胸汤。

11. **气滞痰热证** 胸闷心痛，胀痛为主，嗳气可舒。舌红，苔黄腻，脉滑或弦滑。

【证机】胸心气滞，痰热闭阻。

【治法】宽胸理气，清热化痰。方用柴胡陷胸汤加减。

12. **气虚水停证** 素有胸痹、心悸等病史，出现肢体浮肿，小便短少，伴气促心悸，气促，神疲乏力，下肢按之凹陷不起。

【证机】心病日久，心气亏虚，气不化水。

【治法】补益心气，利水消肿。方用自拟芪苈强心汤，该方由黄芪、葶苈子、茯苓、椒目、桂枝、泽兰、丹参、杏仁、甘草组成。

13. **心气不宁证** 劳心过度，长期压力过大，渐见心神不安，难以自持，心悸易惊，或心烦不寐，脉弦或涩。

【证机】劳伤心气，神明失养。

【治法】益气宁心。方用安神定志丸合栀豉汤加贯叶金丝桃。

14. **心气不固证** 心神浮越，精神散乱，健忘易惊，自汗或动则汗出。

【证机】心气虚弱，焕散不敛。

【治法】补心敛气。方用生脉散加黄芪、山茱萸、茯神、龙齿。

15. **心遗热小肠证** 心胸烦热，口渴欲饮冷，口舌生疮，小便赤涩刺痛，面赤舌红，脉数。

【证机】心气火旺，下遗小肠。

【治法】清心凉气，利水养阴。方用黄连导赤散。

二、心系气病

（一）心动悸

患者自觉心搏异常跳动，心慌不安，或并见脉搏参伍不调，一般分为惊悸和怔忡两种情况。惊气扰心，因惊而悸者谓之惊悸，时作时止，病情较轻；无所触动而悸者谓之怔忡，发作无时，病情较重。

【病因病机】

心动悸发病主要由体虚劳倦伤气、七情气郁、心胆气虚、外邪六气所扰及饮食滞气、伤气或化为火气等所伤引起。其证机主要为上述各种因素导致心失所养、心神不宁，或心动失序。引发心动悸的疾病常见的有胸痹心痛、心瘅、先天性心脏病、高血压性心脏病、肺源性心脏病、高原性心脏病、心郁、心水、心力衰竭等。从气的角度，引起心动悸证候有心气亏虚、心脾气血双亏、心阳气衰、心胆气虚、心气郁滞、心气滞血瘀、水气凌心等。

【辨证论治】

1. **心气亏虚证**　心悸怔忡，气短，神疲，劳累后加重，自汗。舌淡，脉弱或结代。

【证机】心气亏虚，心神失养。

【治法】补益心气。方用《证治准绳》五味子汤，该方由生脉散加杏仁、陈皮、生姜、大枣组成，可加黄芪、酸枣仁、茯神。《笔花医镜》称北五味为补心猛将。

2. **心脾气血双亏证**　心悸怔忡，神疲乏力，头晕健忘，或伴失眠，食少，便溏，面唇淡白或萎黄。舌淡，脉弱或结代。

【证机】气血亏虚，心神失养，心动失序。

【治法】调养心脾，补益气血。方用归脾汤加减。

3. **心阳气衰证**　心悸怔忡，心胸憋闷，短气，动则气促，畏寒肢冷，面色㿠白，或下肢水肿，小便不利。舌白，脉弱或结代。

【证机】气损及阳，心阳虚衰，温运失司，心动失序。

【治法】益气温阳。方用《博爱心鉴》保元汤，该方由黄芪、人参、炙甘草、肉桂、生姜组成，下肢水肿者加葶苈子；病情严重者用参附汤。

4. **心胆气虚证**　心悸心慌，胆怯易紧，失眠多梦，神疲健忘，或临事决断失勇。脉弱或结代。

【证机】心胆气虚，神气怯弱。

【治法】补气宁神，壮胆定悸。方用安神定志丸加黄芪、酸枣仁。

5. **心气郁滞证**　心悸不宁，胸脘胀闷，或欲以手蹈胸则可嗳气，嗳后得舒，脉弦或结代。

【证机】气郁扰神，心动失序。

【治法】调气宁心。方用旋覆花汤加瓜蒌皮、枳壳、川芎、酸枣仁。方中新绛可用茜草代替。

6. **心气滞血瘀证** 心悸不安，胸闷不舒，心痛时作，痛如针刺，唇甲青紫，舌质暗红或有瘀斑，舌下静脉青紫，脉涩或结代。

【证机】心气郁滞，血行不畅，心动失序。

【治法】理气通络，活血化瘀。方用血府逐瘀汤加炒酸枣仁。

7. **水气凌心证** 心悸眩晕，胸闷痞满，渴不欲饮，小便短少，下肢水肿，或形寒肢冷，伴恶心欲吐，流涎。舌淡胖，苔白滑，脉沉弦或弱。

【证机】心阳气虚，水气凌心。

【治法】益气温阳，化气利水。方用苓桂术甘汤加黄芪、葶苈子。

8. **痰气化火证** 心悸不安，胸闷烦躁，咳痰黄稠，或失眠多梦，口干口苦，尿黄。舌红，苔黄腻，脉弦滑或结代。

【证机】痰热扰神，心神不宁。

【治法】理气化痰，泻火宁心。方用黄连温胆汤加减。

（二） 心痛

心痛又称胸痹心痛。心痛病名，出自《灵枢·厥病》，有真心痛、厥心痛两种，厥心痛又分5个亚型，分别为肾心痛、胃心痛、脾心痛、肝心痛、肺心痛。心痛的主要症状为胸部闷痛，胸痛彻背，喘息不得卧等。真心痛为胸痹的进一步；症见心痛剧烈，甚则持续不解，伴有汗出、肢冷、面白、唇紫、手足青至节，脉微或结代等危重证候。《内经》认为心痛属于厥病范畴，而在"痹论""周痹"等篇并未论及。但张仲景在《金匮要略》中称之为胸痹心痛，他是按痹病命名和论治的。两者在对该病的疾病归类是不同的。

【病因病机】

心痛证机主要为气机逆乱。心痛列入《灵枢·厥病》中进行论述，该篇中所论有厥头痛、真头痛、厥心痛、真心痛等厥病，可知气机逆乱为基本证机，亦即认为心痛乃气机异常导致的病变。张介宾说："厥，逆也。"张志聪说："此章论经气五脏厥逆为病，因以名篇。"〔清〕何梦瑶《医碥》认为心痛气滞病者多，他说："须知胸为清阳之分，其病也，气滞为多，实亦滞，虚亦滞。"至于现代所论寒热内侵、饮食失调、情志失节、劳倦内伤、痰瘀阻滞等，无不与气机失常密切相关。从气的维度来看心痛，主要有心气亏虚、心阳气虚、心阴气虚、心气郁滞、寒气凝滞、痰气痹阻、气滞血瘀、气虚血瘀、心肾气虚等。

【辨证论治】

1. **心气亏虚证**　心胸隐痛而闷，因劳累而发，伴心悸，气短，乏力.舌淡胖嫩，边有齿痕，脉沉细或结。

【证机】心气亏虚，行血无力，血滞而痹。

【治法】补益心气。方用养心汤加减。

2. **心阳气虚证**　心胸绞痛，胸闷气短，四肢厥冷，神倦自汗，或心悸，下肢水肿。脉弱。

【证机】气损及阳，心阳气虚，润运失司。

【治法】益气温阳。方用桂枝甘草汤加人参、黄芪；甚者用补中气汤加附子、干姜、肉桂。

3. **心阴气虚证**　心胸隐痛时作时止，缠绵不休，动则多发，伴心悸气短，口干，舌淡红而少苔，脉沉细而数。

【证机】心气不足，阴血亏耗，不荣则痛。

【治法】补心益气养阴。方用生脉散加瓜蒌皮、川芎、茯神、黄芪等。

4. **心气郁滞证**　胸部憋闷重而痛轻，兼胸胁胀满，善太息，憋气，舌苔薄白，脉弦。

【证机】肝失疏泄，气机郁滞，心脉不和。

【治法】疏肝理气，活血通络。方用柴胡疏肝散加瓜蒌皮、降香。

5. **寒气凝滞证**　胸痛如绞，遇寒而发，伴心痛彻背，喘不得卧畏寒肢冷。舌淡苔白，脉沉细。

【证机】寒气内盛，胸阳痹阻。林佩琴《类证治裁·心痛论治》："由寒邪攻触，卒大痛，无声，面青气冷，手足青至节，急用麻黄，桂、附、干姜之属，温散其寒，亦死中求活也。""凡暴痛非热，久痛非寒，宜审。"

【治法】辛温散寒，宣通心阳。方用栝蒌薤白白酒汤，或枳实薤白桂枝汤合当归四逆汤加减。

6. **痰气痹阻证**　胸部憋闷不舒，胸心疼痛，如压如窒，痰多气短，肢体困重，形体肥胖，遇阴雨天易发病，伴有倦怠乏力。舌体胖大边有齿痕，苔腻，脉滑。

【证机】痰浊痹阻，气机不通。

【治法】豁痰宣痹，畅通气机。方用瓜蒌薤白半夏汤加减；若痰热壅塞者，用黄连温胆汤加瓜蒌皮、枳壳、杏仁；若夹瘀，可加入桃仁、琥珀、失笑散之类。

7. **气滞血瘀证** 心胸刺痛，如刺如绞，固定不移，痛有定处，入夜为甚，或胸痛彻背，背痛彻胸，夜间多发。舌紫暗或有瘀斑，脉结代或涩。

【证机】气滞血瘀，痹阻心脉。

【治法】活血化瘀，通络止痛。血府逐瘀汤加减。一般活血化瘀久治效差者，可加入全蝎、地龙、蜈蚣、水蛭、虻虫等虫类药，并加橘络、丝瓜络等，以搜除经络瘀血。

8. **气虚血瘀证** 气短神疲，心痛每于劳累诱发，如刺如绞，痛有定处，舌暗淡，或有瘀点瘀斑，脉虚或弦涩。

【证机】心气亏虚，无力行血，血滞心脉。

【治法】补益心气，通脉止痛。方用生脉散合血府逐瘀汤加减。

9. **心肾气虚证** 心肾气阴虚则心痛憋闷时作，虚烦不眠，腰膝酸软，伴头晕耳鸣，口渴便干；心肾阳气虚心悸而痛，胸闷气短，动则益甚，面色㿠白，神倦怯寒，四肢欠温，或水肿。舌质淡胖，边有齿痕，苔白或腻，脉沉细。

【证机】心肾气虚，水不济火，阴气不足则虚火扰心，阳气不足则阴痹心脉。

【治法】补肾益气滋阴，或补肾益气温阳。心肾气阴虚者用生脉散合左归饮加减；心肾气阳虚者用参附汤合右归饮加减。

10. **心气衰脱证** 心胸绞痛，胸中憋闷，或有窒息感，喘促不宁，心慌，面色苍白，大汗淋漓，烦躁不安，或表情淡漠，重则神识昏迷，四肢厥冷，口开目合，手撒遗尿。脉疾数无力，或脉微欲绝。此为真心痛。

【证机】心气损及，阳气欲脱。

【治法】峻补元气，回阳固脱。方用四逆加人参汤加减。阴竭阳亡合生脉散。并采用综合措施，积极救治。

（三） 失眠

失眠又称不寐，是以经常不能获得正常睡眠为特征的一类病证，主要表现为睡眠时间、深度的不足，轻者入睡困难，或寐而不酣，时寐时醒，或醒后不能再寐，重则彻夜不寐。

【病因病机】

失眠主要病机在气，或为阳气不入于阴，或为胃气不和，或为痰气郁神，或为火气扰神，或为肝气郁结，或为气虚不能养神。故气病失眠者多。《灵枢·大惑论》曰："卫气不得入于阴，常留于阳。留于阳则阳气满，阳气满则阳跷盛；不得入于阴则气虚，故目不瞑矣。"《素问·逆调论篇》则谓"胃不和则卧不安"，这些论述都是讲气病失眠，前者是认为邪气客于脏腑，卫气行于阳，不得入阴所致；后者所云之胃不和当为胃气不和，子病及母而致失眠。

【辨证论治】

1. **阳气过旺证** 失眠，入睡困难，伴头晕目眩，面色潮红、舌红，脉弦或滑。

【证机】 阳气过胜，不交于阴。

【治法】 潜阳安神。方用天麻钩藤饮加炒酸枣仁、龟甲。

2. **火气扰神证** 心烦失眠，甚则彻夜不眠，性情急躁易怒，伴头晕头胀，目赤耳鸣，口干口苦，便秘尿赤。舌红苔黄，脉弦而数。

【证机】 阳旺化火，扰动心神。

【治法】 清气泻火，育阴潜神。方用黄连阿胶汤加龟甲、黄柏、熟地黄。

3. **胃气失和证** 失眠，伴脘胀不适，嗳气可舒，或长期消化不良。脉滑。

【证机】 胃不和则卧不安。

【治法】 和胃安神。方用香砂平胃散加玫瑰花、炒酸枣仁、黄连、枳实。

4. **痰气郁神证** 心烦不寐，胸闷脘痞，或咳吐黄痰，伴泛恶嗳气，厌食吞酸，头重目眩。舌偏红，苔白或黄腻，脉滑。

【证机】 痰气郁结，扰乱心神。

【治法】 调气化痰，和中安神。方用十味温胆汤加减。

5. **心脾气虚证** 不易入睡，多梦易醒，心悸健忘，头晕目眩，伴神疲食少，四肢倦怠，腹胀便溏，面色少华，舌质淡，脉细无力。

【证机】气虚血亏，心神失养，神不守舍。

【治法】补益心脾，益气安神。方用归脾汤加减。

6. **心气亏虚证** 夜卧不安，睡中自醒，心悸，神疲乏力，脉虚无力。

【证机】心气不足，心神失守。

【治法】益气养心，宁神安眠。可用人参养营汤加减。

7. **心胆气虚证** 虚烦不寐，多梦易醒，触事易惊，终日惕惕，胆怯心悸，神魂不安，伴气短自汗，倦怠乏力，小便清长。舌淡，脉弦细。

【证机】心胆气虚，神志不安。

【治法】益气镇惊，安神定志。方用安神定志丸加百合、炒酸枣仁。

（四）心郁

心郁病名出自《赤水玄珠》，是指情志抑郁，气机不畅，影响及心，致心之神气不宁，出现以心神不宁、心悸、失眠，或胸闷痛为主要症状的病变。西医所称的心神经症与本病大致类似。从气学角度论本病，临床以心气郁滞、心气不足、心气阴虚、气郁痰热等多见。

【病因病机】

其病在气，情志不调，肝气郁结，母病及子，子随母郁，以致心神不宁。

【辨证论治】

1. **心肝气郁证** 心神不宁，心悸失眠，伴两胁胀痛，嗳气得舒，或口干口苦，脉弦。

【证机】母病及子，木郁扰神。

【治法】理气解郁，宁神安神。方用丹栀逍遥散合柴胡加龙牡汤加减。

2. **心气不足证** 心神不宁，心悸失眠，神昏思钝，精力不充，或情绪低落。舌淡，脉弱。

【证机】心气不足，神气失养。

【治法】补益心气。方用人参养营汤加贯叶金丝桃、石菖蒲。

3. **心脾气虚证** 神情不安，虚烦失眠，心悸健忘，头晕目眩，伴神疲食少，四肢倦怠，腹胀便溏，面色少华，舌质淡，脉细无力。

【证机】气虚血亏，心神失养。

【治法】补益心脾，解郁宁神。方用归脾汤加减。

4. **心气阴虚证** 心烦心悸，气短，时欲太息，神疲乏力，或伴眩晕，或失眠多梦，易汗出，间或胸闷痛。舌红或少苔，脉细数。

【证机】气阴不足，内热扰神。

【治法】益气养阴，宁心安神。方用天王补心丹合二阴煎加减。

5. **气郁痰热证** 情志不舒，心悸而烦，胸胁满闷，口苦口干，精神易倦，咳吐黄痰，形体丰腴。舌红，苔黄腻，脉弦滑。

【证机】气郁痰热，内扰心神。

【治法】解郁化痰，清心除烦。方用黄连温胆汤加珍珠母、石菖蒲、远志。

（五）心衰

心衰病名出自《圣济总录》，是指久患心病，心之阳气虚衰，行血不力，或阳气亏虚，水气凌心出现的心悸气促，小便不利，下肢水肿等心系危重病证。

临床常见心阳气虚、心气阴虚、水气凌心、心气衰竭等证。

【病因病机】

心病日久，心气耗伤，阴阳俱损，或气虚血瘀阻滞心脉，或气虚水停上凌于心，终至心气衰竭。

【辨证论治】

1. **心阳气虚证** 心悸气促，眩晕，或心胸憋闷，神疲气短，畏冷肢凉，或小便不利，下肢水肿，面唇㿠白。舌淡胖，脉弱而数或结代。

【证机】阳气亏虚，心失温养。

【治法】益气温阳。方用保元汤加茯苓、杏仁、葶苈子。

2. **心气阴虚证** 心悸气促，气短神疲，乏力，心烦或失眠，或间有心痛，或下肢水肿，大便多干。舌红，脉细数无力或结代。

【证机】气阴亏损，心失濡养。

【治法】益气养阴。方用生脉散加减；伴水肿者育阴利水，生脉散合猪苓汤。

3. **水气凌心证** 心悸气促，心胸憋闷，喘息不得平卧，咳吐清稀痰诞，畏寒肢冷，小便短少，下肢水肿，或伴眩晕，口唇紫暗。舌淡紫，苔白滑，脉弦或弱。

【证机】水气凌心则悸，射肺则喘，泛溢肌肤则肿。

【治法】温阳利水。轻则苓桂术甘汤，重则真武汤。

4. **心气衰竭证** 心悸气促，气息微弱，面色苍白，四肢厥冷，冷汗淋漓，神志模糊，目闭懒睁。舌淡，脉微或浮数无根。

【证机】心气极虚，阳气欲脱。

【治法】峻补心气，回阳固脱。急用参附龙牡汤合四逆汤。并进行综合抢救。

（六） 血证

凡血液不循常道，或上溢于口鼻诸窍，或下泄于前后二阴，或渗出于肌肤，所形成的出血性疾病，统称为血证，亦称为血病或失血。

病虽曰血，其病在气。血不自生，亦不自行。血之生赖气以生，或中焦脾气生血，或精气髓化为血；血乃阴物，其运行脉内或溢于脉外，均赖气以动之。大凡火气伤络、气虚不摄，均致出血，故曰血证亦气病也。血证的范围相当广泛，包括鼻衄、齿衄、咳血、吐血、便血、尿血、紫斑等。

【病因病机】

感受外邪、情志过极、饮食不节，劳倦过度、久病或热病等多种原因，邪郁化火，火气熏灼，损伤脉络，迫血妄行而出血；或由气虚不摄，血溢脉外而出血。

《景岳全书·血证》曰："血本阴精，不宜动也，而动则为病。血主营气，不宜损也，而损则为病。盖动者多由于火，火盛则逼血妄行；损者多由于气，气伤则血无以存。"因此将血证证机概括为"火盛"与"气伤"。

【辨证论治】

1. **出血通证**

（1）**火气迫血证**：多发生在血证的初期，大多起病较急，出血的同时，伴有发热，烦躁，口渴欲饮，便秘，尿黄。舌质红，苔黄少津，脉弦数或滑数等症。

【证机】火气迫血，血热妄行。

【治法】泻火凉血。方用三黄四物汤，即三黄泻心汤合四物汤加减。

（2）**阴虚火旺证**：一般起病较缓，或由热盛迫血证迁延转化而成。表现为反复出血，伴有口干咽燥，颧红，潮热盗汗，头晕耳鸣，腰膝酸软。舌质红，苔少，脉细数等症。

【证机】阴虚内热，阴不济阳，虚火伤络。

【治法】滋阴清火。方用大补阴丸合茜根散加减。

（3）**气虚不摄证**：多见于病程较长，久病不愈的出血患者。表现为起病较缓，反复出血，伴有神情倦怠，心悸，气短懒言，头晕目眩，食欲不振，面色苍白或萎黄。舌质淡，脉弱等症。

【证机】气虚无力，统血无权。

【治法】益气摄血。方用补中益气汤，或归脾汤加减。

2. **鼻衄**　鼻腔出血，称为鼻衄，它是血证中最常见的一种。

（1）**热气犯肺证**：鼻燥衄血，口干咽燥，或兼有身热，恶风，头痛，咳嗽，痰少等症。舌质红，苔薄，脉数。

【证机】热气伤肺，血热妄行，上溢清窍。

【治法】清肺凉血。方用桑菊饮加白茅根、黄芩、侧柏叶。

（2）**胃热炽盛证**：鼻衄，或兼齿衄，血色鲜红，口干臭秽，烦躁，便秘。舌红，苔黄，脉数。

【证机】胃火上炎，迫血妄行。

【治法】清胃泻火，凉血止血。方用玉女煎加减，热势甚者，加栀子、牡丹皮、黄芩。

（3）**肝火上炎证**：鼻衄，头痛，目眩，耳鸣，烦躁易怒，两目红赤，口苦。舌红，脉弦数。

【证机】木火刑金，迫血妄行，上溢清窍。

【治法】清肝泻火，凉血止血。方用龙胆泻肝汤加减。

（4）**气不摄血证**：鼻衄，或兼齿衄、肌衄，神疲乏力，面色㿠白，头晕，耳鸣，心悸，夜寐不宁。舌质淡，脉细无力。

【证机】气虚不摄，血溢清窍。

【治法】补气摄血。方用归脾汤加减。

对以上各种证候的鼻衄，除内服汤药治疗外，鼻衄当时，应结合局部用药治疗，以期及时止血。可选用：①局部用云南白药止血。②用棉花蘸青黛粉塞入鼻腔止血。③用湿棉条蘸塞鼻散（百草霜15克，龙骨15克，枯矾60克，共研极细末）塞鼻等。

3. **齿衄** 齿龈出血称为齿衄，又称牙衄、牙宣。以阳明经脉人于齿龈，齿为骨之余，故齿衄主要与胃、肾的病变有关。一般上龈属胃，下龈属肾。

（1）**胃火炽盛证**：齿衄，血色鲜红，齿龈红肿疼痛，口臭。舌红，苔黄，脉洪数。

【证机】胃火内炽，循经上犯。

【治法】清胃泻火，凉血止血。方用加味清胃散合泻心汤加减。

（2）**阴虚火旺证**：齿衄，血色淡红，起病较缓，常因受热及烦劳而诱发，齿摇不坚。舌质红，苔少，脉细数。

【证机】虚火上炎，络损血溢。

【治法】滋阴降火，凉血止血。方用二至丸合茜根散，或玉女煎加减。

4. **咳血** 血由肺及气管外溢，经口而咳出，表现为痰中带血，或痰血相兼，或纯血鲜红，间夹泡沫，均称为咳血，又称嗽血或咯血。

（1）**燥气伤肺证**：喉痒咳嗽，痰中带血，口干鼻燥有身热。舌质红，少津，苔薄黄，脉数。

【证机】燥热二气，损伤肺络。

【治法】清热润肺，宁络止血。方用桑杏汤加减。

（2）**肝火犯肺证**：咳嗽阵作，痰中带血或纯血鲜红，胸胁胀痛，烦躁易怒，口苦。舌质红，苔黄，脉弦数。

【证机】木火刑金，灼伤肺络。

【治法】清肝泻火，凉血止血。方用泻白散合黛蛤散，或咳血方加减。

（3）**阴虚肺热证**：咳嗽痰少，痰中带血，或反复咳血，血色鲜红，口干咽燥，颧红，潮热盗汗。舌质红，脉细数。

【证机】虚火灼肺，肺络受损。

第四章 脏系气病

133

【治法】滋阴润肺，宁络止血。方用百合固金汤加减。

5. **吐血** 血由胃来，经呕吐而出，血色红或紫暗，常夹有食物残渣，称为吐血，又称为呕血。

(1) **胃火气盛证**：吐血色红或紫暗，常夹有食物残渣，口臭，便秘，大便色黑。舌质红，苔黄腻，脉滑数。

【证机】胃火气盛，热伤胃络。

【治法】清胃泻火。方用泻心汤合加味。

(2) **肝火犯胃证**：吐血色红或紫暗，口苦胁痛，心烦易怒，寐少梦多。舌质红绛，脉弦数。

【证机】肝火横逆，胃络损伤。

【治法】泻肝清胃，凉血止血。方用龙胆泻肝汤加减。

(3) **气虚血溢证**：吐血缠绵不止，时轻时重，血色暗淡，神疲乏力，心悸气短。面色苍白，舌质淡，脉细弱。

【证机】中气亏虚，统血无权，血液外溢。

【治法】健脾益气摄血。方用归脾汤加减。

6. **便血** 便血系胃肠脉络受损，出现血液随大便而下，或大便呈柏油样为主要临床表现的病证。

(1) **肠道湿热证**：便血色红，大便不畅或稀溏，或有腹痛，口苦。舌质红，苔黄腻，脉濡数。

【证机】湿热二气，损伤肠络。

【治法】清化湿热，凉血止血。方用地榆散合槐角丸加减。

(2) **气虚不摄证**：便血色红或紫暗，食少，体倦，面色萎黄，神疲气短，心悸。脉弱。

【证机】中气亏虚，气不摄血，血溢胃肠。

【治法】益气摄血。方用归脾汤加减。

(3) **中气虚寒证**：便血紫暗，甚则黑色，腹部隐痛，喜热饮，面色不华，神倦懒言，便溏。舌质淡，脉细。

【证机】中气虚寒，统血无力，血溢胃肠。

【治法】益气温寒，养血止血。方用黄土汤加减。

7. **尿血**　小便中混杂血液，甚或伴有血块的病症，称为尿血。随出血量多少的不同，而使小便呈淡红色、鲜红色，或茶褐色，无尿痛。

（1）**下焦湿热证**：小便黄赤灼热，尿血鲜红，心烦口渴，面赤口疮，夜寐不安。舌质红，脉数。

【证机】湿热二气，下注膀胱，损伤阴络。

【治法】清热利湿，凉血止血。方用小蓟饮子加减。

（2）**肾虚火旺证**：小便短赤带血，头晕耳鸣，神疲，颧红潮热，腰膝酸软。舌质红，脉细数。

【证机】虚火内炽，灼伤脉络。

【治法】滋阴降火，凉血止血。方用知柏地黄丸加减。

（3）**气不统血证**：久病尿血，甚或兼见齿衄、肌衄，食少，体倦乏力，气短声低，面色不华。舌质淡，脉细弱。

【证机】中气亏虚，统血无力，血渗膀胱。

【治法】益气摄血。方用归脾汤或补中益气汤加墨旱莲、小蓟。

8. **紫斑**　血液溢出于肌肤之间，皮肤表现青紫斑点或斑块的病症，称为紫斑，亦有称为肌衄者。

（1）**血热妄证行**：皮肤出现青紫斑点或斑块，或伴有鼻衄、齿衄、便血、尿血，或有发热，口渴，便秘。舌质红，苔黄，脉弦数。

【证机】火气过旺，迫血妄行，血溢肌肤。

【治法】泻火凉气，宁络止血。方用芩连四物汤加牡丹皮、紫草、茜草。

（2）**阴盛火旺证**：皮肤出现青紫斑点或斑块，时发时止，常伴鼻衄、齿衄或月经过多，颧红，心烦，口渴，手足心热，或有潮热，盗汗。舌质红，苔少，脉细数。

【证机】虚火内炽，灼伤脉络，血溢肌腠。

【治法】滋阴降火，宁络止血。方用茜根散加减。

（3）**气不摄血证**：反复发生肌衄，久病不愈，神疲乏力，头晕目眩，面色苍白或萎黄，食欲不振。舌质，脉细弱。

【证机】中气亏虚，统摄无力，血溢肌腠。

【治法】补气摄血。方用归脾汤加减。

（七）心汗

心窝局部多汗；或心气垂竭时，汗出如油，伴息微，脉微欲绝。

【证机】汗为心液，气虚则心液失敛。

【治法】益气敛汗。病危急者回阳救逆。一般心窝汗出者，用生脉散加黄芪、山茱萸灌服；或归脾汤加煅龙骨、煅牡蛎；病情危急汗出如油，急予参附汤加山茱萸、黄芪灌服，并予综合抢救。

（八）心咳

心咳，病名出自《素问·咳论篇》。咳嗽心痛，喉中作梗，甚则咽肿喉痹。

【证机】气热化火，心火乘肺。

【治法】清心止嗽。方用凉膈散加黄连、竹叶。

（九）心疝

心疝，病名出自《素问·脉要精微论篇》。腹部疼痛，腹皮隆起，自觉有气自脐上冲于心。

【证机】寒气犯腹，逆上冲心。

【治法】温寒降气。方用木香散，该方由木香、陈皮、高良姜、干姜、诃子皮、赤芍、川芎、枳实、草豆蔻、黑牵牛组成。

（十）心胀

心胀，病名出自《灵枢·胀论》。可见心烦、短气、夜卧不安。

【证机】寒气犯心，心气不宁。

【治法】温寒宁心。方用《医醇賸义》离照汤，该方由琥珀、丹参、朱砂、茯神、柏子仁、沉香、广陈皮、青皮、郁金、灯心草、姜皮组成，可加黄连、细辛。

（十一）癫狂

癫狂，病名首见于《内经》。为临床常见的精神失常疾病。癫以精神抑郁，表情淡漠，沉默痴呆，语无伦次，静而多喜为特征。狂以精神亢奋，狂躁不安，喧扰不宁，骂詈毁物，动而多怒为特征。因癫狂二者在临床症状上不能截然分开，又能相互转化，故以癫狂并称。

【病因病机】

《素问·脉解篇》曰："阳尽在上，而阴气从下，下虚上实，故狂癫疾也。"《素问·至真要大论篇》曰："诸躁狂越，皆属于火。"《难经·二十难》曰"重阴者癫""重阳者狂"。其实癫狂之发，多为气病，或心肝气郁，或痰气郁神，或气火扰神，或阴气亏损，或气滞血瘀。

癫证初期以情感障碍为主，表现为情感淡漠，生活懒散，少与人交往，喜静恶动；病情进展可有思维障碍，情绪低下，沉默寡言，学习成绩下降，直至丧失生活和工作能力；发展至后期淡漠不知，喃喃自语，终日闭户，不知饥饱。

狂证初期以情绪高涨为主，如兴奋话多，夜不寐，好外走，喜冷饮，喜动恶静。病情进展：渐至频繁外走，气力倍增，刚暴易怒，登高而歌，自高贤，自尊贵，骂詈叫号，不避水火，不辨亲疏。晚期可见正气大亏，邪气犹存。

【辨证论治】

1. **痰气郁结证**　癫证，精神抑郁，表情淡漠，沉默痴呆，妄见妄闻，喃喃自语，多疑多虑，喜怒无常，秽浊不分，时时太息，不思饮食。舌红苔腻而白，脉弦滑。

【证机】痰郁气结，蒙蔽神窍。

【治法】理气解郁，化痰醒神。方用顺气导痰汤加石菖蒲、郁金、远志。

2. **心脾气虚证**　癫证，神思恍惚，魂梦颠倒，心悸易惊，善悲欲哭，面色㿠白，肢体困乏，饮食锐减，言语无序，幻觉、妄闻、妄见。舌淡，苔薄白，脉沉细无力。

【证机】癫证日久，脾失健运，生化乏源，气血俱衰，心神失养。

【治法】健脾益气，养心安神。方用归脾汤加石菖蒲、郁金、贯叶金丝桃。

3. **气火扰神证**　狂证，平素急躁易怒，头痛失眠，两目怒视，面红目赤，突然狂乱无知，骂詈叫号，不避亲疏，逾垣上屋，登高而歌，弃易衣而走，打人毁物，气力逾常，不食不眠。舌质红绛，苔黄腻或黄燥而垢，脉弦大滑数。

【证机】五志化火，气火上扰，神明躁乱。

【治法】凉气泻火，安定神志。方用生铁落饮加减，或大承气汤加寒水石。

4. **气郁血瘀证** 癫狂日久不愈，躁扰不宁，恼怒不休，甚则登高而歌，弃衣而走，妄见妄闻，面色晦暗而垢。舌质紫暗，有瘀斑，脉弦或细涩。

【证机】气血气滞，瘀阻脑窍，脑气与脏腑气不接。

【治法】行气活血，化瘀通窍。方用癫狂梦醒汤加减。

5. **火气伤阴证** 狂证久延不愈，时作时止，其势较缓，呼之能自制，夜不安寐，烦扰焦躁，但有疲惫之象，面红而垢，形瘦，口干便难。舌尖红无苔，有剥裂，脉细数。

【证机】气火伤阴，化为虚火，神扰不安。

【治法】滋阴息火，安定神志。方用二阴煎加琥珀、五味子、磁石。

（十二）痫病

《内经》称痫病为胎病或癫疾，至《诸病源候论》专列痫候一篇："其发病状，或口眼相引而目睛上摇，或手足掣纵，或背强直，或颈项反折。"痫病是一种反复发作性的神志异常病症，临床以突然意识丧失，甚则仆倒，不省人事，强直抽搐，口吐涎沫，两目上视或口中怪叫，移时苏醒，一如常人为特征。

【病因病机】

痫乃五气为病，曰胎气、风气、痰气、火气、元气，五气单病或并病，则痫疾形成。①胎气异常。《素问·奇病论篇》曰："人生而有病癫疾者……病名为胎病，此得之在母腹中时，其母有所大惊，气上而不下，精气并居，故令子发为癫疾也。"已经正确地认识到本病与先天因素有关。②风气升发。痫证发作，瘛纵抽掣，目上视，或口眼㖞斜，均为风象，肝风痰浊，相结为患，乱于脑窍，则病发作。③痰气闭窍。《丹溪心法·痫》曰："无非痰涎壅塞，迷闷心窍。"④火气过旺。虞抟指出："痫病主乎痰，因火动之所作也。"⑤元气亏虚。王清任《医林改错·脑髓说》曰："试看痫证，俗名羊羔风，即是元气一时不能上转于脑髓。抽时正是活人死脑袋。"认为痫病的发生与元气虚，与脑髓瘀血有关，并创龙马自来丹、黄芪赤风汤治疗。

【辨证论治】

1. **风痰干窍证** 发病前有眩晕，头昏，胸闷，乏力，痰多，心情不悦，喜欠伸，发作呈多样性，或突然跌倒，神志不清，抽搐吐涎或伴尖叫与二便失禁，或短暂神志不清，双目发呆，茫然所失，谈话中断，持物落地，或精神恍惚。舌质红，苔白腻，脉弦滑有力。

【证机】痰浊素盛，肝阳化风，痰随风动，风痰闭阻，上干清窍。

【治法】涤痰熄风，开窍定痫。方用定痫丸。

2. **痰火扰神证**　发作时昏仆抽搐，吐涎，或有吼叫，平时急躁易怒，心烦失眠，咳痰不爽，口苦咽干，便秘尿赤。舌苔黄腻，脉滑数。

【证机】肝风痰火，上扰脑神。

【治法】泻火化痰，熄风开窍。方用龙胆泻肝汤合涤痰汤加减。

3. **气滞血瘀证**　癫痫日久，平素头晕头痛，痛有定处，常伴单侧肢体抽搐，或一侧面部抽动，颜面口唇青紫。舌质暗红或有瘀斑，舌苔薄白，脉弦或涩，多有头部外伤史。

【证机】瘀血阻窍，脑神失养而风动。

【治法】活血化瘀，熄风通络。方用通窍活血汤加减，方中麝香珍贵难觅，可试用冰片代。

4. **气虚血瘀证**　癫痫反复发作，或小儿痫证，头部刺痛，精神恍惚，心中烦急，头晕气短。唇舌紫暗，或有瘀斑、瘀点，脉弦涩。

【证机】气虚则脑失所荣，血瘀则窍为所阻，神机不灵而痫发。

【治法】益气化瘀，祛风定痫。方用黄芪赤风汤，注意王清任该方用量，生黄芪为二两，赤芍、防风各一钱。可送服龙马自来丹。

5. **心脾气虚证**　痫病日久，反复发作，神疲乏力，心悸气短，失眠多梦，面色苍白，形体消瘦，纳呆，大便溏薄。舌质淡，苔白腻，脉沉细而弱。

【证机】痫发日久，耗伤气血，心脾两虚，脑神失养。

【治法】补益气血，健脾养心。方用归脾汤加天麻、全蝎、僵蚕、胆南星。

6. **气虚精亏证**　痫病频发，历时甚久，渐见神思恍惚，心悸，健忘失眠，头晕目眩，两目干涩，面色晦暗，耳轮焦枯不泽，腰膝酸软，大便干燥，舌质淡红，脉沉细而数。

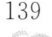

【证机】痫病日久，精气亏损，髓海不足，脑神所养。

【治法】补益精气，充养脑神。方用左归丸加熟黄精、远志、酸枣仁、天麻、龟甲。

（十三）痴呆

痴呆是由髓减脑消，神机失用所导致的一种以智力障碍为主的疾病，以呆傻愚笨，智能低下，善忘等为主要临床表现，老年多见。其病多因痰气阻窍、精气亏虚、肝气郁结，火气扰神，神明失用而发。

【病因病机】

呆病以精气亏损为本，痰气、郁气、火气、气滞血瘀为标，论治时常标本兼治而有侧重。

1. **痰气阻窍**　〔清〕陈士铎《石室秘录》有"呆病"专篇，提出"治呆无奇法，治痰即治呆"的学术观点。

2. **精气亏虚**　《医林改错》曰："小儿无记性者，脑髓未满；年高无记性者，脑髓渐空。"髓海空虚，神机失用，而病痴呆。脑为元神之府，神机之源，一身之主。年老脏腑功能减退，阴气自半，肾精不足。

3. **肝气郁结**　所欲不遂，郁怒伤肝，肝失疏泄，肝气郁结，肝气乘脾，脾失健运，聚湿生痰，蒙蔽清窍，神明被扰，神机失用，而病痴呆。

4. **火气扰神**　五志化火，既灼伤精气，又上扰神明，性情烦乱，忽哭忽笑，变化无常。

5. **气滞血瘀**　精气亏损或肝气，或痰气郁滞脉道，血行不畅则瘀血自生。

【辨证论治】

1. **精气亏虚证**　智能减退，记忆力、计算力、定向力、判断力明显减退，神情呆钝，词不达意，头晕耳鸣，腰酸骨软，齿枯发焦，步履艰难，懒惰思卧。舌瘦色淡，苔薄白，脉沉细弱。

【证机】精气亏虚，三宝失二，神失所养。

【治法】补益精气，以养神明。方用《景岳全书》七福饮。

2. **痰气蒙窍证**　表情呆钝，智力减退，苦笑无常，喃喃自语，或终日不语，呆若木鸡，伴不思饮食，脘腹胀满，痞满不适，口多涎沫，头重如裹。舌质淡，苔白腻，脉滑。

【证机】痰气蒙窍，神机失灵。

【治法】行气豁痰，开窍醒神。方用《石室秘录》救呆至神汤，该方由人参、柴胡、当归、白芍、半夏、生酸枣仁、天南星、附子、石菖蒲、六曲、茯苓、郁金组成；或用涤痰汤加减。

3. **肝气郁结证** 表情呆滞，智力减退，表情苦楚，懒与人言，胁肋不舒，或时嗳气。脉弦。

【证机】因病而郁。

【治法】疏肝理气。方用柴胡疏肝散加石菖蒲、郁金、贯叶金丝桃。

4. **火气扰神证** 神情痴呆，记力明显减退，但情绪急躁，动辄发怒，面部胀红。舌红，苔黄，脉数有力。

【证机】五志化火，扰乱神明。

【治法】降火宁神。方用二阴煎加减。

5. **气滞血瘀证** 表情呆钝，言语不利，善忘，易于惊恐，思维异常，行为古怪，伴肌肤甲错，口干不欲饮，双目晦暗。舌质暗，或有瘀点、瘀斑，脉细涩。

【证机】瘀血阻滞，脑脉痹阻。

【治法】行气活血，化瘀通窍。方用通窍活血汤加减。

（十四）厥证

厥证是以突然昏倒，不省人事，四肢厥冷为主要临床表现的一种病证。轻者在短时间内苏醒；重者昏厥时间较长，严重者甚至一厥不复而导致死亡。

厥有多义：一为神厥，即突然昏倒，不省人事。《素问·大奇论篇》曰："暴厥者，不知与人言。"二为气逆，《灵枢·五乱》曰"厥者，逆也"，"厥者，尽也"。三为厥冷，《素问·厥论篇》曰："寒厥之为寒也，必从五指而上于膝。"四以暴死为厥，《素问·调经论篇》曰："血之与气，并走于上，则为大厥，厥则暴死。"

【病因病机】

不论何因，总属气病。实则气逆上冲，或血随气逆，或痰浊随气上壅闭塞清窍厥逆。虚则气下脱，神明失养而厥脱。

【辨证论治】

1. **肝气暴逆证** 情志异常、精神刺激而诱发。突然昏倒，不省人事，口噤拳握，呼吸气粗，四肢厥冷。舌苔薄白，脉浮或沉弦。

【证机】肝气不舒，气机上逆，壅阻心胸，内闭神机。

【治法】开窍解郁，降气顺气。先用通关散搐鼻以开窍，续用五磨饮子加减以顺气。

2. **阳气下脱证** 发病前有明显的情绪紧张、恐惧、疼痛或站立过久等诱发因素，发作时眩晕昏仆，面色苍白，呼吸微弱，肢冷。舌淡，脉沉细微。

【证机】元气素虚，清阳不升，神明失养。

【治法】补气，回阳，醒神。方用四味回阳饮，该方由人参、附子、炮姜、炙甘草组成。

3. **痰气厥逆证** 素有咳喘宿疾，多湿多痰，恼怒或剧烈咳嗽后发病，突然昏厥，喉有痰声，或呕吐涎沫。舌苔白腻，脉弦滑。

【证机】肝郁肺闭痹，痰随气升，上闭清窍。

【治法】行气豁痰。方用顺气导痰汤加减。

4. **气逆血郁证** 平素易发眩晕，多因急躁恼怒或入厕努责排便而发。突然昏倒，不醒人事，牙关紧闭，面赤唇紫，舌红，脉沉弦。

【证机】怒则气逆，血随气升，气逆血郁，闭阻清窍。

【治法】降气通瘀。方用通瘀煎加减。

5. **气随血脱证** 大出血之际，突然昏厥，面色苍白，口唇无华，四肢振颤，目陷口张，自汗肢冷，气息低微。舌质淡，脉芤或细数无力。

【证机】血出过多，气随血脱，神明失养。

【治法】竣补元气。所谓有形之气不能速生，无形之气所当急固。急用独参汤灌服，同时配合输血等抢救治疗。

6. **暑气闭神证** 又称暑厥。酷暑烈日，或高温环境下，突发神志昏蒙，胸闷身热，面色潮红，眩晕，头痛，谵妄。舌红，脉洪数。

【证机】感受暑邪，暑热犯脑，元神散乱。

【治法】清暑益气，开窍醒神。将患者移至阴凉通风处，吸氧、输液、

气证论

降温，急用万氏牛黄清心丸、紫雪丹灌服或鼻饲；续服白虎加人参汤。

7. **食气上涌证** 又称食厥。暴饮过食，又骤逢恼怒之后，突发昏厥，气息窒塞，脘腹胀满，舌苔厚腻，脉滑实。

【证机】食气上涌，蒙扰清窍。

【治法】和中消导。急救：昏厥发生于食后不久，先用盐汤探吐以祛食邪。继用保和丸合神术散。

第二节 肺气病证

肺主气，司呼吸，既主清气吸入，又主浊气排出，吐故纳新，若肺一刻不吸入清气，则生命无以维系；又主气运行，所谓主宣发、主肃降也，气之上升下降、向外发布运动形式，皆肺所主。且外合皮毛，通调水道。肺的病变主要反映在肺气：呼吸功能异常，宣降功能不调，通调水道、输布津液失职，及卫外不固等方面。肺为娇脏，肺气之证，在于气虚、气实；肺气之病，则有感冒、咳嗽、气喘、哮证、肺胀等。

一、肺系气证

1. **肺气自虚证** 短气自汗，声音低怯，咳嗽气喘，胸闷，易于感冒，甚至水肿，小便不利。脉虚。

【证机】肺气亏虚，所主失常。

【治法】补益肺气。方用四君子汤合玉屏风散。

2. **肺气不利证** 咳嗽，气逆塞咽，咽喉不利，鼻塞，或见浮肿，小便不利。

【证机】肺气不畅，宣肃失调。

【治法】宣肺利气。方用三拗汤合桔梗甘草汤加茯苓、白芷。

3. **肺气不降证** 气往上逆，咳嗽气喘，甚则面目憋红。脉弦。

【证机】肺失肃降，气上迫肺。

【治法】肃降肺气。方用五磨饮子，或苏子降气汤。

4. **肺气不卫证** 恶风自汗，时常感冒，气短乏力。舌淡，脉弱。

【证机】肺卫气虚，腠理疏松。

【治法】益气固表。方用玉屏风散加味。

5. **肺气郁结证**　咳嗽不畅，胸闷气喘，不得太息。舌苔白，脉弦。

【证机】肺气郁结，肺失宣散。

【治法】宣肺开郁。方用三拗汤加青皮。

6. **寒气闭肺证**　恶寒重，发热轻，咳嗽，胸闷，无汗而喘，咳痰稀白。舌苔薄白，脉浮紧。

【证机】寒束肺气，不得宣通。

【治法】散寒宣肺。方用麻黄汤。

7. **热气犯肺证**　发热，咳嗽，气喘，或见咯血，咳痰，口渴。舌红，脉数。

【证机】热气伤肺，肺失宣肃。

【治法】清肺凉气。方用桑菊饮加地骨皮。

8. **水气逆肺证**　咳嗽，水往上逆，至咽则咳，吞下咳缓，下肢或肿。舌苔薄滑。

【证机】水气上逆，迫肺作嗽。

【治法】化气利水止嗽。方用五苓散。（此证愚亲历数例，并与我博士生同诊，患者咳嗽日久，诸方不效，历久不愈，我前亦拟方无效，后投以五苓散，1剂咳减，7剂而愈。）

9. **肺阳气虚证**　喘咳无力，少气懒言，神疲乏力，形寒不温、自汗肤冷，面色㿠白。舌质胖淡，舌苔白，脉沉缓或迟而无力。

【证机】气属于阳，气虚损阳，卫阳不足。

【治法】补气温阳。方用芪附汤加味。

10. **气郁伤肺证**　情志抑郁，胸闷咳嗽，或见气喘，或伴失眠，临事魄力不足。脉弦。

【证机】肝木气郁，反侮于肺。

【治法】佐金平木，行气解郁。方用二母丸合四逆散加减。

二、肺系气病

（一）感冒

感冒是感受风气之邪或时行疠气，引起肺卫气机失调，出现鼻塞、流

气
证
论

涕、喷嚏、头痛、恶寒、发热、全身不适、脉浮等为主要临床表现的一种外感病证。

【病因病机】

风气之邪是引起本病的主要外因："风为百病之长"，"风者，百病之始也。"风为外感病致病之先导。气候骤变，淋雨受凉，出汗后伤风易致风邪侵袭患病。其感受风气之邪时，常随不同季节，而兼寒气、热气、湿气、暑气、燥气而相合发病。时行疠气是一种具有强烈传染性的外在致病因素，〔明〕吴又可指出这种邪气的特点是致病性强、从口鼻而入，有传染性，易于流行。多由四时六气失常，非其时而有其气伤人致病。在这种情况下，人体抗御外邪的能力相对减弱，造成在同一时间、同一地区大面积的发病，且不限于季节性。时行疠气也可兼夹寒、热、暑、湿、燥邪，但以风寒、风热居多。

【辨证论治】

1. **风气犯表证**　头痛项强，鼻塞流清涕，发热，汗出，恶风。舌苔薄白，脉浮。

【证机】风邪犯表，侵扰太阳，经气不舒。

【治法】疏风解表。方用荆防香苏饮。

2. **风气夹寒证**　恶寒重，发热轻，无汗，头项疼痛，肢节酸痛，鼻塞，声重，喷嚏，流涕，咳嗽口不渴，或渴喜热饮。舌苔薄白，脉浮紧。

【证机】风寒外束，卫阳被郁，腠理闭塞，肺气不宣。

【治法】辛温解表，宣肺散寒。方用荆防败毒散加减。

3. **风气夹热证**　发热重恶寒轻，或微恶风，头胀痛，面赤，咽喉、乳蛾红肿疼痛，鼻塞，喷嚏，流涕稠涕，咳嗽痰稠，口干欲饮。舌边尖红、苔薄黄、脉浮数。

【证机】风热犯表，热郁肌腠，卫表失和，肺失清肃。

【治法】辛凉解表，宣肺清热。方用银翘散加减。

4. **暑气伤表证**　夏暑之季，发热，微恶风，汗少，汗出热不退，鼻塞流浊涕，头昏重胀痛，胸闷脘痞、泛恶，心烦口渴，小便短赤，口渴黏腻，渴不多饮。

【证机】暑湿遏表，湿热伤中，表卫不和，肺气不清。

【治法】清暑祛湿解表。方用新加香薷饮合六一散。

5. **气虚感冒证** 恶寒发热，无汗，或热势不高，鼻塞流涕，头痛身楚，咳嗽痰白，咳痰无力，平素神疲体倦，乏力。舌质淡，苔薄白，脉浮无力。

【证机】气虚外感，无力达邪。

【治法】益气解表。方用参苏饮加减。

6. **时行感冒** 呈流行性，在同一地区、同一时期发病人数剧增，症状类似，病情较普通感冒为重。突然起病，恶寒，发热（常高热），周身酸痛，疲乏无力；进而高热不退，神昏谵语，手足搐搦或颈项强直，舌质红绛，脉弦数。

【证机】时行毒气，由口鼻而入，内袭于肺，或蒙神动风。

【治法】初起散风解毒，蒙闭神明则清心开窍，凉血熄风。方用人参败毒散加贯众、板蓝根；神昏、抽搐则用《温病条辨》清宫汤，该方玄参心、莲子心、竹叶卷心、连翘心、犀角尖（磨，冲）、连心麦冬组成。高热送服安宫牛黄丸，昏迷送服至宝丹，抽搐送服紫雪丹。

（二）咳嗽

咳嗽是肺系疾病的主要病证之一，历代将有声无痰为咳，有痰无声为嗽，一般多痰声并见，难以截然分开，故以咳嗽并称。咳嗽之发，总因肺的气机受损，或外来六淫侵肺，肺失宣发，肺气郁闭；或痰湿等内邪干肺，肺失宣降，气逆冲肺；或肺脏自病，或他脏病及于肺，肺气升降宣肃异常而咳。景岳将咳嗽分为外感、内伤两大类论治，是谓提纲挈领。

【病因病机】

《素问·咳论篇》指出咳嗽是"皮毛先受邪气"，"五脏六腑皆令人咳，非独肺也"，强调外邪犯肺或脏腑功能失调，病及于肺，皆能致咳。又说五脏六腑之咳"皆聚于胃，关于肺"，如何理解"聚于胃"呢？盖脾胃为生痰之源，痰湿化生则首先聚集于胃中，痰湿在胃并不咳嗽，可以引起纳呆、呕吐等症，若胃中之痰上干于肺，肺气失于宣肃则咳嗽，即不管什么原因，只有影响到肺气异常，才会发生咳嗽，故曰"关于肺"。

概言之，咳嗽病因有外感、内伤两大类，外感以风气为先导，可夹寒、热、燥、湿或疫疠之气等邪气；内伤则由于脏腑气机失调，内邪干肺，致肺气肃降无权，气逆作咳。其病位不止于肺，亦不离乎肺。

【辨证论治】

1. **寒气袭肺证** 嗽嗽，声重气急，咳痰稀薄色白，伴鼻塞流清涕，头痛，肢体酸楚，恶寒发热无汗。舌苔薄白，脉浮紧。

【证机】寒气袭肺，肺气失宣。

【治法】散寒气，通肺气。方用三拗汤合止嗽散。

2. **热气犯肺证** 咳嗽频剧气粗，或咳声嘎哑，咳痰不爽，痰黏稠或稠黄，喉燥咽痛，口渴，鼻流黄涕，头痛，肢楚，恶风身热。舌苔薄黄，脉浮数或浮滑。

【证机】风热犯肺，肺失清肃。

【治法】清热气，肃肺气。方用桑菊饮加葶苈子、前胡。

3. **燥气伤肺证** 时值秋燥，干咳，连声作呛，咽喉干痛，唇鼻干燥，口干，无痰或痰少而粘连成丝，不易咳出；或痰中带血丝，鼻塞，头痛，微寒，身热。舌质红干而少津，苔薄白或薄黄，脉浮数或小数。

【证机】燥气伤肺，肺失清润。

【治法】疏风清肺，润燥止咳。初秋温燥用桑杏汤，深秋凉燥用杏苏散加减。

4. **痰气蕴肺证** 咳嗽反复发作，咳声重浊，痰黏腻，或稠厚成块，痰多易咳，早晨或食后咳甚痰多，进甘甜油腻物加重，胸闷脘痞，呕恶，食少，体倦，大便时溏，形体多胖。舌苔白腻，脉濡滑。

【证机】脾气亏虚，聚湿生痰，上渍于肺，壅遏肺气。

【治法】健脾气，化痰气，通肺气。方用二术二陈汤合三子养亲汤加减。若痰郁化热，合小陷胸汤。

5. **肝气犯肺证** 又称木火刑金证。上气咳逆阵作，咳时面赤，口苦咽干，痰少质黏，或如絮条，咯之难出，胸胁胀痛，咳时引痛，症状可随情绪波动而增加。舌红或舌边红，苔薄黄而少津，脉弦数。

【证机】气有余便是火，肝郁化火，上逆侮肺。

【治法】清肝泻肺，化痰止咳。方用黄芩泻白散合青黛散加减。

6. **肺气亏虚证**　病程较久，咳嗽久治不愈，咳痰无力，平素神疲体倦，乏力，又易感冒，每次感冒则症状加重。舌质淡，苔薄白，脉虚。

【证机】肺气亏虚，宣肃无权。

【治法】补益肺气。方用补肺汤，或黄芪六君子汤加减。

7. **气阴亏耗证**　咳嗽日久，干咳、咳声短促，痰少黏白，或痰中带血，口干咽燥，或声音逐渐嘶哑，手足心热，午后潮热，颧红，形瘦神疲。舌红，少苔，脉细数。

【证机】阴气亏虚，虚热内灼，肺失润降。

【治法】滋阴润肺，化痰止咳。方用沙参麦冬汤合二母丸加减。

（三）气喘

《说文·心部》曰："喘，疾息也。"疾，快速之意；息，一呼一吸曰息。疾息，指呼吸急促。又说："喘，息也。"段玉裁注："人之气急曰喘，舒曰息。"气喘是指呼吸困难，甚则张口抬肩，鼻翼煽动，不能平卧为临床特征的一种病症。轻者仅表现为呼吸困难，不能平卧；重者稍动则喘息不已，甚则张口抬肩，鼻翼煽动；严重者，喘促持续不解，烦躁不安，面青唇紫，肢冷，汗出如珠，脉浮大无根，甚则发为喘脱。

【病因病机】

喘证总为气病，故谓之气喘。其病位主要在肺、脾、肾，盖肺为气之主，肾为气之根，脾既是水谷之气生化之源，又是痰湿聚生之地。其发病由于外感或内伤，导致肺失宣降，肺气上逆或气无所主，肾失摄纳而病喘。其病变有虚实两端，实喘多因外邪、痰浊、肝气逆肺等邪气壅滞肺气，宣降不利所致；虚喘以肺肾气虚，或气阴亏耗，或肾中精气不足等致出纳失常所致，总以气虚为主。从病程看，早期多为实证，日久则可形成下虚上实并见，或正虚邪实，虚实夹杂较为复杂证候。

【辨证论治】

气喘治疗，首辨气之虚实，实喘治肺，宣降肺气，祛邪利气为主；虚喘肺肾并治，培补摄纳，补益肺肾为法。但气喘治疗，多不离痰。

1. **寒气束肺证**　咳喘气逆，呼吸急促，胸部胀闷，痰多稀薄而带泡沫，色白质黏，兼头痛、鼻塞、无汗、恶寒、发热。舌苔薄白而滑，脉浮紧。

【证机】寒主收引，风寒客肺，邪气壅实，肺气不宣。

【治法】宣肺散寒，畅通肺气。方用麻黄汤，或华盖散加减。

2. **外寒内饮证**　咳嗽喘息，痰多稀薄色白泡沫，形寒肢冷，背冷，口渴，或渴喜热饮，恶寒发热、无汗，或头面、下肢水肿。舌淡苔白滑，脉弦紧。

【证机】寒气束表，水饮射肺。

【治法】宣通肺气，温化水饮。方用小青龙汤，如兼烦躁加生石膏。

3. **寒气包火证**　喘逆上气，息促、鼻煽，咳而不爽，吐痰稠黏，胸胀或痛，形寒，身痛，无汗，身热，口渴，汗出，烦闷。舌苔黄，脉浮数或浮滑。

【证机】寒气闭肺，热郁于里，不得外散。

【治法】散寒清火。方用麻杏石甘汤加减。

4. **痰阻肺气证**　喘而胸满闷窒，甚则胸盈仰息，咳嗽痰多黏腻色白，咯吐不利，兼呕恶纳呆，口黏不渴。舌苔白厚腻，脉滑或濡。

【证机】脾失健运，积湿生痰，痰浊气滞，肺失宣降。

【治法】理气化痰，宣肺平喘。方用二陈汤合三子养亲汤。

5. **肺气郁闭证**　每因情志刺激而诱发，发时突然，呼吸短促，息粗气憋，胸闷胸痛、咽中如窒，常伴精神抑郁，失眠心悸。舌苔薄，脉弦。

【证机】肝郁气逆，上冲犯肺，肺气不降。

【治法】开郁降气平喘。方用五磨饮子。

6. **肺气虚耗证**　喘促短气，气怯声低，喉有鼾声，咳声低弱，痰吐稀白，自汗畏风，或咳呛，痰少质黏，烦热口渴，咽喉不利，面颧潮红。舌质淡红，脉软弱。

【证机】肺气亏虚，气失所主。或肺气阴双虚，虚火上炎。

【治法】补益肺气。方用补肺汤；气阴双虚者用生脉散加味。

7. **肾不纳气证**　喘促日久，呼多吸少，气不得续，动则喘甚，小便常因咳甚而失禁或尿后余沥，形瘦神疲，汗出肢冷，面唇青紫，或有跗肿。舌淡苔薄，脉沉弱。

【证机】母病及子，肺肾俱虚，气失摄纳。

【治法】补肾纳气。方用金匮肾气丸合参蛤散加减。

8. **上盛下虚证** 气喘，咳嗽痰多，气急胸闷。舌苔腻。

【证机】痰浊蕴肺，气浮于上，肺气不降，肾气不纳。

【治法】化痰降逆，温肾纳气。方用苏子降气汤加减。

9. **气虚喘脱证** 咳逆甚剧，张口抬肩，鼻煽气促，端坐不能平卧，稍动则喘剧欲绝，心慌动悸，烦躁不安，面唇青紫，汗出如珠，脉浮大无根，或见歇止，或模糊不清。

【证机】肺气欲绝，心肾阳衰。

【治法】峻补元气，扶阳固脱，镇摄肾气。方用参附汤送服黑锡丹、蛤蚧粉。并综合抢救。

（四）哮证

哮为气病，喘气甚者，喉鸣而哮。《金匮要略》称之为"上气"："咳而上气，喉中水鸡声，射干麻黄汤主之。"《寿世保元·喘门》曰："夫哮吼以声音名，喉中如水鸡声是也。"哮之病总为痰气搏于气道，乃气不化痰，痰阻气道，肺失肃降，痰气搏击，气道挛急而病。哮喘之别，哮以声响言，为喉中哮鸣有声，是一种反复发作的疾病；喘则以气息言，为呼吸气粗困难，是多种急慢性肺系疾病的一个症状。然哮必兼喘，喘多不哮，若喘而病哮则以哮喘名之。

【病因病机】

李用粹《证治汇补·哮病》曰："哮即痰壅即发者，因内有壅塞之气，外有非时之感，膈有胶固之痰，三者相合，闭拒气道，搏击有声发为哮病。"

【辨证论治】

喘以虚实言，哮以冷热辨。

1. **冷哮证** 呼吸急促，喉中哮鸣如水鸡声，胸膈满闷如塞，咳痰量少，稀薄而有泡沫，或呈黏沫状，或痰带咸味，面色晦滞带青，形寒怕冷，口不渴，或渴喜热饮。舌苔白滑，脉弦紧或浮紧。

【证机】寒痰伏肺，寒气触发，痰升气阻，气道挛急。

【治法】散寒气，化痰气，解痉平哮。方用射干麻黄汤，或小青龙汤。临床上可肺病用肝药，于方中加入息风解痉之品，如地龙、蜈蚣、钩藤、天麻之属。

2. **热哮证** 喘而气粗息涌，喉中痰鸣如吼，胸高胁胀，咳呛阵作，咳痰黏浊稠厚，排吐不利，或黄或白，烦闷不安，汗出，面赤，口苦，口渴喜饮，不恶寒。舌质红，苔黄腻，脉滑数或弦滑。

【证机】痰热壅肺，肺失清肃，肺气上逆，搏击气道，挛急而哮。

【治法】清热气，化痰气，通肺气，解痉平哮。方用定喘汤加息风解痉之药。

3. **寒气包火证** 喉中哮鸣有声，呼吸急促，喘咳气逆，发热，恶寒，无汗，头身痛，烦躁，口干欲饮。舌苔腻微黄，脉弦紧。

【证机】痰热内壅，寒气外束，客寒包火，肺失宣降。

【治法】外散寒气，内清痰热。方用小青龙加石膏汤；喘咳烦躁者，用厚朴麻黄汤；或用麻杏石甘汤合三子养亲汤加减。

4. **肺脾气虚证** 哮证日久，自汗怕风，易于感冒，每因气候变化而诱发，发前喷嚏、鼻塞流清涕，气短声低，咳痰清稀色白，喉中常有哮鸣音，面色㿠白。舌苔淡白，脉象虚细。

【证机】哮病日久，耗损正气，肺脾亏虚，痰饮伏肺，气道不利。

【治法】健脾益气，补土生金。方用六君子汤加减。

5. **肺肾气虚证** 喉中哮鸣如鼾，声低，气短息促，动则喘甚，发作频繁，甚则持续喘哮，咳痰无力，痰涎清稀或质黏起沫，或面色苍白、形寒肢冷，或颧红唇紫、咽干烦热，脉沉细，或脉细数。

【证机】哮病久发，痰气稽留，肺肾两虚，摄纳失常。

【治法】补肺纳肾，降气化痰。方用平喘固本汤加减。肾阳虚加附子、鹿角片、补骨脂、钟乳石；肺肾阴虚加沙参、麦冬、生地黄、当归；痰气瘀阻加桃仁、苏木；气逆于上，动则气喘加紫石英、磁石。

6. **喘脱危证** 哮病反复久发，喘息鼻煽，张口抬肩，气短息促，烦躁，昏蒙，汗出如油，四肢厥冷，舌质青暗，苔腻或滑，脉细数不清，脉浮大无根。

【证机】肺肾气虚，痰闭气道，正气欲脱，神明散乱。

【治法】补肺纳肾，扶正固脱。方用回阳急救汤合生脉饮。

（五）肺痨

肺痨是由于正气虚弱，感染痨虫，侵蚀肺脏所致的具有传染性的慢性虚弱性疾病。肺痨有"三性""四大主症"：三性即传染性、慢性、虚弱性，四大主症即咳嗽、咯血、潮热、盗汗。

【病因病机】

正气亏虚，感染痨虫。痨虫感染是发病的必备条件，正虚乃是否发病和病情的轻重决定因素；外染痨虫是耗伤人体气血的直接原因，同时又是反映病变发生发展规律，区别于他病的特殊因素。痨虫感染与正气亏虚互为因果。本病病位主要在肺，亦可母子相累，子病及母则脾虚，故常培土生金；母病及子则肾弱，又须金水相资；进而母子连环而病，三脏俱损。阴气亏虚为本病基本临床特点，并可导致阴虚火旺，气阴两虚，甚则阴损及阳。

【辨证论治】

《医学正传》记载"杀虫""补虚"为治疗肺痨两大原则。补虚以培本，杀虫而抗痨。

1. **肺阴气虚证**　干咳，咳声短促，或咳少量黏白痰，痰中带血丝或血点，色鲜红，胸部隐痛，午后手足心热，皮肤干灼，口干咽燥，或盗汗，疲倦乏力，纳食不香。舌边尖红，苔薄白，脉细数。

【证机】正虚染痨，肺络受损，肺阴耗伤，虚火内生。

【治法】扶正杀虫，滋补阴气。方用月华丸加减，可加十大功劳叶、葎草、西河柳、穿破石、望江南等抗痨杀虫。

2. **火气灼肺证**　咳呛气急，痰少质黏，或吐痰黄稠量多，时时咯血，血色鲜红为痰，午后潮热，骨蒸颧红，五心烦热，盗汗量多，伴心烦失眠，性急易怒，男子遗精，女子月经不调，舌干红，苔薄黄而剥，脉细数。

【证机】正虚染痨，痨虫噬肺，耗气损阴，虚火内生。

【治法】滋阴益气，降火杀虫。方用百合固金汤，或秦艽鳖甲散，火盛者加胡黄连、黄芩、黄柏等。

3. **气阴耗伤证**　咳嗽无力，气短声低，咳痰，偶或夹血，或咯血，血色淡红，午后潮热，盗汗，颧红，伴神倦，自汗，纳少，腹胀，便溏，面色㿠白，舌质淡红，脉细数。

【证机】虚而再损，阴伤气耗，子病及母，肺脾两虚。

【治法】益气养阴，扶正固本。方用保真汤合参苓白术散加减。

4. **阴阳两虚证** 咳逆喘息，少气，咳痰色白有沫，或夹血丝，血色暗淡，声嘶或失音，面浮肢肿，肢冷，五更泄泻，心悸、唇紫，口舌生糜，大肉尽脱，男子滑精、阳痿，女子经少、经闭。舌质光淡隐紫，少津，脉微细而数，或虚大无力。

【证机】母子连环而病，肺脾肾俱损，阴损及阳，阴阳两虚。

【治法】滋阴补阳，平调气血。方用补天大造丸加减。

（六）肺胀

肺胀总为气病。《灵枢·胀论》曰："肺胀者，虚满而喘咳。"《金匮要略·肺痿肺痈咳嗽上气病脉证并治》曰："咳而上气，此为肺胀，其人喘，目如脱状。"该病是多种慢性肺系疾病反复发作，迁延不愈，导致肺气胀满，不能敛降的一种病证。临床表现为胸部膨满，憋闷如塞，喘息上气，咳嗽痰多，烦躁，心悸，面色晦暗，或唇甲发绀，脘腹胀满，肢体浮肿等。严重者可出现神昏、惊厥、出血、喘脱等危重证候。

【病因病机】

久咳、久哮、久喘、肺痨、支饮，日久不愈，反复感邪，久则肺虚，肺之主气功能失常，影响呼吸出入，肺气壅滞，还于肺间，肺气胀满，张缩无力，不能敛降，乃为肺胀。

【辨证论治】

肺胀之病，皆为气病。其病总属标实本虚，要分清标本主次，虚实轻重，标实以气壅、痰浊、瘀血为主，本虚以气虚、阳虚、阴虚为主。感而发作时多为标实，平时多治本虚。

治疗以畅通肺气为大法。应抓住治标、治本两个方面，祛邪与扶正共施，依其标本缓急，有所侧重。标实者，根据病邪性质，分别采取祛邪宣肺，降气化痰，温阳利水，甚或开窍、息风、止血等法。本虚者，当以补养心肺、益肾健脾为主，或气阴兼调，或阴阳两顾。

1. **寒气闭肺，痰热内蕴证** 呼吸急促，喉中哮鸣，胸高气粗，咳痰黄稠，烦闷口渴，微恶风寒。舌红苔黄腻，脉滑数。

【证机】寒气外闭，痰热内阻，气道不利。

【治法】宣通肺气，清热化痰。方用越婢加半夏汤。

2. **痰气阻肺，气道不利证**　胸满，咳嗽痰多，色白黏稠或泡沫，短气喘息，稍劳即作。舌淡胖或淡紫，脉滑。

【证机】痰气壅肺，气道阻滞，肺气不利。

【治法】理气化痰，通利气道。方用二陈汤合三子养亲汤加减。

3. **水气射肺证**　气促，咳嗽，或吐泡沫，胸闷，胸胁饱满，或下肢水肿，小便不利。舌苔腻或滑，脉弦。

【证机】水饮内停，挤迫于肺。

【治法】利水逐饮，理气宽胸。方用葶苈大枣泻肺汤，或小青龙汤加减。

4. **肺气亏虚证**　气短而喘，动则喘甚，神疲乏力，语声低怯，容易汗出，或见恶风，痰多稀薄。舌质淡，脉细弱。

【证机】肺气虚弱，主气失司。

【治法】补益肺气。方用补肺汤。

5. **肾不纳气证**　咳喘，动则为甚，呼多吸少，气不得续，或伴发绀。舌质淡，脉弱。

【证机】肾气亏虚，纳气失司。

【治法】补肾纳气。方用平喘固本汤加减。该方由党参、五味子、冬虫夏草、胡桃肉、磁石、沉香、坎脐、紫苏子、款冬花、法半夏、橘红组成。

6. **痰气蒙神证**　肺胀发作，咳逆喘促，咳痰不爽，渐见或突见神志恍惚，表情淡漠，谵妄，烦躁不安，撮空理线，嗜睡，昏迷，或肢体瞤动、抽搐。舌质暗红或淡紫，或紫绛，苔白腻或黄腻，脉细滑数。

【证机】痰气上蒙，上干神窍，蒙蔽神机，引动肝风。

【治法】理气涤痰，开窍熄风。方用涤痰汤合菖蒲郁金汤加减，送服苏合香丸或至宝丹。

（七）肺痿

《金匮要略·肺痿肺痈咳嗽上气病脉证并治》曰："问曰：热在上焦者，因咳为肺痿，肺痿之病，从何得之？师曰：或从汗出，或从呕吐，或从消渴，小便利数，或从便难，又被快药下利，重亡津液，故得之。"〔清〕尤在泾释曰："痿，萎也。如草木之枯而不荣。"本病是指肺叶痿弱不用，临床以咳吐浊唾涎沫为主症，为肺脏的慢性虚损性疾病。

【病因病机】

肺痿之病，津气损之。热气灼肺，肺燥津伤；或肺气虚冷，气不化津，以致津气亏损，肺失濡养，肺叶枯萎。

【辨证论治】

1. **热气灼津证**　咳吐浊唾涎沫，其质较黏稠，或咳痰带血，咳声不扬，甚则音哑，气息喘促，口渴咽干，午后潮热，皮毛干枯。舌红而干，脉虚数。

【证机】火气内炽，灼伤肺津，炼液为痰。

【治法】滋阴凉气，润肺生津。方用麦门冬汤，或清燥救肺汤加知母、贝母。

2. **肺气虚寒证**　咯吐涎沫，其质清稀量多，短气不足以息，头眩，神疲乏力，食少，形寒肢冷，面白虚浮，小便数，或遗尿，口不渴。舌质淡，脉虚弱。

【证机】肺气虚寒，气不化津，津反为涎。

【治法】温肺益气。方用甘草干姜汤或生姜甘草汤加益智、钟乳石、五味子、蛤蚧粉（吞）。

（八）肺痈

痈总乃火毒二气，蕴积不散，热壅血滞而成。肺痈是火毒蕴肺，肺叶生疮，形成脓疡的一种病症，属内痈之一。临床以咳嗽、胸痛、发热、咯吐腥臭浊痰，甚则脓血相间为主要特征。《金匮要略·肺痿肺痈咳嗽上气病脉证并治》曰："咳而胸痛，振寒脉数，咽干不渴，时出浊唾腥臭，久久吐脓如米粥者，为肺痈，桔梗汤主之。"其对本病的病因病机、脉证、治疗及预后做了较为全面的论述。

【病因病机】

火毒之气郁肺，蒸液成痰，邪阻肺络，血滞为瘀，而致痰热与瘀血互结，热壅血瘀，酝酿成痈，进而血败肉腐化脓，肺络损伤，脓疡内溃外泄。

【辨证论治】

根据病理演变过程，分初期、成痈期、溃脓期、恢复期四期论治，然总不离火毒二字。

1. **初期** 发热，微恶寒，咳嗽，胸痛，咳时尤甚，呼吸不利，咯白色黏痰，痰量日渐增多，口干鼻燥。舌苔薄黄，脉浮滑而数。

【证机】 火毒夹风，内攻于肺。

【治法】 清热解毒，疏风消散。方用仙方活命饮加芦根、金荞麦根。

2. **成痈期** 消散未果，病情发展，身热转甚，时时振寒，继则壮热不寒，汗出烦躁，咳嗽气急，胸满作痛，转侧不利，咳吐浊痰，呈黄绿色，自觉喉中有腥味，口干咽燥。舌苔黄腻，脉滑数。

【证机】 热毒蕴肺，蒸液成痰，热壅血瘀，酝酿成痈。

【治法】 清肺解毒，化瘀消痈。方用千金苇茎汤合如金解毒散加减，可加葶苈子、大黄泻肺通腑。

3. **溃脓期** 陡然痰量增多，咯吐大量脓血，或如米粥，腥臭异常，有时咯血，胸中烦满而痛，甚则气喘不能卧，身热面赤，烦渴喜饮。舌质红或绛，苔黄腻，脉滑数。

【证机】 热壅血瘀，血败肉腐，痈肿内溃，脓液外泄。

【治法】 排脓解毒。方用加味桔梗汤加浙贝母、鱼腥草、重楼、黄芩、败酱草。

4. **恢复期** 身热渐退，咳嗽减轻，咯吐脓血渐少，臭味也淡，痰液转为清稀，毒渐净而精神、食欲均见好转，胸胁隐痛，难以久卧，气短，自汗，面色不华，精神萎靡，或低热，盗汗，心烦，口燥咽干，形体消瘦。舌质淡红，苔薄，脉细。

【证机】 邪毒渐去，肺体损伤，阴伤气耗，或为邪恋正虚。

【治法】 清解余毒，益气养阴。方用沙参清肺汤加生黄芪、芦根、石斛、天花粉、金银花。

（九）失音

失音总为肺气之病。是指声音嘶哑，其声不扬，甚则不能出声为主要症状的疾病。主要表现发音费力，声音嘶哑，音质不清晰。

【病因病机】

古有"金实不鸣""金破不鸣"之证机总括。金实不鸣,乃因外感风寒或风热之邪,或痰气壅肺,肺失清肃,邪闭声窍所致;金破不鸣,乃久病音哑或失音者,多属虚证,多因各种原因导致阴虚火旺,肺肾精气内伤所致。

【辨证论治】

失音辨证须分清金实、金破,即外感或内伤。有新久之别,新病音哑或失音者,多属实证,即"金实不鸣",宣肺祛邪之法治之。久病音哑或失音,多属虚证,即"金破不鸣",补肺扶正之法治之。

1. **寒气闭肺证** 突然声音嘶哑,甚则失音,伴有恶寒,鼻塞,流清涕,多无发热、咽痛。舌苔薄白,脉浮或浮紧。

【证机】寒气闭肺,肺失宣发。

【治法】宣肺散寒,开利声窍。方用三拗汤加桔梗、木蝴蝶,或用金沸草散。

2. **热气犯肺证** 突然声音嘶哑,甚则失音,伴发热恶寒,咽痛,鼻塞流涕,或咳嗽。舌苔薄黄,脉浮数。

【证机】风热犯肺,肺失宣肃。

【治法】疏风清热,开利声窍。方用桑菊饮加蝉蜕、牛蒡子。

3. **痰气壅肺证** 久咳之后,声音嘶哑,甚或失音,伴咳嗽、多痰,痰咳出而声嘶减轻。舌苔腻,脉弦滑。

【证机】痰气壅肺,声窍不利。

【治法】化痰开音。方用《统旨方》清咽宁肺汤,该方由桑白皮、黄芩、栀子、知母、贝母、前胡、桔梗、甘草组成;亦可用枳桔二陈汤加僵蚕、蝉蜕等。

4. **肺气亏虚证** 声嘶日久,其声不扬,伴声低气弱,神疲乏力。舌淡,苔薄,脉虚。

【证机】肺气不足,扬声无力。

【治法】补益肺气。方用补肺汤加桔梗、木蝴蝶等。

5. **肺阴气虚证** 宿有肺疾,声嘶日久,其声不扬,伴咽干口燥。舌红,少苔脉细。

【证机】肺阴气虚，声窍失养。

【治法】益气养阴。方用生脉散合清燥救肺汤加减。

（十）咳血

咳血，其血由肺而来，必经气道咳嗽而出，痰血相兼，或痰中带有血丝，或纯血鲜红，间夹泡沫。古人又有嗽血之称，但究其原因、证治，与咳血相同，故不必分述。〔明〕秦景明说："咳血即嗽血。"有外感伤肺咳血，有内伤损肺咳血者。

【病因病机】

咳血总由气火太旺损伤肺络而发病。其发病有外感、内伤之分。外感咳血，多因肺阴素虚，复感风、燥、热气，上犯肺系，阳络受损而咳血。叶天士说："若因外因起见，阳邪为多，盖犯是证者，阴分先虚，易受天之风热燥火也。"内伤咳血，乃由内伤情志，或肾水不足，肝火犯肺，或痰火伤络，或久咳剧烈，损伤肺络而致咳血者。

【辨证论治】

1. **风热伤肺证**　喉痒咳嗽，痰中带血，口干鼻燥，或有发热。舌红，苔薄黄，脉浮数。

【证机】风热犯肺，热伤阳络。

【治法】疏风清热，宁络止血。方用桑菊饮加白茅根、茜草炭、黄芩。

2. **燥气伤肺证**　秋季或初冬之时，出现咳血，微有寒热，干燥无痰，口渴，唇干。舌燥少津，脉浮。

【证机】秋燥伤津，损伤肺络。

【治法】润燥清金，宁络止血。方用桑杏汤去豆豉，加白茅根、知母、贝母。

3. **肝火犯肺证**　咳嗽痰中带血，或纯血鲜红，咳引胁痛，伴烦躁易怒，舌红，脉弦或数。

【证机】肝郁化火，反侮肺金。

【治法】清肝降火，宁络止血。方用泻白散合黛蛤散，或咳血方加减。

4. **痰火伤络证**　素有咳喘，吐痰黄稠，夹有血丝。舌红，苔黄腻，脉

气证论

弦滑数。

【证机】痰热火气，损伤肺络。

【治法】清热化痰，宁络止血。方用《杂病广要》清金化痰汤加减。

（十一）便秘

便秘是大便秘结不通，排便时间延长，或欲大便而艰涩不畅的一种病症。古代有阳结、阴结、脾约、风秘、气秘、热秘、寒秘、湿秘及热燥、风燥等之分。张景岳认为其分类过于繁杂，他主张按张仲景法把便秘分为阳结、阴结两类，有火的是阳结，无火的是阴结。但无论阴结、阳结，总属腑气不通。

【病因病机】

便秘乃腑气不通，大便难排出之病症，引起腑气不通的原因有寒、热、气、津四者。凡阳盛之体，多见热秘；阴盛之体，多见冷秘；阴虚之体，多见津亏便秘；气虚或滞，皆可便秘。

【辨证论治】

1. **火气便秘证** 大便干结，口臭唇疮，面赤身热，小便短赤。舌红，苔黄燥，脉数。

【证机】肠道积热，传导失司。

【治法】清热通腑。方用大承气汤、小承气汤，或麻仁丸。

2. **冷气便秘证** 大便不通，面色清淡，腹中气攻，或有疼痛，或四肢不温，喜热恶冷，小便清长，口中和。舌质淡白，苔白润，脉沉迟。

【证机】肠道寒凝，阴气固结，阳气不运，传导失司。

【治法】温通开闭。方用半硫丸，或温脾汤。

3. **气滞便秘证** 大便不通，脘腹胀满，时作嗳气，矢气难为。脉弦。

【证机】气机不畅，壅滞胃肠，传导失司。

【治法】顺气行滞。方用六磨汤。

4. **气虚便秘证** 大便不通，虽有便意，临厕努挣乏力，挣得汗出短气、神疲乏力，大便多不干燥，甚或稀便。舌淡嫩，苔薄，脉虚。

【证机】气虚力弱，肠道传导无力。

【治法】益气通便。方用黄芪汤。

5. **津亏肠燥证** 大便干结，燥如羊粪，艰涩难出，或伴口干舌燥，皮肤干燥。舌红，苔干，脉细无力。

【证机】津气亏虚，肠失润泽，传导失司。

【治法】润燥通便。方用《沈氏尊生方》润肠丸，该方由当归、生地黄、火麻仁、桃仁、枳壳组成。亦可用五仁丸或增液承气汤。

第三节　脾气病证

脾主生气，脾气以升为用，胃气以降为顺，人体升降气机的调理，脾胃乃为主导。脾胃相为表里，在体合肉，开窍于口。脾藏意，主运化，主肌肉四肢，统摄血液，消化吸收，水湿运化等均具重要生理作用，所以脾胃病变，不单是消化系统问题，对肌肉、血液、代谢和部分神经、精神系统病变也可从脾论治，尤其是从脾气论治。若脾胃气化、气机异常，则可产生脾胃之气的寒热虚实诸多病证。

一、脾系气证

1. **脾气自虚证** 饮食减少，食后胃脘不舒，倦怠乏力，形体消瘦，大便溏薄，面色萎黄。舌淡苔薄，脉弱。

【证机】脾主生气，若脾自虚，生化气少，日累则虚。

【治法】健脾益气。方用六君子汤加黄芪、山药、益智。加益智者，补气欲温，盖气属阳，温则助阳而益气。

2. **脾阳气虚证** 腹胀食少，腹痛喜温喜按，畏寒肢冷，大便稀薄，面色㿠白，神疲乏力，或下肢水肿，或妇女带下量多，舌质胖淡，舌苔白，脉沉缓或迟而无力。

【证机】气本属阳，脾气不足，虚寒内生，脾阳亏弱，失于温运。

【治法】益气温脾。方用理中汤加减。

3. **脾气阴虚证** 食欲不振，腹胀便结，体瘦倦怠，涎少唇干，低热。舌红少苔，或舌中及两边光滑，脉细数。

【证机】阴液亏损，脾失健运。

【治法】滋养脾阴。方用《千家妙方》加味脾阴煎，该方由生地黄、山药、山茱萸、连翘、竹叶、五味子、白芍、赤小豆、墨旱莲、莲子、黄连、炙甘草组成。亦可用参苓白术散加石斛。

4. **脾气不升证**　脘腹重坠作胀，食入益甚，或便意频数，肛门重坠；或久痢不止，甚或脱肛；或子宫下垂；或小便混浊如米泔，伴见少气乏力，声低懒言，头晕目眩。舌淡苔白，脉弱。

【证机】脾气虚弱，清气不升。

【治法】健脾益气，升举清阳。方用补中益气汤加葛根。

5. **脾气郁结证**　食少，腹部胀满，便溏不爽。脉弦。

【证机】脾失健运，气机郁滞。

【治法】行气理脾。方用香砂平胃散加厚朴、枳实、柴胡、草豆蔻、紫胡、神曲。

6. **脾虚气滞证**　食少，腹胀痛，便溏不爽，肠鸣矢气，神疲乏力。舌淡胖，脉弦。

【证机】脾气亏虚，气机阻滞。

【治法】理气健脾。方用香砂异功散加青皮、厚朴。

7. **气不摄血证**　多见于慢性出血的病证，如月经过多、崩漏、便血、衄血、皮下出血，伴神疲乏力，面色萎黄。舌淡，脉弱。

【证机】脾气亏虚，血失统摄。

【治法】益气摄血。方用归脾汤加阿胶等。

8. **气虚湿困证**　身体困重，精神倦怠，时时欲寐，伴食少，腹胀，便溏，或下肢水肿，舌淡，苔腻，脉弱。

【证机】脾气虚弱，湿浊内停，抑遏阳气。

【治法】健脾化湿，升发阳气。方用升阳益胃汤加石菖蒲、郁金。

9. **气虚水停证**　面浮肢肿，或有腹水，小便不利，伴腹胀便溏，神疲乏力，面白。舌淡胖，脉濡或弱。

【证机】脾气亏虚，运化失职，水饮内停。

【治法】益气利水。方用补中益气汤加车前子。

10. **脾弱胃强证**　大便干结，小便频数，脘腹胀满。舌红，苔黄，脉数。

【证机】胃气强，脾气弱，津液被约，不得四布，则肠燥而尿频。

【治法】扶脾抑胃，润肠行气。方用麻子仁丸加减。

11. **脾胃湿热证**　腹胀，呕恶纳呆，肢体困重，便溏不爽，或面目发黄，尿黄，或身热不扬，汗出热不退。舌红，苔黄厚腻，脉濡数。

【证机】湿热内蕴，脾气受阻。

【治法】清热利湿，行气理脾。方用甘露消毒丹加减。

12. **胃气亏虚证**　胃脘痞闷，隐痛，喜按，食欲不振，或得食痛缓，疲乏。舌淡嫩，脉弱。

【证机】胃气亏虚，纳运失常。

【治法】补气开胃。方用香砂异功散加减。

13. **胃阴气虚证**　胃脘隐隐灼痛，似饥而不欲食，口干咽燥，或口渴思饮，消瘦乏力，大便干结，五心烦热。舌红少津，脉细数。

【证机】胃阴亏耗，胃失濡养。

【治法】养阴益胃，和中止痛。方用一贯煎合芍药甘草汤加减。

14. **胃阳气虚证**　胃痛绵绵，喜按喜温，食少脘痞，畏寒肢冷。舌淡，苔白，脉沉迟无力。

【证机】阳气虚衰，胃失温运。

【治法】温脾补胃。方用枳实理中汤加高良姜、草豆蔻。

15. **胃气不和证**　失眠，夜卧不安，伴厌食，或食后痞胀，泛恶，大便失调，脉弦。

【证机】邪热扰胃，或食滞胃脘，气机失和。

【治法】和胃安神。方用枳实平胃散加黄连、草豆蔻、炒酸枣仁等。

16. **胃气上逆证**　呕吐或呃逆，嗳气频作，脘腹胀满。脉弦。

【证机】胃气以降为顺，胃失和降而上逆。

【治法】和胃降逆。方用枳实平胃散加生石膏、沉香。

17. **寒气客胃证**　受寒或进食生冷，胃痛暴作，恶寒喜暖，得温则痛减，遇寒加重，口淡不渴，饮热则减。舌苔薄白，脉弦紧。

【证机】寒积于胃，寒凝气滞，不通则痛。

【治法】温胃散寒，行气止痛。方用香苏散合良附丸加减。或用九香虫

9 克，砂仁 3 克，木香 3 克，檀香 3 克，甘草 3 克。共研细末，分成 9 包，每次服 1 包，每天 3 次。

18. **食碍胃气证**　暴饮暴食后，胃脘疼痛，胀满拒按，嗳腐吞酸，呕吐不消化食物，其味腐臭，吐后痛减，不思饮食，大便不爽。舌苔厚腻，脉滑。

【证机】饮食停滞，阻塞胃气。

【治法】消食导滞，和胃止痛。方用保丸，或枳实导滞丸加减。

19. **肝气犯胃证**　胃脘胀痛，通连两胁，遇烦恼则痛作或痛甚，嗳气、矢气则舒，脘闷嗳气，善太息，大便不畅。舌苔薄白，脉弦。

【证机】肝气郁结，横逆犯胃，胃气壅滞。

【治法】柴胡疏肝散加减。

20. **胃火气证**　胃脘灼热，喜冷，发热口渴，或口臭，牙龈肿痛，齿衄，便结尿黄，舌红，苔黄，脉数。

【证机】火热炽盛，壅滞于胃。

【治法】清胃凉气。方用清胃散加生石膏、芦根、蒲公英、地骨皮。

21. **湿热阻胃证**　胃脘疼痛，痛势急迫，脘闷灼热，嘈杂，口干口苦，口渴不欲饮，纳呆恶心，小便色黄，大便不畅，舌苔黄腻，脉滑数。

【证机】湿热蕴结，胃气痞阻。

【治法】清化湿热，理气和胃。方用《医宗金鉴》清中汤加减，该方由黄连、栀子、黄芩、蒲公英、茯苓、半夏、白豆蔻、藿香、苍术、陈皮、甘草组成。

22. **胃气滞血瘀证**　胃脘疼痛，痛如针刺，或似刀割，痛有定处，按之痛甚，痛时持久，食后或入夜痛甚，或见吐血黑便。舌质紫暗，有瘀斑，脉涩。

【证机】气滞血瘀，胃络壅滞。

【治法】化瘀通络，理气和胃。方用失笑散合丹参饮加减。

23. **脾胃虚寒证**　胃痛隐隐，绵绵不休，喜温喜按，空腹痛甚，得食痛减，劳累或受凉后发作或加重，时呕清水，神疲纳少，四肢倦怠乏力，手足不温，大便溏薄。舌淡，脉沉弱。

【证机】脾虚胃寒，寒气内生，失于温养。

【治法】温中健脾，和胃止痛。方用黄芪建中汤加减。

二、脾系气病

（一）胃气痛

胃气痛又称胃脘痛，是以上腹胃脘近心窝处疼痛为主症的病证。胃主受纳，其气易滞。《灵枢·邪气脏腑病形》曰："胃病者，腹膜胀，胃脘当心而痛，上支两胁，膈咽不通，食饮不下，取之三里也。"《景岳全书》强调了"气滞"这一因素，治疗以"理气为主"。

【病因病机】

胃痛总为胃气郁滞，或因实而滞，或因虚而滞。实者，六淫之气、食气、肝气，犯胃皆致胃脘气机阻滞，不通则痛；虚者，或脾气亏虚，或阳气不足，则胃失温养，寒气内生，寒凝气滞而痛。

【辨证论治】

1. 肝气犯胃证　胃脘、胸胁胀满疼痛，嗳气，呃逆，吐酸，不欲食，可伴情绪抑郁。舌苔薄，脉弦。

【证机】肝气郁滞，横逆犯胃。

【治法】疏肝和胃。方用柴胡疏肝散加减。

2. 寒气客胃证　胃脘冷痛，痛势急迫，喜温，呕吐清水，恶寒肢冷。舌白，脉弦紧。

【证机】寒邪犯胃，胃失和降。

【治法】温胃散寒。方用香苏饮合良附丸。

3. 食滞胃气证　饮食不慎后，或夹食伤风，胃脘胀满疼痛，嗳腐吐酸，大便腐臭。舌苔厚腻。

【证机】宿食不化，胃气郁滞。

【治法】消导宿食，畅通胃气。方用枳实导滞丸加减。

4. 肝气化火证　胃脘灼痛，两胁胀满，烦躁易怒，口干口苦。舌红苔黄，脉弦数。

【证机】肝气郁滞，气火内生，横逆犯胃。

【治法】疏肝清胃。方用化肝煎加减。

5. **脾气不温证** 胃脘疼痛，喜按喜温，腹胀食少，大便稀溏。舌淡苔白滑，脉沉迟。

【证机】脾阳气虚，失于温运。

【治法】益气温脾。方用枳实理中汤加减。

6. **气滞血瘀证** 胃脘疼痛，刺痛拒按，呕恶呃逆。舌暗或有瘀点瘀斑，脉弦涩。

【证机】气机不畅，血瘀阻胃。

【治法】行气活血。方用活血效灵丹合丹参饮加减。

7. **阴虚气滞证** 胃脘隐痛，嘈杂不安，口燥咽干，饥不欲食，或便结。舌红少津，脉弦细。

【证机】胃阴亏虚，气机阻滞。

【治法】养阴理气。方用一贯煎加减。

（二）呕吐

呕吐是指胃失和降，气逆于上，迫使胃中之物从口中吐出的一种病证。《东垣十书》曰"声物兼出谓之呕"（有声有物），"物出而无声谓之吐"（有物无声），"声出而无物谓之干呕"（有声无物）。

【病因病机】

〔隋〕巢元方《诸病源候论·呕吐候》曰："呕吐之病者，由脾胃有邪，谷气不治所为也，胃受邪，气逆则呕。"呕吐的发生是由胃气上逆所致。其导致胃失和降，胃气上逆原因主要有六淫外邪、秽浊之气犯胃，饮食不节、食滞不化，情志失调、肝气犯胃，及体虚气弱、清气不升、浊气不降等。

【辨证论治】

呕吐辨证，重在虚实。实证呕吐，多由外邪、饮食、痰浊引起，起病急，呕吐物多酸腐，量多，舌苔腻或腐浊，脉实有力。虚证呕吐，多因内伤，病久脾胃气虚或阴虚，逐渐起病，吐出物少，酸臭不甚，兼虚象，精神萎靡，倦怠乏力，脉弱无力。治疗总须和胃气，降逆气。或祛邪和胃，或扶正和胃，胃气和则呕吐自止。

1. **外邪犯胃证** 突然呕吐，胸脘满闷，或伴发热恶寒，头身疼痛。舌苔白腻，脉濡缓。

【证机】外邪犯胃，中焦气滞，浊气上逆。

【治法】疏邪解表，化浊和中。方用藿香正气散加减。秽浊之气犯胃者，用玉枢丹，每次服 0.3～0.6 克，每天 3 次。

2. **食滞内停证** 贪食过量，呕吐酸腐，脘腹胀满，嗳气厌食，大便或溏或结。舌苔厚腻，脉滑实。

【证机】食滞内停，气机受阻，浊气上逆。

【治法】消食化滞，和胃降逆。方用保和丸加减。因肉食而呕吐者，重用山楂、内金；因米食而呕吐者加谷芽；面食而吐者，重用莱菔子，加麦芽；因酒食而吐者，加白豆蔻、葛花；因食鱼蟹而吐者，加紫苏、生姜；因豆制品呕吐者，加萝卜汁；因食物中毒而呕吐者，烧盐方探吐，或洗胃。

3. **痰饮内阻证** 呕吐清水痰涎，脘闷不食，伴头眩、心悸，或呕而肠鸣有声，苔白腻，脉滑。

【证机】痰饮内停，中阳不振，胃气上逆。

【治法】温化痰饮，和胃降逆。方用小半夏汤合苓桂术甘汤。

4. **肝气犯胃证** 呕吐吞酸，嗳气频繁，胸胁满闷，可因情志不遂而而呕吐吞酸更甚。舌质红，苔薄腻，脉弦。

【证机】肝气不疏，横逆犯胃，胃失和降。

【治法】疏肝理气，降逆和胃。方用四七汤加减。

5. **脾胃气虚证** 食欲不振，食入难化，饮食稍有不慎，即易呕吐，时作时止，脘部痞闷，面色少华，倦怠乏力，大便不畅或溏泻。舌苔白滑，脉虚弦。

【证机】脾胃气虚，清气不升，浊气上逆。

【治法】健脾益气，和胃降逆。方用香砂六君子汤加减。

6. **脾胃阳虚证** 饮食稍多即吐，时作时止，面色苍白，倦怠乏力，大便溏薄，恶寒喜暖，四肢不温，口干而不欲饮。舌质淡，脉弱。

【证机】脾胃阳虚，寒气中生，上逆作呕。

【治法】温中健脾，和胃降逆。方用枳实理中汤加砂仁、半夏。

7. **胃阴不足证** 呕吐反复发作，或时作干呕，呕吐量不多，或仅吐涎沫，或饥而不欲食，口燥咽干。舌红少津，脉细数。

【证机】胃阴不足，胃失濡润，和降失司。

【治法】滋养胃阴，降逆止呕。方用麦门冬汤加减。

8. **寒热错杂证** 呕吐久治难愈，心下痞满，但满而不痛，或伴肠鸣腹泻。舌苔腻而微黄。

【证机】寒热互结，痞阻胃气，不降反逆。

【治法】平调寒热，和胃降逆。方用半夏泻心汤加减。

（三）噎膈

噎膈是指吞咽食物梗噎不顺，饮食难下，或纳而复出的病证。噎为吞咽之时，梗噎不顺；膈为胸膈阻，饮食不下。噎可单独出现，也可以是膈的前驱症状，"噎为膈之始，膈乃噎之渐"。张石顽《千金方衍义》指出："噎之与膈，本同一气，膈证之始，靡不由噎而成。"

【病因病机】

噎膈乃津气为病。《诸病源候论》曰："忧恚则气结，气结则津液不宣流使噎。"盖忧思则伤脾，脾伤则气结，气结则津液不能输流，津气干枯，上下不能流通，则咽食难下；恚怒则伤肝，肝伤则气郁，气郁则津液不得畅行，食管干涩，食上则不能下咽，下则不能运行，而噎膈病发。叶天士《临证指南医案·噎膈反胃》指出噎膈的证机为"脘管窄隘"。

【辨证论治】

1. **痰气交阻证** 吞咽梗阻，胸膈痞满，甚则疼痛，嗳气呃逆，呕吐痰涎，口干咽燥，大便艰涩。舌红，苔薄腻，脉弦滑。

【证机】肝气郁结，痰湿交阻。

【治法】开郁化痰，润燥降气。方用启膈散加减。方中米糠必须用方有效。

2. **气郁血瘀证** 饮食难下，或虽下复出，甚或吐出物如赤豆汁，夹腐肉、败血，胸膈疼痛，固着不移，形体消瘦，肌肤枯燥，大便难于排出。舌质紫暗，脉细涩。

【证机】气郁血瘀，津气干涩，阻滞食管，通降失司。

【治法】解郁行瘀，滋阴养液。方用通幽汤加五灵脂、炮穿山甲、米糠。

3. **津亏热结证** 食入格拒不下，入而复出，甚则水饮难进，心烦，胃脘灼热，口干咽燥，大便干结如羊屎，小便短赤，形体消瘦，皮肤干枯。舌质光红，干裂少津，脉细数。

【证机】气郁化火，阴津枯竭，虚火上逆，胃失濡润。

【治法】滋阴养血，润燥生津。方用沙参麦冬汤合大半夏汤加韭菜汁、生石膏等。或用《证治准绳》滋阴清膈饮合五汁安中饮，滋阴清膈饮由当归、芍药、黄连、黄芩、黄柏、栀子、生地黄、甘草组成，主治阴火上冲，或胃火太盛之证。

4. **脾胃气虚证** 水饮不下，泛吐多量黏液涎沫，面色㿠白，形寒气短。舌质淡，苔白，脉细弱。

【证机】脾胃气虚，气不化津。

【治法】补气运脾。方用《证治准绳》补气运脾汤加减。本方由人参、白术、茯苓、半夏、橘红、蜜炙黄芪、砂仁、炙甘草、大枣、生姜组成。

（四）呃逆

呃逆俗称"打嗝"，是指胃气上逆动膈，气逆上冲，喉间呃呃连声，声短而频，难以自制为主要临床表现的病证。《素问·宣明五气篇》曰："胃为气逆、为哕、为恐。"《灵枢·口问》曰："谷入于胃，胃气上注于肺。今有故寒气与新谷气，俱还入于胃，新故相乱，真邪相攻，气并相逆，复出于胃，故为哕。"

【病因病机】

本病因饮食不当、情志不遂或病后体虚，致胃失和降，膈间气机不利，胃气上逆动膈而发。其病位在膈，关键脏腑在胃，胃居于膈下，胃气以降为顺，胃与膈以经脉相连属，胃失和降，逆气动膈，冲气上逆喉间而作呃逆。

【辨证论治】

1. **寒凝气滞证** 呃声沉缓有力，胸膈及胃脘不舒，得热则减，遇寒则甚，口淡不渴，或渴喜热饮。舌苔白润，脉沉缓。

【证机】寒蓄中焦，气不得降，胃气上逆。

【治法】温中散寒，降逆止呃。方用丁香散或丁香柿蒂汤加减。

2. **火气上逆证** 呃声洪亮有力，冲逆而出，口臭烦渴，多喜冷饮，脘腹满闷，大便秘结，小便短赤。苔黄燥，脉滑数。

【证机】热积胃肠，腑气不畅，火迫气逆。

【治法】清胃泻热，降逆平呃。方用竹叶石膏汤加酒大黄。

3. **气机郁滞证**　呃逆连声，抑郁恼怒则发作，情志转舒则稍缓，胸胁满闷，脘腹胀闷，嗳气纳减，肠鸣矢气。苔薄白，脉弦。

【证机】肝气郁滞，横逆犯胃，胃气上逆。

【治法】顺气解郁，和胃降逆。方用五磨饮子加减，亦可用旋覆代赭汤加减。

4. **脾阳气虚证**　呃声低长无力，气不得续，泛吐清水，脘腹不舒，喜温喜按，面色㿠白，手足不温，食少乏力，大便溏薄。舌质淡，苔薄白，脉细弱。

【证机】中阳不足，脾气不升，胃气不降，上逆而呃。

【治法】温脾益气，降逆止呃。方用枳实理中丸加减。

5. **胃阴气虚证**　呃声短促而不得续，口干舌燥，烦躁不安，不思饮食，或食后饱胀，大便干结。舌质红，苔少而干，脉细数。

【证机】阴气不足，胃气上逆。

【治法】益胃生津，肃降逆气。方用益胃汤合橘皮竹茹汤加减。

（五）痞满

痞满是指以自觉心下痞塞，胸膈胀满，触之无形，按之柔软，压之不痛为主要症状的病证。按部位可分为胸痞、心下痞等。心下痞的部位在胃脘部，本处主要讨论以胃脘部出现上述症状的痞满，又称为胃痞。《伤寒论》曰："满而不痛者，此为痞。""若心下满而硬痛者，此为结胸也，大陷胸汤主之。但满而不痛者，此为痞，柴胡不中与之，宜半夏泻心汤。"《丹溪心法·痞》曰："痞者与否同，不通泰也。"张景岳将痞满分为虚实两端："凡有邪有滞而胀者，实痞也，无物无滞而痞者，虚痞也。有胀有痛而满者，实满也；无胀无痛而满者，虚满也。实痞实满者，可消可散，虚痞虚满者，非大加温补不可。"

【病因病机】

痞为气病，并无实物。乃由中焦气机不利，脾胃升降失职而发病。由于感受外邪，内伤饮食及情志失调，影响中焦气机运行，滞而作痞。《伤寒论》曰"脉浮而紧，而复下之，紧反入里，则作痞，按之自濡，但气痞耳"；"胃中不和，心下痞硬，干噫食臭"；"谷不化，腹中雷鸣，心下痞硬而满"，已明确论述了外感及伤食可以病痞。若情志失调，抑郁恼怒，肝气失疏，横逆犯胃；或忧思伤脾，脾气受损，运化失职，气机不畅，均可痞满。

【辨证论治】

痞满以虚、实论治较为简切。实痞乃由食气、痰气、热气、滞气为病，虚痞则由阳气或阴气虚弱而发。

1. **实痞**

(1) **食气内痞证**：脘腹痞闷而胀，进食尤甚，虽软拒按，大便不调，矢气频作，或闻食臭，脉滑。

【证机】食气停滞，壅塞胃府。

【治法】消食和胃，行气消痞。方用保和丸加减。

(2) **痰气中阻证**：脘腹痞塞不舒，胸膈满闷，身重困倦，呕恶纳呆，口淡不渴。舌苔白厚腻，脉沉滑。

【证机】痰浊阻滞，气机不和。

【治法】除湿化痰，理气和中。方用二陈平胃汤加减。

(3) **热气阻胃证**：脘腹痞闷，或嘈杂不舒，恶心呕吐，口干口苦。舌红苔黄腻，脉数。

【证机】湿热内蕴，困阻脾胃，气机不利。

【治法】泻热消痞。方用泻心汤加减。

(4) **肝气犯胃证**：脘腹痞闷，胸胁胀满，心烦易怒，善太息，呕恶嗳气，大便不爽。舌质淡红，苔薄白，脉弦。

【证机】肝气犯胃，气郁作痞。

【治法】疏肝理气，和胃消痞。方用柴胡疏肝散加减，方中枳壳宜改为枳实。

2. **虚痞**

(1) **脾胃气虚证**：脘腹满闷，时轻时重，满而喜按，神疲乏力。舌质淡，苔薄白，脉细弱。

【证机】脾胃气虚，清气不升，浊气上逆。

【治法】补气健脾，升清降浊。方用补中益气汤加枳实、木香、厚朴等。

(2) **胃阴气虚证**：脘腹痞闷，嘈杂，饥不欲食，恶心嗳气，口燥咽干，大便秘结。舌红少苔，脉细数。

【证机】阴气亏虚，胃失濡养，气机不畅。

【治法】养阴益胃，调中消痞。方用益胃汤加川楝子、枳壳。

（六）腹痛

腹痛是指胃脘以下，耻骨毛际以上部位发生疼痛为主的病证。腹痛病名最早见于《内经》，《素问·气交变大论篇》曰"岁土太过，雨湿流行，肾水受邪，民病腹痛"；《金匮要略·腹满寒疝宿食病脉证治》对腹痛的病因证候及辨证论治作了较为全面的论述，并有附子粳米汤、大建中汤等治疗有效方药；《仁斋直指方》将腹痛分为寒热、死血、食积、痰饮、虫积等。

【病因病机】

腹痛多属气病，总因气机不通而痛。李东垣强调"痛则不通"，开创了腹痛乃至诸痛证的治疗大法。内外多因皆可引起腹痛，外受六淫，直袭太阴，脾胃失调，气机受阻；内伤饮食，食气阻滞；或情志失调、阳气亏虚、气滞血瘀等，均可导致气机阻滞，则不通而痛。

【辨证论治】

1. **寒气腹痛证** 腹痛拘急，疼痛暴作，得温痛减，遇寒痛甚，多伴形寒肢冷，手足不温，小便清长，大便清稀或自可，或便秘。舌质淡，苔白腻，脉沉紧。

【证机】寒气凝滞，中阳被遏，脉络痹阻，不通则痛。

【治法】散寒温里，理气止痛。方用良附丸合正气天香散加减。

2. **热气腹痛证** 痛在脐腹，痛处有热感，时轻时重，或伴便秘，得凉痛减，腹痛拒按，胀满不适，烦渴引饮或不欲饮，大便秘结或溏滞不爽，小便短赤。舌苔黄腻或黄燥，脉滑数。

【证机】湿热内结，气机壅滞，腑气不通。

【治法】泻热通腑，行气导滞。方用大承气汤加减。

3. **气滞腹痛证** 腹痛时轻时重，痛无定处，攻冲作痛，伴胸胁不舒，腹胀，嗳气或矢气则胀痛减轻，遇忧郁恼怒则剧。舌质红，苔薄白，脉弦。

【证机】肝气郁结，气机不畅，疏泄失司。

【治法】疏肝解郁，理气止痛。方用柴胡疏肝汤加减。

4.**气滞血瘀证**　腹痛较剧，痛如针刺，固定不移，常夜间加剧，伴面色晦暗。舌质紫暗，脉细涩。

【证机】气机阻滞，瘀血内停，脉络不通。

【治法】活血化瘀，理气止痛。方用少腹逐瘀汤加减。

5.**伤食腹痛证**　因饮食不慎，脘腹胀痛，嗳气频作，嗳后稍舒，腹痛而泻，臭如败卵状，泻后痛减，嗳腐吞酸，厌食。舌苔厚腻，脉滑实。

【证机】宿食停滞，运化失司，胃肠不和。

【治法】消食导滞，理气止痛。方用枳实导滞丸加减。

（七）泄泻

泄泻是以排便次数增多，粪质稀溏或完谷不化，甚至泻出如水样为主症的病证。泄乃泄漏之意，大便溏薄，时作时止，病势较缓；泻乃倾泻之意，大便直下，如水倾注，清稀如水而势急。但临床上所见泄泻，往往时急时缓，难于截然分开，故合而论之。泄泻发病，多为气病，乃风、寒、湿、热之气单独或合并侵袭肠道而病，夏季多发。《内经》论述十分清楚："因于露风，乃生寒热，是以春伤于风，邪气留连，乃为洞泄。"（《素问·生气通天论篇》）"春伤于风，夏生飧泄。"（《素问·阴阳应象大论篇》）"寒气客于小肠，小肠不得成聚，故后泄腹痛矣。"（《素问·举痛论篇》）。"诸呕吐酸，暴注下迫，皆属于热。"（《素问·至真要大论篇》）"湿盛成濡泻。"（《素问·阴阳应象大论篇》）。

【病因病机】

风、寒、湿、热之气内侵或饮食所伤，脾胃受损，运化失司，小肠无以分清别浊，大肠传化失司，则作泄泻；或脾气亏虚，或肾阳气亏损，脾失温煦，则水谷不化，水反为湿，谷反为滞，损伤肠道，而致泄泻。亦有肝气过旺，乘脾而泻者。

【辨证论治】

张景岳《景岳全书·泄泻》对病因病机、病位、治法有更加明确的论

气
证
论

述:"泄泻之本,无不由于脾胃","泄泻之因,惟水火土之气为最。""凡以泄泻之病,多由水谷不分,故以利水为上策。""水谷分则泻自止。故曰治泻不利小水,非其治也。"李中梓《医宗必读·泄泻》提出著名的治泻九法:淡渗、升提、清凉、疏利、甘缓、酸收、燥脾、温肾、固涩。其实皆是从气论治,淡渗乃利水气,升提乃升中气,清凉乃凉热气,疏利乃疏滞气,甘缓乃益脾气,酸收乃敛散气,燥脾乃去湿气,温肾乃暖肾气,固涩乃固脱气。治泻之时,又当分清缓急,急性腹泻多为外气扰肠,慢性腹泻内气不足。

1. **急性泄泻**

(1) **寒湿泄泻证**:泄泻清稀,甚至如水样,腹痛肠鸣,脘闷食少,恶寒,发热,头痛,肢体酸痛。苔白腻,脉濡缓。

【证机】寒气夹湿,脾失健运,清浊不分,混杂而泻。

【治法】散寒化湿。方用藿香正气散加减。

(2) **湿热泄泻证**:泄泻腹痛,泻下急迫,势如水注,泻而不爽,粪色黄褐,气味臭秽,肛门灼热,身热烦渴,小便短赤。舌质红,苔黄腻,脉滑数或濡数。

【证机】热气兼湿,损伤脾胃,传化失常。

【治法】清热利湿。方用葛根芩连汤加减,或香连丸。

(3) **食滞泄泻证**:因饮食不慎,腹痛而泻,臭如败卵状,泻后痛减,泻下伴有不消化食物,嗳腐吞酸,厌食。舌苔厚腻,脉滑实。

【证机】宿食停滞,滞肠胃,传化失司。

【治法】消食导滞。方用保和丸或枳实导滞丸加减。

2. **慢性腹泻**

(1) **脾胃气虚证**:大便时溏时泻,完谷不化,迁延反复,食少,食后脘闷不适,稍进油腻之物,则便次明显增多,面色萎黄,神疲倦怠。舌质淡,苔薄白,脉细弱。

【证机】脾失健运,清浊不分。

【治法】健脾益气,化湿止泻。方用参苓白术散加减。若伤及脾阳,用理中汤加减。

（2）**肾阳气虚证**：五更泄，脐腹作痛，肠鸣即泻，完谷不化，泻后则安，腹部喜温，形寒肢冷，腰膝酸软。舌淡苔白，脉沉细。

【证机】肾阳气虚，脾失温煦。

【治法】温肾气，暖脾气，固涩止泻。方用四神丸加减。

（3）**肝气乘脾证**：素有胸胁胀闷，嗳气食少，抑郁恼怒或情绪紧张时发生腹痛泄泻，腹中雷鸣，攻窜作痛，矢气频作。舌淡红，脉弦。

【证机】肝气不疏，横逆犯脾，脾失健运。

【治法】抑肝扶脾。方用痛泻要方加减。

（八）脾痿

脾痿又称肌痿、肉痿。肌肉麻痹不仁，肌无力，肌萎缩，甚者四肢活动障碍，不能举动。舌淡体胖，苔薄白或黄腻，脉弱或濡数。

【证机】脾主肌肉。脾气亏虚，湿热中生，则肌失所养或湿热伤肌。

【治法】脾气亏虚为主者，健脾益气，方用升阳益气汤加千年健、刺五加；湿热为主者，清热利湿，方用独活四妙散合芩连二陈汤加木瓜、白芷。

（九）脾风

脾风即慢脾风。小儿吐泻过度之后，出现闭目摇头，面唇青暗，额头出汗，神昏嗜睡，手足蠕动，四肢厥冷等症状。

【证机】吐泻过度，脾气大损，虚风内动。

【治法】益气温中，固本回阳。方用参附汤，或附子理中汤；阳虚不甚者，用醒脾汤。

（十）脾胀

脾胀病名出自《灵枢·胀论》。症见善哕，四肢烦悗，体重不能胜衣，卧不得安。

【证机】寒气乘脾。

【治法】散寒温脾。方用《医醇賸义》姜术二仁汤，该方由炮姜、白术、茯苓、法夏、当归、薏苡仁、砂仁、厚朴、木香、广陈皮、生麦芽、熟麦芽组成。

（十一）脾咳

脾咳病名出自《素问·咳论篇》。症见咳嗽，咳引右胁下痛，痛引肩背，甚则不可以动，动则咳剧，可兼见多涎，咳引少腹。

【证机】脾病及肺，脾气不舒，肺气不畅。

【治法】畅脾宣肺。方用《医宗必读》升麻汤，该方由升麻、苍术、麦冬、麻黄、黄芩、大青叶、石膏、淡竹叶组成。

（十二）脾积

脾之积，名曰痞气。胃脘部有肿块突起，状如覆盆，肌肉消瘦，四肢乏力，或见黄疸。

【证机】脾虚气滞，痞塞不通，留滞积块。

【治法】健脾散滞。方用《三因极一病证方论》痞气丸，该方由乌头、附子、赤石脂、花椒、干姜、桂心组成；或用枳实理中丸。

（十三）多涎

多涎，症见痰多清稀，神疲，面色萎黄。舌淡体胖，脉弦。

【证机】气不摄涎。《证治准绳》曰："小儿多涎，由脾气不足，不能四布津液而成。"

【治法】益气摄涎。方用补中益气汤加益智、炮姜、法夏、木香、丁香；有热者加黄连、滑石、茯苓。

（十四）脾瘅

脾瘅病名出自《素问·奇病论篇》。症见口中甜腻，胃脘痞闷，恶心不适，日久渐口渴，多饮，多尿。舌苔黄腻。

【证机】多食肥甘，脾热气浊。

【治法】芳香辟浊。方用《证治准绳》兰香饮子，该方由石膏、知母、人参、兰香、防风、升麻、桔梗、连翘、半夏、白豆蔻组成。或单味佩兰煎服。

（十五）脾痹

脾痹乃内脏痹证之一，病名出自《素问·痹论篇》。症见四肢倦怠，呕吐清水，胸闷气窒，腹胀不适，不欲饮食，或咳嗽。

【证机】肌痹不已，复感于邪，内舍于脾，脾气受损。

【治法】益气温中，健脾消滞。方用《证治准绳》白术汤，该方由白术、厚朴、附子、陈皮、白鲜皮、五加皮组成；亦可用枳实消痞丸。

第四节　肝气病证

肝主疏泄，条达气机，故肝之病，气病居多。〔清〕王旭高《西溪书屋夜话录》论肝病证治甚为精当，他在书中首先指出：肝病有肝气、肝风、肝火之别，而皆同出而异名。以余度之，所谓"同出者"，同出于肝气也。肝气之为病，有肝气自郁、阻络、失濡、急迫、乘脾、乘胃、冲心、冲肺、伤肝、化火、寒凝及胁痛、头痛、眩晕、积聚、黄疸、臌胀等诸般病证。肝主藏血，主筋，开窍于目。胆附于肝，内藏"精汁"，肝经属肝络胆，肝胆相为表里。肝胆的病理表现主要是气机的流畅、血液的储藏调节和胆汁疏泄功能的异常。

一、肝系气证

1. **肝气自郁证**　肝气自郁本证，两胁气胀，甚至作痛。脉弦。

【证机】肝气自郁，气失疏畅。

【治法】疏肝理气。方用柴胡疏肝散加青皮、橘叶、郁金。兼寒加吴茱萸，兼热加牡丹皮、栀子，兼痰加半夏、茯苓或芥子。

2. **肝气阻络证**　胁胀胁痛，久病不已，理气无效。舌偏暗红。

【证机】郁不得解，久病入络。

【治法】疏肝通络。方用自拟疏肝通络方，药用柴胡、赤芍、白芍、旋覆花、茜草、橘络、当归尾、桃仁、泽兰叶、全蝎、甘草。

3. **肝气失濡证**　肝气胀者，疏之不效，或反更甚，隐痛时作。舌红，脉细弦。

【证机】肝木柔和，失濡反刚。

【治法】柔肝济刚。方用一贯煎加柏子仁、白芍、木瓜、牛膝。兼热加天冬，兼寒加肉苁蓉、肉桂。

4. **肝气急迫证**　肝气急甚而中气虚，则心烦急躁，胁痛，目赤，而倦怠乏力，腹胀，大便不调，脉弦。

【证机】肝气过旺，恃强侮脾。

【治法】缓肝扶脾。方用甘麦大枣汤加白芍、佛手、白蒺藜、川楝子、木瓜。

5. **肝气乘脾证**　腹部胀痛，消化不良，大便时溏，渐见胁痛，心烦。关脉左弦右弱。

【证机】中气本弱，肝木相乘。

【治法】泄木培土。方用六君子汤加吴茱萸、白芍、木香。

6. **肝气乘胃证**　本有胃病，脘胀脘痛，嗳气反酸，日久渐见胁痛不舒，心烦。脉弦。

【证机】阳土本病，肝木乘之。

【治法】泄肝和胃。方用左金丸合平胃散加白豆蔻、枳实、川楝子。

7. **肝气冲心证**　肝气上冲于心，发作热厥心痛，病势急而多病。脉弦。

【证机】肝气过旺，逆气冲心。

【治法】泄肝降冲。方用左金丸合金铃子散加沉香、瓜蒌皮、白芍。兼寒加花椒、桂枝，兼热重加黄连。因苦、辛、酸三味，是泄肝主法故也。

8. **肝气冲肺证**　暴作上气而喘，胁痛，脉弦。

【证机】肝气上逆，肺气不降。

【治法】抑肝下气，以安肺金。四磨汤加吴茱萸汁炒桑白皮、紫苏梗、橘红、杏仁、旋覆花。

9. **怒气伤肝证**　烦热胁痛，胀满不适，心烦急怒，易情绪化，甚或吐血。脉弦有力。

【证机】郁怒伤肝，气逆动火。

【治法】清化肝火。方用化肝煎加减。

10. **肝气化火证**　肝火本旺，泻其本脏无效，仍然性情急躁，面红目赤，口苦口干，尿黄。舌红，苔黄，脉弦数。

【证机】肝郁化火，母病及子。

【治法】实则泻其子。方用泻心汤加生甘草、莲子心、木通、连翘。

11. **肝气寒凝证**　呕酸上气，泛吐清水，形寒怕冷，得温则舒。脉沉弦而迟。

【证机】寒凝肝气，失温反逆。

【治法】温肝除寒。吴茱萸汤加花椒、肉桂。兼胃寒者，加入人参、干姜，即大建中法。

二、肝系气病

（一）郁证

郁证是由于情志不舒、气机郁滞所致，以心情抑郁、情绪不宁，胸部满闷、胁肋胀痛或易怒喜哭，或咽中如有异物梗塞等症为主要临床表现的一类病证。

郁为气病。《内经》中木郁、火郁、土郁、金郁、水郁是指五气之郁；《金匮要略》梅核气是痰气之郁；丹溪六郁虽有气、血、火、食、湿、痰六郁之分，但诸郁以气郁为先。景岳"因郁而病，因病而郁"，皆为气郁。

【病因病机】

郁证的病因总属情志所伤，发病与肝的关系最为密切，可涉及心、脾、肾。七情过极，情志失调，肝失条达，气失疏泄，而致肝气郁结。气郁日久化火，则为火郁；气滞血瘀则为血郁；谋虑不遂或忧思过度，久郁伤脾，脾失健运，食滞不消而蕴湿、生痰、化热等，则又可成为食郁、湿郁、痰郁、热郁。

【辨证论治】

理气开郁、条达气机、怡情易性是治疗郁病的基本原则。正如《医方论·越鞠丸》方解中说："凡郁病必先气病，气得疏通，郁于何有。"

1. **肝气郁结证**　精神抑郁，情绪不宁，胸部满闷，胁肋胀痛，痛无定处，脘闷嗳气，不思饮食，大便不调。舌苔薄腻，脉弦。

【证机】肝郁气滞，脾胃失和。

【治法】疏肝解郁，理气畅中。方用柴胡疏肝散加贯叶金丝桃、玫瑰花等。

2. **气郁化火证**　性情急躁易怒，胸胁胀满，口苦而干，或头痛，目赤，耳鸣，或嘈杂吞酸，大便秘结。舌质红，苔黄，脉弦数。

【证机】肝气郁结，气不升发，日久化火。

【治法】疏肝理气，清热泻火。方用四逆散合左金丸。

3. **痰气郁结证**　精神抑郁，胸部闷塞，胁肋胀满，咽中如有物梗塞，吞之不下，咯之不出。舌苔白腻，脉弦滑。本证亦即《金匮要略·妇人杂病脉证并治》所说"妇人咽中如有炙脔，半夏厚朴汤主之"之证。《医宗金鉴·诸气治法》将本证称为"梅核气"。

【证机】气郁痰凝，阻滞胸咽。

【治法】行气开郁，化痰散结。方用半夏厚朴汤加减。

4. **气不养神证** 精神恍惚，心神不宁，多疑易惊，悲忧善哭，喜怒无常，或时时欠伸，或手舞足蹈，骂詈喊叫等。舌质淡，脉弦。《金匮要略》称为"脏躁"。

【证机】心气亏虚，神明失养。

【治法】甘润缓急，益气养神。方用甘麦大枣汤合白薇汤加减。

5. **心脾气虚证** 多思善疑，头晕神疲，心悸胆怯，失眠健忘，纳差，面色不华。舌质淡，苔薄白，脉弱。

【证机】心脾气虚，心失所养。

【治法】健脾益气，奉养心神。方用归脾汤加减。

6. **气阴虚亏证** 情绪不宁，心悸，健忘，失眠，多梦，五心烦热，盗汗，口咽干燥。舌红少津，脉细数。

【证机】气阴亏虚，阴不涵阳，神失所养。

【治法】益气养阴，滋养心肝。方用天王补心丹加减。

（二）胁痛

胁痛是指以一侧或两侧胁肋部疼痛为主要表现的病证，是临床上比较多见的一种自觉症状。胁，指侧胸部，为腋以下至第 12 肋骨部的总称。如《医宗金鉴·卷八十九》所言："其两侧自腋而下，至肋骨之尽处，统名曰胁。"

《素问·脏气法时论篇》云："肝病者，两胁下痛引少腹，令人善怒。"明确指出了本病的发生主要与肝胆病变相关；《素问·举痛论篇》言："寒气客于厥阴之脉，厥阴之脉者，络阴器，系于肝，寒气客于脉中，则血泣脉急，故胁肋与少腹相引痛矣。"严用和《严氏重订济生方·胁痛评治》中认为胁痛的病因主要是由于情志不遂所致，"夫胁痛多因疲极嗔怒，悲哀烦恼，谋虑惊忧，致伤肝脏。肝脏既伤，积气攻注，攻于左，则左胁痛；攻于右，则右胁痛；移逆两胁，则两胁俱痛"。《景岳全书》认为"胁痛有内伤外感之辨，凡寒邪在少阳经……然必有寒热表证者方是外感，如无表证，悉属内伤。但内伤胁痛者十居八九，外感胁痛则间有之耳"。以愚之见，胁痛病在肝胆，总属气病，气不病则胁不痛。

【病因病机】

胁痛的基本证机为肝气不畅，肝络失和，或"不通则痛"，或"不荣则痛"。其病有虚实之分：气滞、血瘀、湿热所导致的胁痛多属实证，乃无形或有形之邪，伤于肝络，气机被阻，则"不通则痛"；而因阴血不足、肝络失养、气血失和所导致的胁痛则为虚证，乃"不荣则痛"。

【辨证论治】

1. **肝郁气滞证** 　胁肋胀痛，走窜不定，甚则引及项背肩臂，疼痛每因情志变化而增减，胸闷腹胀，嗳气频作，得嗳气而胀痛稍舒，纳少口苦。舌苔薄白，脉弦。

【证机】肝失条达，气机郁滞，络脉失和。

【治法】疏肝理气。方用柴胡疏肝散加青皮、延胡索、川楝子、郁金等。

2. **湿热阻气证** 　胁肋胀痛或灼热疼痛，口苦口黏，胸闷纳呆，恶心呕吐，小便黄赤，大便不爽，或兼有身热恶寒，身目发黄。舌红苔黄腻，脉弦滑数。

【证机】湿热蕴结，肝胆失疏，气机不利。

【治法】清热利湿，疏利气机。方用龙胆泻肝汤加减。

3. **气滞血瘀证** 　胁肋胀痛或刺痛，痛有定处，痛处拒按，入夜痛甚，胁肋下或见有癥块舌质紫暗，脉沉。

【证机】气滞血瘀，肝络痹阻。

【治法】理气化瘀，通络止痛。方用血府逐瘀汤或复元活血汤加减。

4. **肝络气郁证** 　胁肋隐痛，悠悠不休，遇劳加重，口干咽燥，心中烦热，头晕目眩。舌红少苔，脉细弦而数。

【证机】肝肾阴亏，肝络气机。

【治法】养阴和肝。方用一贯煎加减。

（三）黄疸

黄疸是以目黄、身黄、小便黄为主症的一种病证，其中目睛黄染尤为

气证论

本病的重要特征。《素问·平人气象论篇》说："溺黄赤，安卧者，黄疸。……目黄者曰黄疸。"《灵枢·论疾诊尺》说："面色微黄，齿垢黄，爪甲上黄，黄疸也。"〔汉〕张仲景《伤寒杂病论》把黄疸分为黄疸、谷疸、酒疸、女劳疸、黑疸5种，并对各种黄疸的形成机制、症状特点进行了探讨，其创制的茵陈蒿汤成为历代治疗黄疸的重要方剂。至〔清〕程钟龄《医学心悟》创制茵陈术附汤，至今仍为治疗阴黄的代表方剂。黄疸发病总因瘟毒湿热或砂石，阻滞肝胆或脾胃气机，胆汁瘀积泛溢而发。

【病因病机】

黄疸的病理因素有气滞、瘀血、砂石等7种，但其中以湿邪为主。其病因有外感和内伤两方面。外感黄疸有湿邪、热邪、寒邪、疫毒之别，多属湿热疫毒伤及肝胆气机，胆汁失于疏泄而发；内伤常与饮食、劳倦、砂石或病后未复有关，致肝胆疏泄失司或脾胃水湿运化无力所发。黄疸的证机关键是湿，由于湿邪困遏脾胃，壅塞肝胆，疏泄失常，胆汁泛溢而发生黄疸。

【辨证论治】

1. **湿热阻气证**　多属阳黄。身目俱黄，黄色鲜明，发热口渴，或见心中懊憹，腹部胀闷，口干而苦，恶心、呕吐、便短少黄赤，大便秘结。舌苔黄腻，脉弦数。

【证机】湿热熏蒸，困遏脾胃，壅滞肝胆，胆汁泛溢。

【治法】清热通腑，利湿退黄。茵陈蒿汤或甘露消毒丹加减，可加苍术、厚朴、连翘、垂盆草、蒲公英、柴胡、郁金等。

2. **胆热气郁证**　多属阳黄。身目发黄，黄色鲜明，上腹、右胁胀闷疼痛，牵引肩背，咽干，呕吐、呃逆，尿黄赤，大便秘。舌红苔黄，脉弦滑数。

【证机】湿热砂石郁滞，肝胆气机失疏。

【治法】疏肝泄热，利胆退黄。方用大柴胡汤加茵陈、鸡内金等。

3. **寒湿阻气证**　多属阴黄。病程较久，身目俱黄，黄色晦暗，或如烟熏。舌淡苔腻，脉濡缓或沉迟。

【证机】中阳不振，寒湿阻气，胆汁失疏。

【治法】温中化湿，健脾和胃。方用茵陈术附汤合平胃散加减。

（四）积聚

积聚是腹内结块，或痛或胀的病证。分别言之，积属有形，结块固定不移，痛有定处，病在血分，是为脏病；聚属无形，包块聚散无常，痛无定处，病在气分，是为腑病。《灵枢·五变》说："人之善病肠中积聚者……如此则肠胃恶，恶则邪气留止，积聚乃伤；脾胃之间，寒温不次，邪气稍至，稽积留止，大聚乃起。"积聚的治疗，张景岳提出四法"曰攻曰消曰散曰补，四者而已"，并创制了化铁丹、理阴煎等新方。

【病因病机】

积聚本为气病，聚为气病，古已明确：积虽曰血病，无不由气及血，气郁而血瘀，成为有形之积。积聚的发生，多因情志失调，饮食所伤，寒邪内犯，及病之后，气机不舒，脏腑失和，脉络受阻，血行不畅，气滞血瘀，日积月累而成。《灵枢·百病始生》说："积之始生，得寒乃生。""若内伤于忧怒，则气上逆，气上逆则六输不通，温气不行，凝血蕴里而不散，津液涩渗，著而不去，而积皆成矣。"《景岳全书·痢疾论》说："饮食之滞，留蓄于中，或结聚成块，或胀满硬痛，不化不行，有所阻隔者，乃为之积。"

【辨证论治】

聚证论治着眼于"气"，积证论治着眼于"气血"两字。或理气，或补气，或理气化瘀，或补气化瘀。《医宗必读·积聚》曾指出："初者，病邪初起正气尚强，邪气尚浅，则任受攻；中者，受病渐久，邪气较深，正气较弱，任受且攻且补；末者，病魔经久，邪气侵凌，正气消残，则任受补。"聚证多实，治疗以行气散结为主。积证初起，正气未虚，以邪实为主；中期，积块较硬，正气渐伤，邪实正虚；后期瘀结不去，则以正虚为主。积证初期属邪实，应予消气；中期邪实正虚，消补兼施；后期以正虚为主，应予养正除积。

1. **肝气郁结证** 多见于聚证。腹中结块柔软，时聚时散，攻窜胀痛，脘胁胀闷不适。舌苔薄，脉弦。

【证机】肝失疏泄，气结于腹。

【治法】疏肝解郁，行气散结。方用逍遥散、木香顺气散加减。

2. **气滞血阻证** 多见于积证。腹部积块质软不坚，固定不移，胀痛不适。舌苔薄，脉弦。

【证机】气滞血瘀，脉络不和，积而成块。

【治法】理气消积，活血散瘀。方用柴胡疏肝散合失笑散加减。

3. **正虚瘀结证** 久病体弱，积块坚硬，隐痛或剧痛，饮食大减，肌肉瘦削，神倦乏力，面色萎黄或黧黑，甚则面肢浮肿。舌质淡紫，或光剥无苔，脉细数或弦细。

【证机】癥积日久，中虚失运，气血衰少。

【治法】补益气血，活血化瘀。方用八珍汤合化积丸加减。八珍汤补气益血，适用于气血衰少之证；化积丸活血化瘀，软坚消积，适用于瘀血内结之积块。

（五） 膨胀

臌胀是指腹部胀大如鼓的一类病证，临床以腹大胀满，绷急如鼓，皮色苍黄，脉络显露为特征，故名臌胀。臌胀病名最早见于《内经》，如《灵枢·水胀》载："臌胀何如？岐伯曰：腹胀，身皆大，大与肤胀等也，色苍黄，腹筋起，此其候也。"〔明〕李中梓《医宗必读·水肿胀满》说："在病名有臌胀与蛊胀之殊。臌胀者，中空无物，腹皮绷急，多属于气也。蛊胀者，中实有物，腹形充大，非虫即血也。"〔明〕张景岳将臌胀又称为"单腹胀"，《景岳全书·气分诸胀论治》篇说："单腹胀者名为臌胀，以外虽坚满而中空无物，其像如鼓，故名臌胀。又或以血气结聚，不可解散，其毒如蛊，亦名蛊胀，且肢体无恙，胀惟在腹，故又名为单腹胀。"他认为臌胀的形成与情志、劳欲、饮食等有关，并提出"治胀当辨虚实"。〔明〕李梴提出本病的治疗法则，《医学入门·臌胀》说："凡胀初起是气，久则成水。"

鼓胀总属气病，初病气聚，久则水气内停。

【病因病机】

臌胀大多因酒食不节、情志刺激、虫毒感染，导致气滞、血瘀、水液停蓄不去，积于大腹，日益胀大而成。但其发病关键在气滞，盖气滞则血瘀，气滞则水停，如无气滞，则瘀难成而水亦难聚。故喻嘉言曾概括为"胀病亦不外水裹、气结、血瘀"。

【辨证论治】

1. **气滞湿阻证**　腹胀按之不坚，胁下胀满或疼痛。舌苔薄白腻，脉弦。

【证机】肝郁气滞，木不疏土，脾运不健。

【治法】疏肝理气，运脾利湿。方用柴胡疏肝散合胃苓汤加减。

2. **水湿困脾证**　腹大胀满，按之如囊裹水，甚则颜面微浮，下肢浮肿，脘腹痞胀，得热则舒，精神困倦，怯寒懒动，小便少，大便溏。舌苔白腻，脉缓。

【证机】湿气困遏，脾阳不振，寒水内停。

【治法】温中健脾，行气利水。方用实脾饮加减。

3. **水热蕴结证**　腹大坚满，脘腹胀急，烦热口苦，渴不欲饮，或有面目、皮肤发黄，小便赤涩，大便秘结或溏泻。舌边尖红，苔黄腻或兼灰黑，脉弦数。

【证机】湿热气盛，蕴结中焦，浊水内停。

【治法】清热利湿，攻下逐水。方用中满分消丸合茵陈蒿汤加减。

4. **气滞血瘀，水气积腹证**　脘腹坚满，青筋显露，胁下癥结痛如针刺，面色晦暗鼇黑，或见赤丝血缕，面、颈、胸、臂出现血痣或蟹爪纹，口干不欲饮水，或见大便色黑。舌质紫暗或有紫斑，脉细涩。

【证机】肝脾瘀结，气滞络脉，水气停留。

【治法】活血化瘀，行气利水。方用调营饮加减。

5. **阳虚水盛证**　腹大胀满，形似蛙腹，朝宽暮急，面色苍黄或㿠白，小便短少不利。舌体胖，质紫，苔淡白，脉沉细无力。

【证机】阳气亏虚，不能温运，水湿内聚。

【治法】温补脾肾，化气利水。方用真武汤加大腹皮、木香。

（六）气病头痛

头痛是临床常见的自觉症状，可单独出现，亦见于多种疾病的过程中。《灵枢·厥病》论述了厥头痛、真头痛，认为头痛属于厥病一类。何谓厥病？马莳曰："此厥之为义，乃气逆而以此连彼之谓。"张志聪曰："此少阴之气，厥逆于上，转及于太阳之经脉，而为厥头痛也。"

【病因病机】

气病头痛，约有外感与内伤两类。外感头痛，乃风气、火气、寒气，上犯清空，壅滞经络，络脉不通，不通则痛。内伤头痛，乃中气亏虚或精气不足所致。中气亏虚者，清阳不升，头窍失养而致头痛；或因脾失健运，痰浊内生，阻塞气机，浊阴不降，清窍被蒙而致头痛。精气不足者，多由房劳过度，或禀赋不足，使肾精气亏损，无以生髓，髓海空虚，发为头痛。

【辨证论治】

1. **风气头痛** 风寒、风热、风湿三类头痛多见。

(1) **风寒头痛证**：头痛连及项背，常有拘急收紧感，或伴恶风畏寒，遇风尤剧，口不渴。舌苔薄白，脉浮。

【证机】风寒外袭，上犯巅顶，凝滞经脉。

【治法】疏散风寒，通络止痛。方用川芎茶调散加减；甚者麻黄附子细辛汤加白芷、川芎、全蝎；亦可用《太平惠民和剂局方》消风散。

(2) **风热头痛证**：头痛而胀，甚则头胀如裂，发热或恶风，面红目赤舌尖红。舌苔薄黄，脉浮数。

【证机】风热外袭，上扰清空，窍络失和。

【治法】疏风清热和络。方用芎芷石膏汤或桑菊饮加减。

(3) **风湿头痛证**：头痛如裹，肢体困重，微恶风寒，胸闷纳呆。舌苔白滑，脉濡。

【证机】风湿之邪，困遏清窍。

【治法】祛风胜湿通窍。方用羌活胜湿汤加减。

2. **火气头痛证** 头痛剧烈，头面烘热，口干心烦。舌红苔黄，脉弦数。

【证机】风火上攻。

【治法】祛风清火。方用清空膏加全蝎。

3. **气虚头痛证** 头痛或晕，气短乏力，神疲倦怠。舌淡，脉虚。

【证机】中气亏虚，清阳不升。

【治法】补中益气。方用补中益气汤加蔓荆子。

4. **气滞血瘀证** 头痛经久不愈，痛处固定不移，痛如锥刺，或有头部外伤史。舌紫暗，或有瘀斑，苔薄白，脉细或细涩。

【证机】瘀血阻窍，络脉滞涩，不通则痛。

【治法】行气化瘀，通窍止痛。方用通窍活血汤加减。

5. **痰气头痛证**　头痛昏蒙，胸脘满闷，纳呆呕恶，神疲懒言。舌苔白腻，脉滑或弦滑。

【证机】痰气中阻，清阳不升，浊蒙清窍。

【治法】健脾燥湿，化痰降逆。方用半夏白术天麻汤加减。

6. **精气亏虚证**　头痛且空，眩晕耳鸣，腰膝酸软，神疲乏力，滑精带下。舌红少苔，脉细无力。

【证机】精气亏虚，髓海失充。

【治法】益气生精，充填髓海。方用大补元煎加黄芪、龟甲。

（七）气病眩晕

眩是指眼花或眼前发黑，晕是指头晕甚或感觉自身或外界景物旋转，二者常同时并见，故统称为"眩晕"。轻者闭目即止；重者如坐车船，旋转不定，不能站立，或伴有恶心、呕吐、汗出，甚则昏倒等症状。

眩晕多为风病，源自《素问》证机十九条之"诸风掉眩，皆属于肝"，但亦多与气相关，古贤"三无论"，所谓无痰不作眩、无风不作眩、无虚不作眩，概括甚高。但愚曰"气不病则眩不作"，非悖古论。盖痰为痰气，风为风气，虚则或为中气之虚，或为精气之虚，或为阳气之虚，三论实不离一"气"字。

【病因病机】

气病眩晕，痰气、火气、风气病眩为实，中气、精气、阳气病眩为虚。实者为风、火、痰气，扰乱清空；虚者，或水不涵木，阴不维阳，致阳亢于上，或肾精亏虚，髓海失充而病眩晕。

【辨证论治】

1. **气虚作眩证**　眩晕动则加剧，劳累即发，神疲乏力，倦怠懒言。舌淡苔薄白，脉细弱。

【证机】中气亏虚，清阳不升，脑失所养。

【治法】益气定眩。方用益气聪明汤加减。

2. **风气作眩证**　眩晕，耳鸣，头目胀痛，口苦，失眠多梦，遇烦劳郁怒而加重，甚则仆倒，颜面潮红，急躁易怒，肢麻震颤。舌红苔黄，脉弦或数。

【证机】肝阳风火，上扰清窍。

【治法】降气平肝，清火熄风。方用天麻钩藤饮加枇杷叶、全蝎。

3. **痰气夹风证**　痰湿中阻证眩晕，头重昏蒙，或伴视物旋转，胸闷恶心，呕吐痰涎，食少多寐。舌苔白腻，脉濡滑。

【证机】痰浊中阻，上蒙清窍。

【治法】理气化痰，祛风定眩。方用半夏白术天麻汤加减。

4. **精气亏虚证**　眩晕日久不愈，精神萎靡，腰酸膝软，遗精滑泄，耳鸣。脉弱尺甚。

【证机】肾精不足，髓海空虚，脑失所养。

【治法】益气生精，填髓养脑。方用大补元煎加黄芪、龟甲。

5. **气滞血瘀血证**　眩晕，头痛，兼见健忘，失眠，心悸，精神不振，耳鸣耳聋，面唇紫暗。舌暗有瘀斑，脉弦或涩。

【证机】气滞血瘀，痹阻脑络，脑失所养。

【治法】行气祛瘀，活血通窍。方用通窍活血汤加减。

（八）气病中风

中风是以卒然昏仆，不省人事，半身不遂，口眼喎斜，语言不利为主症的病证。病轻者可无昏仆而仅见半身不遂及口眼喎斜等症状。

中风虽以风而名，但亦多气病。《素问·生气通天论篇》云："阳气者，大怒则形气绝，而血菀于上，使人薄厥。"《素问·调经论篇》云："血之与气，并走于上，则为大厥，厥则暴死，气复反则生，不反则死。"李东垣认为属"正气自虚"。《医学发明·中风有三》说："中风者，非外来风邪，乃本气自病也。凡人年逾四旬，多有此疾。"所以中风之病，临证论治，不可以"风"为定论。

【病因病机】

中风乃内伤于积损，复因劳逸失度、情志不遂、饮酒饱食或外邪侵袭等触引起脏腑阴阳失调，血随气逆，阳气暴张，内风旋动，夹痰夹火，横窜经脉，蒙蔽神窍从而发生卒然昏仆，半身不遂诸症。其基本证机总属阴阳失调，气血逆乱。

【辨证论治】

中风须辨中经络、中脏腑，中脏腑又须辨闭证、脱证。中经络者，虽有半身不遂，口眼㖞斜、语言不利，但意识清楚；中脏腑则昏不知人，或神志昏糊、迷蒙，伴见肢体不用。中脏腑须辨闭脱，闭证属实，邪气内闭清窍所致，症见神志昏迷、牙关紧闭，口噤不开，两手握固、肢体强痉等。脱证属虚，乃为五脏真阳散脱，阴阳即将离决之候，临床可见神志昏聩无知，目合口开，四肢松懈瘫软、手撒，肢冷汗多，二便自遗，鼻息低微等。并可见内闭外脱之候。

闭证又当辨别阳闭、阴闭，阳闭有瘀热痰火之象，如身热面赤，气粗鼻鼾，痰声如拽锯，便秘溲黄，舌苔黄腻，舌绛干，甚则舌体卷缩，脉弦滑而数。阴闭有寒湿痰浊之征，如面白唇紫，痰涎壅盛，四肢不温，舌苔白腻，脉沉滑等。

1. 中经络

(1) **风火痰气，卒阻脉络证**：平时可有肌肤不仁，手足麻木，突然发生口眼㖞斜，语言不利，口角流涎，舌强语謇，甚则半身不遂，或兼见手足拘挛。舌苔薄白，脉浮数。

【证机】脉络空虚，风火痰气，乘虚入中，气血闭阻。

【治法】祛风化痰通络。方用《瑞竹堂方》真方白丸子加减。该方由半夏、天南星，白附子、川乌、天麻、全蝎、木香、枳壳组成，可加黄连、丝瓜络等。

(2) **风气中络证**：平素头晕头痛，耳鸣目眩，突然发生口眼㖞斜，舌强语謇，或手足重滞，甚则半身不遂，或伴恶寒发热，肢节疼痛。舌质红苔黄，脉弦。

【证机】风邪夹气，上犯清窍，横窜络脉。

【治法】顺气祛风，活血通络。方用大秦艽汤加乌药、全蝎。

2. 中腑脏

(1) **闭证**：突然昏仆，不省人事，牙关紧闭，口噤不开，两手握固，大小便闭，肢体强痉。

1) 阳闭：突然昏仆，不省人事，半身不遂，肢体强痉，口舌㖞料。舌质暗红，或有瘀点瘀斑，苔黄腻，脉弦滑或弦涩。

【证机】肝阳暴张，阳化风动，气血逆乱，直冲犯脑。

【治法】熄风清火，清心开窍。方用三化汤加减。另可服至宝丹或安宫牛黄丸以清心开窍。

2）阴闭：突然昏仆，不省人事，半身不遂，肢体松懈，口眼㖞斜。舌质暗淡，苔白腻，脉沉滑或缓。

【证机】痰浊壅盛，蒙蔽清窍，神机闭塞。

【治法】豁痰开窍。方用涤痰汤合苏合香丸。

（2）**脱证**：主要为阴竭阳亡，表现为突然昏仆，不省人事，目合口张，鼻鼾息微，手撒肢冷，汗多，大小便自遗，肢体软。脉微欲绝。

【证机】阴阳欲绝，生气不支。

【治法】益气回阳，扶正固脱。方用参附汤合生脉散急灌服，并综合抢救。

3. 恢复期

（1）**风痰瘀阻证**：口眼㖞斜，舌强语謇或失语，半身不遂，肢体麻木。舌暗紫，苔滑腻，脉弦滑。

【证机】风痰阻络，气血运行不利。

【治法】搜风化痰，行瘀通络。方用解语丹加减。

（2）**气虚络瘀证**：肢体偏枯不用，肢软无力，面色萎黄。舌质淡紫或有瘀斑，苔薄白，脉细涩或细弱。

【证机】气虚血瘀，脉阻络痹。

【治法】益气养血，化瘀通络。方用补阳还五汤加减。

（九）瘿病

瘿病是以颈前喉结两旁结块肿大为主要临床特征的一类疾病。瘿为气病，《杂病源流犀烛》称为瘿气。《儒门事亲·瘿》指出，常食昆布、海藻，昆布可消瘿，以之作为防治瘿病的方法。《本草纲目》明确指出黄药子有"凉血降火，消瘿解毒"的功效。

【病因病机】

瘿病的病因主要是情志内伤，饮食及水土失宜，但也与体质因素有密

第四章　脏系气病

189

切关系。基本证机是气滞、痰凝，血瘀壅结颈前。忿郁恼怒或忧愁思虑日久，忿怒伤肝，忧虑伤脾，肝郁则气滞，脾伤则气结，气机郁结，则津液不得正常输布，易于凝聚成痰，气滞痰凝，壅结颈前，则形成瘿病。瘿病初期多为气机郁滞，津凝痰聚，痰气搏结颈前所致，日久引起血脉瘀阻，气、痰、瘀三者合而为患。

【辨证论治】

1. **气郁痰阻证** 颈前喉结两旁结块肿大，质软不痛，颈部觉胀，胸闷，喜太息，或兼胸胁窜痛，病情易随情志波动。舌苔薄白，脉弦。

【证机】气机郁滞，痰浊凝结。

【治法】理气舒郁，化痰消瘿。方用四海舒郁丸加减。

2. **痰气夹瘀证** 颈前喉结两旁结块肿大，按之较硬或有结节，肿块经久未消，胸闷，纳差。舌质暗，脉弦。

【证机】痰气互结，瘀血阻滞。

【治法】理气化痰，活血祛瘀。方用海藻玉壶汤，可加夏枯草、香附、黄药子、蜂房、赤芍等。

3. **气郁化火证** 颈前喉结两旁轻度或中度肿大突出，手指颤抖，面部烘热，口苦，烦热，容易出汗，性情急躁易怒。舌质红，苔薄黄，脉弦数。

【证机】肝气壅结，气郁化火。

【治法】清肝泄火，消瘿散结。方用栀子清肝汤合消瘰丸加减。

4. **气火伤阴证** 颈前喉结两旁结块或大或小，质软，病起较缓，眼干，目眩，心悸不宁，心烦少寐，易出汗，手指颤动，倦怠乏力。舌质红，苔少或无苔，脉弦细数。

【证机】气火内结，心肝之阴耗伤。

【治法】滋阴降火，宁心柔肝。方用天王补心丹或一贯煎加减。

（十）气郁不孕

结婚日久不孕，伴情志抑郁，胸胁不舒，乳房胀痛，月经失调。

【证机】肝气郁结，气血不和，冲任失充，难以摄精成孕。

【治法】疏肝解郁，养血调经。方用《傅青主女科》开郁种玉汤，该方由当归、白术、炒白芍、茯苓、牡丹皮、香附、天花粉组成。

（十一） 肝气耳鸣

耳鸣，耳闭，或突发耳聋，或伴胸胁疼痛。脉弦。

【证机】肝气不通，气郁耳窍。

【治法】疏肝理气，畅通耳窍。方用通气散加石菖蒲、路路通、辛荑、白芷。

（十二） 肝郁经乱

肝气郁结，月经失调，前后不定，或伴经量异常，乳胀，少腹胀痛，常伴情志不舒。脉多弦。

【证机】肝气郁结，冲任不调。

【治法】疏肝调经。方用丹栀逍遥散加香附、郁金、茺蔚子、丹参等。

（十三） 肝郁失谋

肝主谋虑。肝气郁结，情绪不调，或急躁易怒，或易胆怯惊恐，以致谋虑不周，思前顾后，举棋难定。

【证机】肝气郁结，谋虑不定。

【治法】条达情志，宁志益谋。方用自拟解郁定谋丸，该方由柴胡、白芍、生龙齿、党参、石菖蒲、远志、茯神、龟甲、菟丝子、贯叶金丝桃、益智、炙甘草组成。

（十四） 肝著

肝著病证名，出自《金匮要略》。胸胁痞闷不舒，甚或胀痛，用手按压捶击稍舒，且喜热饮。脉弦。

【证机】肝气血郁滞，着而不行。

【治法】行气活血，通阳散滞。方用旋覆花汤加当归须、桃仁、泽兰、郁金。方中新绛可用茜草代。

（十五） 肝积肥气

肝积肥气为五积病之一，亦名肥气。《灵枢·邪气脏腑病形》曰："肝脉……微急为肥气，在胁下，若覆杯。"《难经·五十六难》曰："肝之积，名曰肥气。在左胁下，如覆杯，有头足。久不愈，令人发咳逆，痎疟，连岁不已。"相当于脾肿大，或脾功能亢进症。

【证机】肝气郁滞，瘀血凝滞。

【治法】疏肝活血，软坚消积。用《三因极一病证方论》肥气丸。该方由青皮、当归须、苍术、蛇含石、莪术、三棱、铁孕粉组成。亦可用鳖甲煎丸。

（十六） 肝痹

《素问·痹论篇》曰"筋痹不已，复感于邪，内舍于肝"；"肝痹者，夜卧则惊，多饮，数小便，上为引如怀"。《症因脉治》对"上为引如怀"理解为"腹大如怀物"。归纳上述，肝痹症状为夜寐多惊梦，渴饮，多尿，腹膨大作胀，或见胁痛，足冷。

【证机】筋痹不已，内舍于肝；或由肺痹传变而来。

【治法】疏肝祛邪。用五痹汤加酸枣仁、柴胡。

（十七） 结节

颈项、腋胯之间，结块如豆，数目不等，无痛无热，推之可动，久则增大串生，或结块互相粘连。或彩超、CT等检查发现甲状腺、乳腺、肺部等部位结节。脉多弦滑。

【证机】"肝气久郁，虚火内灼，炼液为痰，痰气凝聚。

【治法】疏肝理气，化痰散结。方用自拟疏肝散结汤，该方由柴胡、白芍、赤芍、郁金、香附、青皮、土贝母、海藻、昆布、老鹳草、夏枯草、橘核、漏芦、连翘组成。

第五节　肾气病证

肾为先天之本，居腰府，藏精气，主生长生殖，主水，在窍为耳及二阴，在志为恐，在液为唾。肾藏精，为人体生长、发育、生殖之源，生命活动之根，故称先天之本。肾藏精，赖气以化，气化之精才能发挥其在机体生长、发育和生殖的功能；若气化无力，肾的藏精功能减退，不仅可因精关不固而致遗精、早泄，还可由于精气不足而影响机体的生殖能力，导致阳痿、不孕不育，甚至影响寿命。

肾主水液，在调节人体水液平衡方面起着极为重要的作用。若肾中精气的蒸腾气化失司，可导致水液的运化障碍。

肾气异常，可出现肾气亏虚、肾不纳气、肾气不固、肾阳气虚、肾阴气虚、肾精气虚、肾气虚血瘀、膀胱气闭等证；出现肾胀、肾咳、肾喘、肾哮、肾积、早衰、痴呆、水肿、腰痛、淋证、尿浊、隆闭、阳痿、遗精、早泄等病。

一、肾系气证

1. **肾气亏虚证** 耳鸣，眩晕健忘，腰膝酸软，小便频数，性欲减退。舌质淡，脉弱。

【证机】肾气亏虚，精气不足。

【治法】补肾益气。方用肾气丸加补骨脂、枸杞子、菟丝子等。

2. **肾不纳气证** 在肾气亏虚基础上，见久病咳喘，呼多吸少，气短，动则喘甚者。

【证机】肺为气之主，肾为气之根，肾气亏虚，气不归根。

【治法】补肾纳气。方用七味都气丸或肾气丸加五味子、沉香等。

3. **肾气不固证** 除一般肾气虚证外，尚有小便频数清长，或余沥不尽、夜尿多、遗尿；或男子遗精早泄，女子带下清稀量多；或月经淋漓不尽或胎动不安、滑胎者。

【证机】肾气亏虚，固摄无权。

【治法】补肾固涩。方用肾气丸加桑螵蛸，或用金锁固精丸、缩泉丸加减。

4. **肾阳气虚证** 畏寒肢冷，腰膝以尤甚，面色㿠白或黧黑，小便清长，夜尿多。舌淡苔白，脉弱。

【证机】肾阳气虚，机体失却温煦。

【治法】温肾益气。方用肾气丸加黄芪、淫羊藿。

5. **肾阴气虚证** 腰膝酸软而痛，男子遗精，女子经少或闭经，齿松发落，眩晕耳鸣，五心烦热。舌红少苔，脉细数。

【证机】肾阴气虚，虚热内扰。

【治法】滋阴益肾。方用六味地黄丸或左归饮、归肾丸加减。

6. **肾精气虚证** 小儿生长发育迟缓，成人生殖功能减退，早衰，齿松发落，健忘。

【证机】精气亏虚，化源不足。

【治法】补肾益气养精。方用大补元煎加龟甲。

7. **肾气虚血瘀证** 耳鸣，眩晕健忘，腰膝疼痛，小便频数，性欲减退，身倦乏力，面色晦暗。舌质淡紫，或有紫斑，脉沉涩。

【证机】气虚血瘀，肾气阻滞。

【治法】补肾活血。方用大补元煎加黄芪、土鳖虫、蜂房、莪术。

8. **膀胱气闭证** 小便困难，或尿闭，小腹胀满。

【证机】膀胱气化失调。

【治法】气化膀胱。方用柴胡疏肝散合滋肾通关散加乌药。

二、肾系气病

（一）水肿

水肿是体内水液潴留，泛溢肌肤，表现以头面、眼睑、四肢、腹背，甚至全身浮肿为特征的一类病证。

水不自行，赖气以动，水肿一证，是全身气化功能障碍的一种表现。形成本病的机制为肺失通调，脾失转输，肾失开合，三焦气化不利。〔汉〕张仲景称水肿为水气病，《金匮要略》有《水气病脉证并治》专篇。

【病因病机】

无论阴水、阳水，总为气病。水肿的主要病因有风邪袭表、疮毒内犯、外感水湿、饮食不节及禀赋不足、久病劳倦等。肺主一身之气，有主治节、通调水道、下输膀胱的作用。风邪犯肺，肺气失于宣畅，不能通调水道，风水相搏，发为水肿。脾主生气，运化水湿，布散水精，外感水湿，脾阳被困，或饮食劳倦等损及脾气，造成脾失转输，水湿内停，乃成水肿。肾为气之根，主水，水液的输化有赖于肾阳气的蒸化、开阖作用。久病劳欲，损及肾脏，则肾失蒸化，开阖不利，水液泛滥肌肤，则为水肿。诚如《景岳全书·肿胀》篇指出："凡水肿等证，乃肺、脾、肾三脏相干之病。盖水为至阴，故其本在肾；水化于气，故其标在肺；水唯畏土，故其制在脾。今肺虚则气不化精而化水，脾虚则土不制水而反克，肾虚则水无所主而妄行。"

【辨证论治】

1. **风气裹水证** 眼睑浮肿，继则四肢及全身皆肿，来势迅速，多有恶寒，发热，肢节酸楚，小便不利等。偏于风热者，伴咽喉红肿疼痛，舌质红，脉浮滑数；偏于风寒者，兼恶寒，咳喘，舌苔白，脉浮紧。

【证机】风邪犯肺，宣肃失司，风气裹水，而成水肿。

【治法】宣肺利水。方用越婢加术汤加减；或用麻杏五苓散加减。

2. **湿毒浸淫证** 眼睑浮肿，延及全身，皮肤光亮，尿少色赤，身发疮痍，甚则溃烂，恶风发热。舌质红，苔薄黄，脉浮数或滑数。

【证机】湿毒之气，弥漫三焦，气化不利，水湿内停。

【治法】宣肺解毒，利湿消肿。方用麻黄连翘赤小豆汤合五味消毒饮加减。

3. **水湿浸渍证** 全身水肿，下肢明显，按之没指，小便短少，身体困重，胸闷，纳呆，泛恶。舌苔白腻，脉沉缓。起病缓慢，病程较长。

【证机】寒湿内积，脾阳气遏，水湿不化。

【治法】健脾气，通阳气，化水气。方用五皮饮合胃苓汤加减。

4. **阳气衰微证** 水肿反复消长不已，面浮身肿，腰以下甚，按之凹陷不起，尿量减少或反多，腰酸冷四肢厥冷，怯寒神疲，面色㿠白，甚者心悸胸闷，喘促难卧，腹大胀满。舌质淡胖，苔白，脉沉细或沉迟无力。

【证机】脾肾虚弱，阳气衰微，水寒内聚。

【治法】温肾助阳，化气行水。脾阳虚水停者用实脾饮；肾阳虚水泛者，用真武汤加减；长期水肿，势不甚者用济生肾气丸。

5. **气滞血瘀证** 水肿延久不退，肿势轻重不一，四肢或全身浮肿或伴血尿，以下肢为主，皮肤瘀斑，腰部刺痛。舌紫暗，苔白，脉沉细涩。

【证机】水停湿阻，气滞血瘀，三焦气化不利。

【治法】活血祛瘀，化气行水。方用桃红四物汤合五苓散加黄芪、附子等。

（二） 气淋

淋证是指以小便频数短涩，淋沥刺痛，小腹拘急引痛为主症的病证。气淋为五淋之一，有气实、气虚两种情况。

【病因病机】

气淋主要证机为气病湿热。或膀胱气化不利，湿热蕴结下焦，而小便淋沥刺痛；或"中气不足，溲便为之变"。

【辨证论治】

1. 气郁湿热证　郁怒之后，小便涩滞，淋沥不宣，少腹胀满疼痛。舌苔薄白，脉弦。

【证机】气机湿热，膀胱气化不利。

【治法】理气疏导，通淋利尿。方用沉香散加减。

2. 中气亏虚证　久淋之后，小便乏力，排之不畅，尿等待。脉虚。

【证机】中气亏虚，膀胱气化无力。

【治法】补中益气，利尿通淋。方用补中益气汤加车前子。

（三）癃闭

癃闭是小便异常的病变，属于膀胱气病。是以小便量少，排尿困难，甚则小便闭塞不通为主症的一种病证。其中小便不畅，点滴而短少，病势较缓者称为癃；小便闭塞，点滴不通，病势较急者称为闭。《素问·灵兰秘典论篇》说："膀胱者，州都之官司，津液藏焉，气化则能出矣。"《素问·宣明五气篇》谓："膀胱不利为癃，不约为遗溺。"皆已明确认识到膀胱气化不利是癃闭的基本证机，故癃闭总属气病。

【病因病机】

癃闭为气病，有气虚、气实两端，气虚多因久虚久病，出现膀胱气化无力而小便异常，此即《灵枢·口问》所谓："中气不足，溲便为之变。"气实的病因主要有外邪侵袭、饮食不节、情志内伤、瘀浊内停等，导致膀胱气道涩滞，气化失调而病癃闭，故《素问·宣明五气论篇》说"膀胱不利为癃"。

【辨证论治】

膀胱乃六腑之一，六腑功能"以通为用"，故癃闭论治，以气化膀胱，通利小便为大法。

1. 湿热阻气证　小便点滴不通，或量极少而短赤灼热，小腹胀满，口苦口黏，或口渴不欲饮，或大便不畅。舌质红，苔黄腻，脉数。

【证机】湿热壅结下焦，膀胱气化不利。

【治法】清利湿热，通利小便。方用八正散加减，或合滋肾通关丸。

2. **肺热壅气证** 小便不畅或点滴不通，咽干，烦渴欲饮，呼吸急促，或有咳嗽。舌红，苔薄黄，脉数。

【证机】肺热壅气，上窍不通。

【治法】清泄肺热，提壶揭盖，通利水道。方用清肺饮加减。

3. **肝郁气滞证** 小便不通或通而不爽，情志抑郁，或多烦善怒，胁腹胀满。舌红，苔薄黄，脉弦。

【证机】肝气不疏，膀胱气郁。

【治法】开郁通气。方用《金匮翼》沉香散，该方由沉香、石韦、滑石、当归、橘皮、白芍、冬葵子、王不留行、甘草组成。

4. **阳气亏虚证** 小便不通或通而不爽，肢体浮肿，神疲倦怠，形寒肢冷，面色㿠白。舌淡，苔白，脉弱。

【证机】阳气衰惫，三焦气化无权。

【治法】温阳益气，通利小便。方用济生肾气丸加减。

5. **浊气闭胞证** 小便量少，甚至无尿，伴呕吐、烦躁、神昏，寒浊则面色晦青，热浊则舌红、苔黄厚腻。

【证机】浊毒内蕴，痹阻胞气。

【治法】化浊解毒，气化膀胱。寒浊温补脾肾，和胃降浊，方用千金温脾汤合吴茱萸汤；湿热浊毒用宣清导浊汤合升降散，宣清导浊汤由猪苓、茯苓、寒水石、蚕沙、皂荚组成。

（四）阳痿

阳痿是指成年男子性交时，由于阴茎痿软不举，或举而不坚，或坚而不久，无法进行正常性生活的病证。

历代论治阳痿，皆多从肾，如《诸病源候沦·虚劳阳痿候》认为："劳伤于肾，肾虚不能荣于阴器，故萎弱也。"《重订济生方·虚损论治》说："五劳七伤，真阳衰惫……阳事不举。"《明医杂著·卷三》所言："男子阳痿不起，古方多云命门火衰，精气虚冷，固有之矣。"但阳痿治肾，效著者寡。古代亦有从气论者，如《素问·五常政大论篇》曰："气大衰而不起不用。"清代《杂病源流犀烛·前阴后阴源流》中又称："有失志之人，抑郁伤肝，肝木不能疏达，亦致阴痿不起。"以愚之见，阳痿属气病者居多，气虚则宗脉纵弛而痿；气郁则气滞宗筋而痿；或睾丸气滞，精气乏源而痿；更有精气虚冷，湿气下注致痿者。

【病因病机】

阳事之作，必赖心意以动之，心气以壮之，若心气充足，则上壮下自坚，如心气亏弱，上虚而下弱。故阳痿发病，多由于劳伤久病、七情所伤、醇酒厚味等，致心肾气虚、精气虚冷、肝气郁滞、睾丸气滞、湿气下注、宗筋气郁或宗筋失养而发病。

【辨证论治】

1. **精气虚冷证** 阳事不举，或举而不坚，精薄清冷，神疲倦怠，畏寒肢冷，面色㿠白，头晕耳鸣，腰膝酸软，夜尿清长。舌淡胖，苔薄白，脉沉细。

【证机】命门火衰，精气虚冷，宗筋失养。

【治法】温肾暖精。可用赞育丸加荔枝核、蜂房、威灵仙等。

2. **心脾气虚证** 性欲冷淡，阳痿难举，伴心悸，失眠多梦，神疲乏力，面色萎黄，食少纳呆，腹胀便溏。舌淡，苔薄白，脉细弱。

【证机】心脾气虚，宗筋失养。

【治法】益气兴阳。方用归脾汤加肉桂、九香虫、淫羊藿等。

3. **肝气郁结证** 阳事不起，或起而不坚，心情抑郁，胸胁胀痛，脘闷不适。

【证机】肝郁气滞，血行不畅，宗筋所聚无能。

【治法】疏肝解郁。方用逍遥散加蜈蚣。

4. **恐伤肾气证** 突受惊恐或反致惊恐，致阳痿不振，心悸易惊，临房胆怯。

【证机】惊恐伤肾。

【治法】益胆气，壮肾气。方用安神定志丸加减。

5. **湿热下注证** 阴茎痿软，阴囊潮湿，瘙痒腥臭，睾丸坠胀作痛，小便赤涩灼痛，胁胀腹闷，肢体困倦，泛恶口苦。舌红苔黄腻，脉滑数。

【证机】湿热之气，下注肝经，宗筋经络失畅。

【治法】清利湿热。方用龙胆泻肝汤加减。

6. **睾丸气滞证**　阳事不起，或起而不坚，心情抑郁，睾丸胀痛。

【证机】睾乃化精之所，睾丸气滞，精气不化，阳事难举。

【治法】疏肝理睾。方用橘核丸加减。

（五）早泄

早泄是指房事时过早射精而影响正常性交而言，是男子性功能障碍的常见病证，多与遗精、阳痿相伴出现。

【证机】早泄之病，病在气、火二字，或为年轻气盛，得临房室，欲火太旺，急于发泄其情欲；或为心肾气虚，精关失约所致。

【辨证论治】

1. **气盛欲旺证**　思欲不得，阴茎时举，一旦临房，急迫难耐，则泄精过早，泄后无能。舌苔黄，脉弦。

【证机】欲火过旺，急于发泄。

【治法】清肝平欲。方用龙胆泻肝汤加地骨皮等。

2. **气虚不固证**　有其心无其力，临房乏力，强力而为，难以耐久，泄精过快，半途而废，可伴神疲乏力，形体消瘦，面色少华。舌淡，脉细。

【证机】气虚失摄，难耐持久。

【治法】补气固摄。方用补中益气汤加龟甲、山茱萸、金樱子、芡实等，或用大补元煎加减。

（六）遗精

遗精是指不因性生活而精液遗泄的病证，其中因梦而遗精的称"梦遗"，无梦而遗精，甚至清醒时精液流出的谓"滑精"。但凡成年未婚男子，或婚后夫妻分居，长期无性生活者，一月遗精1～2次属生理现象，如遗精次数过多，每周2次以上，或清醒时流精，并有头昏，精神萎靡，腰腿酸软，失眠等症，则属病态。

遗精，总关心肾之气。气实则为火，心气太实，君火过旺，淫念时生，下扰精室；加之肾气不固，精关不约，则作遗精矣。

【病因病机】

本病的发生，总由心肾气之病所致。心气实则由于平时劳心太过，欲念不遂，则心阳独亢，心阴被灼，心火不能下交于肾，肾水不能上济于心，心肾不交，水亏火旺，扰动精室而遗精。诚如《折肱漫录·遗精》所云："梦遗之证……大半起于心肾不交。"心气虚乃由思虑太甚，损伤心脾，导致脾气下陷，气不摄精，产生遗精者。此即《景岳全书·遗精》所言："有因用心思索过度辄遗者。"

肾气之虚乃因恣情纵欲，或青年早婚，房事过度，或少年无知，频犯手淫，或醉而入房，纵欲无度，日久精气亏损，气不摄精，精关不固而遗精。此即《证治要诀·遗精》所言："有色欲过度，而滑泄不禁者。"

【辨证论治】

1. **君火气旺证**　少寐多梦，梦则遗精，阳事易举，心中烦热，头晕目眩，口苦胁痛，小溲短赤。舌红苔薄黄，脉弦数。

【证机】心君火气妄动，扰动精室随之，迫精妄泄。

【治法】凉气清心泻火。方用黄连清心饮合封髓丹加减，或用三黄泻心汤。

2. **心脾气虚证**　劳则遗精，失眠健忘，心悸不宁，面色萎黄，神疲乏力，纳差便溏。舌淡苔薄，脉弱。

【证机】心脾气虚，气不摄精。

【治法】调补心脾，益气摄精。方用妙香散，或归脾汤，或十全大补汤加减。

3. **肝火气旺证**　情欲过旺，虽有房事，仍难满足，时时阳兴，遗精屡作，伴心烦易怒，小溲黄赤。舌红，苔黄，脉弦数。

【证机】相火太旺，扰动精室。

【治法】清肝泻火。方用龙胆泻肝汤加减。

4. **肾气不固证**　多为无梦而遗，甚则滑泄不禁，精液清稀而冷，形寒肢冷，面色㿠白，头昏目眩，腰膝酸软，阳痿早泄，夜尿清长。舌淡胖，苔白滑，脉沉细。

【证机】肾气虚衰，封藏失职，精关不固。

【治法】补肾气，固精关。方用金锁固精丸，或桑螵蛸散加减。

（七）尿浊

尿浊是以小便混浊，白如泔浆，尿时无涩痛不利感为主症的疾病。西医学中的乳糜尿多属本病范围。

【病因病机】

本病的证机主要为清浊不分，或浊气下注，或清气不升，或肾气不固，致浊邪混杂于小便之中，而发本病。

【辨证论治】

1. **浊气下注证**　小便混浊，色白或黄或红，或夹凝块。上有浮油，或伴血块，或尿道有灼热感，口苦。舌质红，苔黄腻，脉濡数。

【证机】过食肥甘，中焦湿热，脾失升降，清浊不分。

【治法】清热利湿，分清泄浊。方用程氏萆薢分清饮加蚕沙。

2. **清气不升证**　尿浊反复发作，日久不愈，状如白浆，小腹坠胀，神倦无力，面色无华，劳累或进食油腻则发作加重。舌淡苔白，脉虚软。

【证机】病久脾虚，清气不升反陷，精微下泄。

【治法】健脾益气，升清固摄。方用补中益气汤加金樱子、莲子、芡实等。

3. **肾气不固证**　尿浊日久不愈，小便乳白如脂膏，精神萎靡，消瘦无力，腰膝酸软，头晕耳鸣。偏于阴虚者，烦热，口干，舌质红，脉细数；偏于阳虚者，面色㿠白，形寒肢冷，舌质淡红，脉沉细。

【证机】肾气不足，固摄无权。

【治法】补益肾气。方用桑螵蛸散加菟丝子、补骨脂、益智仁、芡实等。

（八）腰痛

腰痛又称"腰脊痛"，是指因外感，内伤或挫闪导致腰部气血运行不畅，或失于濡养引起腰脊或脊柱旁部位疼痛为主要症状的一种病证。

【病因病机】

腰为肾府，古法治腰痛，多从肾治。但腰痛气病亦多，寒气、湿气、热气、气滞、气虚，皆可腰痛，寒气、湿气、热气著腰，经气不通；或气滞不行，或气滞血瘀，阻滞经气，皆不通而痛。若肾气亏虚，腰失所充，则不荣而痛。

【辨证论治】

1. **寒湿郁腰证**　腰部冷痛重着，转侧不利，逐渐加重，静卧病痛不减，寒冷和阴雨天则加重。舌质淡苔白腻，脉沉而迟缓。

【证机】寒湿闭阻，滞碍气机，不通则痛。

【治法】散寒行湿，温经通气。方用甘姜苓术汤，或独活寄生汤加减。

2. **湿热阻气证**　腰部疼痛，重着而热，暑湿阴雨天气症状加重赤。舌苔黄腻，脉濡数或弦数。

【证机】湿热壅遏，经气不畅，筋脉失舒。

【治法】清热利湿，舒筋止痛。方用四妙丸加减。

3. **气滞腰痛证**　腰脊胀痛，夜卧为甚，活动痛减，或窜胸背、下肢，时轻时重，可伴嗳气、矢气。脉弦。

【证机】气机阻滞，不得运转，不通则痛。

【治法】行气止痛。方用柴胡疏肝散加杜仲、徐长卿、全蝎，或用逍遥散去白术加香附。

4. **气滞血瘀证**　腰痛如刺，痛有定处，痛处拒按，日轻夜重紫，或有瘀斑。脉涩。

【证机】气滞血瘀，经脉痹阻，不通则痛。

【治法】行气活血，通络止痛。方用身痛逐瘀汤加减。

5. **肾气亏虚证**　腰部隐隐作痛，酸软无力，缠绵不愈，反复发作，日久不愈。舌质淡，脉沉细。

【证机】腰为肾府，肾气不足，不荣则痛。

【治法】补益肾气。方用肾气丸加杜仲、续断、狗脊。

（九）肾胀

《灵枢·胀论》曰："肾胀者，腹满引背，央央然腰髀痛。"张景岳曰："央央然，困苦貌。"

【证机】寒凝气滞。

【治法】温寒理气。方用《医醇賸义》温泉汤，该方由当归、附子、小茴香、补骨脂、乌药、杜仲、牛膝、木香、广陈皮、青皮、生姜组成。亦可用温经汤，加入独活、知母、细辛、肉桂等肾经药。

（十）肾咳

《素问·咳论篇》曰："肾咳之状，咳则腰背相引而痛，甚则咳涎。"

【证机】寒气郁肾。

【治法】温肾宣肺。方用麻黄附子细辛汤。

（十一）肾积

《难经》曰："肾之积，名曰贲豚，发于少腹，上至心下，若豚状，或上或下无时，久不已，今人喘逆，骨痿少气。"并可见腰脊牵引作痛，少腹里急，咽喉肿烂，视力减退，脉沉而急。

【证机】惊恐恼怒，冲动肾气上逆。

【治法】降逆镇冲。方用奔豚汤，夹寒者加桂枝。

（十二）肾著

《金匮要略·五脏风寒积聚病脉证并治第十一》曰："肾著之病，其人身体重，腰中冷，如坐水中，形如水状，反不渴，小便自利，饮食如故，病属下焦，身劳汗出，衣里冷湿，久久得之，腰以下冷痛，腹重如带五千钱。"

【证机】肾气亏虚，寒湿内著。

【治法】温肾化气，利水散湿。方用甘姜苓术汤。

（十三）膀胱胀

《灵枢·胀论》曰："少腹满而气癃。"或小便困难，或尿闭。

【证机】寒滞膀胱，气化不利。

【治法】散寒行气。方用《医醇賸义》既济汤，该方由当归、肉桂、沉香、广陈皮、泽泻、牛膝、瞿麦、车前子、薏苡仁、葵花子组成，可加滑石、羌活等归膀胱经药。

（十四）早衰

早衰，是指由于各种原因导致中壮年人过早地出现生理上衰老、体质上衰退和心理上衰弱的现象。由于在身心两方面都存在未老早先衰的多种征象。早衰有如下特征：①生理上衰老：视力过早衰退、注意力难以集中、记忆力下降、体力不支、食欲很差、睡眠质量很差等。②体质上衰退：头发秃脱，白发斑斑或色泽无光，皮肤皱纹满布、消瘦、疲乏无力。③心理上衰弱：经常感到精力不足，心理性疲劳非常多见。由于记忆力和注意力减退，思维功能和心理效能下降颇为突出。

【病因病机】

忧思恼郁，睡眠不足，日损月积，脑力削减；或饮食不节，肆意高粱厚味，脾失健运，脂浊内积；或房劳过度，不知惜精，精气亏耗，阴气自半，终至精气神俱损，而未老先衰。

【辨证论治】

1. 恼郁伤神证　长期精神紧张，劳神思虑过度，精神疲惫，失眠健忘，头脑晕痛，情绪不稳，或注意力难以集中、记忆力下降、体力不支。

【证机】恼郁伤神，神气亏虚。

【治法】益气养神。方用《证治准绳》琥珀养心丸加减，该方由琥珀、龙齿、远志、茯神、酸枣仁、柏子仁、菖蒲、牛黄、人参、猪心血组成。

2. 心脾劳倦证　精力不足，神疲乏力，心悸怔忡，头晕健忘，食少便溏，面色多皱而少华。舌淡嫩，脉弱。

【证机】劳倦过度，心脾双损。

【治法】益气养血，补益心脾。方用归脾汤加减。

3. 痰郁神机证　反应迟钝，记力下降，体力不支，纳食不香，失眠少寐，形体肥胖。舌体胖，苔腻，脉滑。

【证机】痰气蒙郁，神机失敏。

【治法】"治呆无奇法，治痰即治呆"，化痰理郁。方用《石室秘录》逐呆仙丹，该方由人参、白术、茯神、半夏、白芥子、附子、白薇、菟丝子、丹砂组成；或顺气导痰汤加荷叶、石菖蒲、远志、郁金。

4. 肾精亏损证　记力减退，思维迟钝，临事不敏，耳鸣发脱，牙齿松动，或健忘痴呆。

【证机】精气亏损，髓海空虚。

【治法】补气益精。方用《济生方》菟丝子丸加黄芪、龟甲。

气证论

第六节　其他病证

一、饮　证

痰饮是指体内水液输布、运化失常，停积于某些部位的一类病证。张仲景《金匮要略》始有"痰饮"名称，并立专篇加以论述，有广义、狭义之分。广义痰饮包括痰饮、悬饮、溢饮、支饮四类，是诸饮的总称。其中狭义的痰饮，则是指饮停胃肠之证。该篇提出"用温药和之"的治疗原则，至今仍为临床遵循。

饮乃水气为患，总属阳气虚，水气盛。温阳气，化水气乃治饮有效大法。

【病因病机】

痰饮的成因为外感寒湿、饮食不当或劳欲所伤，以致肺、脾、肾三脏气化功能失常，阳气亏虚，水气不化，蓄内为饮。

【辨证论治】

本篇不按痰饮、悬饮、溢饮、支饮四类论治，而按饮邪停肺、停胃、停于胸胁、停积大腹等论治。

1. **饮停于肺证**　咳逆喘满不得卧，痰吐白沫量多，心悸水肿，或恶寒无汗，身体沉重，口不渴。舌苔白腻，脉弦紧。

【证机】水饮内伏，寒气外感，内外相引，合而犯肺。

【治法】外散寒气，内化水气。方用小青龙汤加减。

2. **饮停于胃证**　胸胁支满，心下痞闷，胃中有振水音，脘腹喜温畏冷，泛吐清水痰涎，饮入易吐，口渴不欲饮水，头晕目眩，心悸气短，食少，大便或溏，形体逐渐消瘦。舌苔白滑，脉小弦而滑。

【证机】脾阳气虚，饮停于胃。

【治法】温脾化饮。方用苓桂术甘汤，饮邪上逆，酌加干姜、吴茱萸、川椒目。

3. **饮停胸胁证**　胸腔积液，胸胁疼痛，咳唾引痛，痛势较前减轻，而呼吸困难加重，咳逆气喘，息促不能平卧，仅能偏卧于停饮的一侧，病侧肋间胀满，甚则可见病侧胸廓隆起。舌苔白，脉沉弦或弦。

【证机】饮停胸胁，脉络受阻，肺气郁滞。

【治法】泻肺降气祛饮。方用十枣汤或控涎丹。

4. 饮积大腹证　心下坚满或痛，自利，利后反快，虽利心下续坚满口舌干燥，或腹水，水走肠间，沥沥有声，腹满胀大，二便不利。舌苔腻，色白或黄，脉沉弦或伏。

【证机】水饮壅结，留于大腹，壅滞前后。

【治法】攻下逐饮，分利前后。方用己椒苈黄丸加减。

5. 阳气亏虚证　喘促动则为甚，心悸，气短拘急不仁，脐下动悸，小便不利，或咳而气怯，痰多，食少，胸闷，怯寒肢冷，神疲，少腹足跗浮肿，或吐涎沫而头目昏眩。舌体胖大，质淡，苔白腻，脉沉细而滑。

【证机】阳气亏虚，饮不得化，凌心射肺。

【治法】温补阳气，气化水饮。方用金匮肾气丸合苓桂术甘汤加减。

二、消　渴

消渴是以多饮、多食、多尿、消瘦的"三多一少"症状群特点，或尿有甜味为主要临床表现的一种疾病。消渴之名，首见于《素问·奇病论篇》。

【病因病机】

消渴的证机一般认为主要在于阴津亏损，燥热偏胜，并以阴虚为本，燥热为标。但以愚度之，消渴多为气病，乃由气热伤津、燥气伤阴、气阴亏虚、气不化津、食气不化，导致消渴发生。因肺主气，故其病位主要在肺，与胃、肾密切相关。

【辨证论治】

古法根据消渴病的"三多"每个症状程度的轻重不同，而有上、中、下三消之分，及肺燥、胃热、肾虚之别。通常对以肺燥为主，多饮症状较突出者，称为上消；以胃热为主，多食症状较为突出者，称为中消；以肾虚为主，多尿症状较为突出者，称为下消。但以愚临证，按气论治即可。

1. 气热伤津证　口渴多饮，口舌干燥，尿频量多，烦热多汗。舌边尖红，苔薄黄，脉洪数。

【证机】气热伤津，引水自救。

【治法】清热凉气，生津止渴。方用白虎加人参汤或竹叶石膏汤加减。

2. **燥气伤阴证** 口渴不止，小便频数，唇焦或裂，大便干结。舌红少津，脉数乏力。

【证机】内外燥气，耗津伤阴。

【治法】益气润燥，滋阴复津。方用玉泉丸或清燥救肺汤加减。

3. **气阴亏虚证** 口渴引饮，能食与便溏并见，或饮食减少，精神不振，四肢乏力。舌质淡，苔白而干，脉弱。

【证机】气阴不足，脾失健运。

【治法】益气健脾，生津止渴。方用生脉散加生黄芪、山药、桑叶、天花粉、鬼箭羽等。

4. **气不化津证** 神疲气短，口渴舌燥，饮水无益，唇焦或裂，大便干结。舌红苔燥，脉细弱。

【证机】正气亏虚，津液不足。

【治法】益气润燥。方用三才汤合玉泉散加减。

5. **食气不化证** 嗜食甘甜肥腻，口渴多饮，体胖腹胀。舌苔黄腻，脉沉有力。

【证机】宿食停滞，积而不化。

【治法】消食导滞，畅通脾胃。方用枳实导滞丸加炒苍耳子、佩兰、鸡内金。

三、汗　证

阴阳失调，腠理不固，而致汗液外泄失常的病证。有自汗、盗汗之分，其中，不因外界环境因素的影响，而白昼时时汗出，动辄益甚者，称为自汗；寐中汗出，醒来自止者，称为盗汗，亦称为寝汗。《明医指掌·自汗盗汗心汗证》对自汗、盗汗的名称作了恰当的说明："夫自汗者，朝夕汗自出也。盗汗者，睡而出，觉而收，如寇盗然，故以名之。"古谓阳虚自汗，阴虚盗汗，其实皆属气病。

【病因病机】

出汗本为生理现象，可畅通营卫，从皮肤排除所侵外邪及体内积气积物，有利健康。但若出汗过多，不益反害，则为汗证。汗由皮肤汗窍而排，故汗证总由卫气不固，腠理疏松，汗窍透泄而成。凡肺卫气虚，气虚内热，火气逼阴，阳气亏虚不能外固，阴气亏虚不能自守，皆作汗证。

【辨证论治】

1. **肺卫气虚证**　汗出恶风，稍劳汗出尤甚，或表现为半身、某一局部出汗，易于感冒，体倦乏力，周身酸楚，面色㿠白少华。舌苔薄白，脉细弱。

【证机】肺气不足，表虚失固，汗液外泄。

【治法】益气固表。方用玉屏风散或桂枝加黄芪汤加减。

2. **气虚内热证**　夜寐盗汗，或有自汗，五心烦热，或兼午后潮热，两颧色红，口渴。舌红少苔，脉细弱数。

【证机】气虚不固，虚火内灼，迫液外泄。

【治法】益气清热。当归六黄汤加生石膏、五味子、车前子、防风。

3. **火气逼阴证**　汗出身热，口渴喜冷，面红烦热。舌红，苔黄，脉数有力。

【证机】火气内逼，沸腾阴津，被迫外泄。

【治法】泻火养阴。白虎汤加麦冬、玄参、五味子。

4. **热气内蒸证**　蒸蒸汗出，汗黏，面赤烘热，烦躁，口苦，小便色黄。舌苔薄黄，脉弦数。

【证机】热气内蕴，逼津外泄。

【治法】清热泻火。方用三黄泻心汤，或龙胆泻肝汤；但头胸汗出者，用凉膈散。

5. **阴气亏虚证**　盗汗，五心烦热，或骨蒸，颧红，或咳嗽气促。舌红少苔，脉细数。

【证机】阴气亏虚，虚热内生，不能自守。

【治法】滋阴清热。方用百合固金汤加减。

6. **阳气亏虚证**　汗出清冷，皮肤不温，面色淡白，或气短易疲。舌淡苔白，脉弱。

【证机】阳气亏虚，卫气不固。

【治法】益气温阳固表。方用芪附汤。

四、内伤发热

内伤发热是指以内伤为病因，不因外感而发热的病证。一般起病较缓，病程较长，热势轻重不一，但以低热为多，或自觉发热而体温并不升高。〔金元〕李东垣对气虚发热的辨证及治疗做出了重要的贡献，以其所拟定的补中益气汤作为治疗的主要方剂，使甘温除热的治法具体化：李氏在《内外伤辨惑论》里，对内伤发热与外感发热的鉴别作了详细的论述。

【病因病机】

内伤发热，其病在气。由于久病体虚、饮食劳倦、情志失调等，导致气虚、气热、气郁、阴气虚、阳气虚、湿气内蕴或气滞血瘀，则气机不畅，热不得越，蕴闭于内，则病发热。

【辨证论治】

1. **气虚发热证** 发热，热势或低或高，常在劳累后发作或加剧冒，食少便溏。舌质淡，苔白薄，脉细弱。

【证机】中气不足，阴火内生。

【治法】益气健脾，甘温除热。方用补中益气汤加减。

2. **阴气亏虚证** 午后潮热，或夜间发热，不欲近衣，手足心热，烦躁，少寐多梦，盗汗，口干咽燥。质红，或有裂纹，苔少甚至无苔，脉细数。

【证机】阴气亏虚，阴不配阳，虚火内炽。

【治法】滋阴配阳，清热除蒸。方用清骨散加减。

3. **阳气亏虚证** 发热而欲近衣，形寒怯冷，四肢不温，少气懒言，面色㿠白。舌质淡胖，或有齿痕，苔白润，脉沉细无力。

【证机】阳不配阴，火不归原。

【治法】温补阳气，引火归原。方用金匮肾气丸，水煎冷服。

4. **气郁发热证** 发热多为低热或潮热，热势常随情绪波动而起伏，精神抑郁，胁肋胀满，烦躁易怒，口干而苦，纳食减少。舌红，苔黄，脉弦数。

【证机】气郁日久，化火生热。

【治法】疏肝理气，舒解郁热。方用丹栀逍遥散加减。

5. **湿气内蕴证** 低热，午后热甚，心内烦热，胸闷脘痞，不思饮食，渴不欲饮，呕恶，大便稀薄或黏滞不爽。舌苔白腻或黄腻，脉濡数。

【证机】湿气内蕴，壅遏化热。

【治法】宣畅气机，清利湿热。方用三仁汤加减。

6. **气滞血瘀证**　午后或夜晚发热，或自觉身体某些部位发热，口燥咽干，但不多饮，肢体或躯干有固定痛处或肿块，面色萎黄或晦暗。舌质青紫或有瘀点、瘀斑，脉弦或涩。

【证机】血为气滞，瘀热内生。

【治法】行气活血，化瘀退热。方用血府逐瘀汤加减。

五、痉　证

痉证是以项背强直，四肢抽搐，甚至口噤、角弓反张为主要临床表现的一种病证，古亦称为"瘛证"。

【病因病机】

痉乃风气、湿气为病，其病在筋。《素问·至真要大论篇》认为"诸痉项强，皆属于湿"；"诸暴强直，皆属于风"。《灵枢·经筋》也说："经筋之病，寒则反折筋急。"由此可见，《内经》对痉的论述，明确清晰，要言不繁。

【辨证论治】

1. **湿气壅络证**　头痛，项背强直，或斜颈，恶寒发热，无汗或汗出，肢体酸重，甚至口噤不能语，四肢抽搐。舌苔薄白或白腻，脉浮紧。

【证机】湿气滞络，筋失舒达。

【治法】祛风散寒，燥湿和营。方用羌活胜湿汤加全蝎、葛根。

2. **火热气盛证**　项背强急，手足挛急，甚则角弓反张烦燥，壮热汗出，便秘尿黄，口渴喜冷饮。舌红苔黄，脉弦数。

【证机】火热亢盛，热盛伤津。

【治法】清热泻火，增液止痉。方用白虎汤合增液承气汤加减。

3. **肝热动风证**　高热头痛，口噤齘齿，手足躁动，甚则项背强急，四肢抽搐，角弓反张，面红目红。舌红苔黄，脉弦细而数。

【证机】肝热炽盛，风动筋搐。

【治法】清肝泻火，熄风镇痉。方用羚角钩藤汤加减。

六、痹　证

痹证是由于风、寒、湿、热等邪气闭阻经络气机，影响气血运行，导致肢体筋骨、关节、肌肉等处发生疼痛、重着、酸楚、麻木，或关节屈伸不利、僵硬、肿大、变形等症状的一种疾病。轻者病在四肢关节肌肉，重者可内舍于脏。应该说，《内经》对痹证的认识和论述就已经比较全面了，《素问·痹论篇》指出："风、寒、湿三气杂至，合而为痹。其风气胜者为行痹，寒气胜者为痛痹，湿气胜者为着痹也。"《素问·四时刺逆从论篇》云："厥阴有余，病阴痹，不足，病生热痹。"《素问·痹论篇》还以整体观阐述了痹与五脏的关系，提出了痹舍五脏的病变："五脏皆有合，病久而不去者，内舍于其合也。故骨痹不已，复感于邪，内舍于肾。筋痹不已，复感于邪，内舍于肝。脉痹不已，复感于邪，内舍于心。肌痹不已，复感于邪，内舍于脾。皮痹不已，复感于邪，内舍于肺。"并认为"其入脏者死，其留连筋骨者疼久，其留皮肤间者易已"。

【病因病机】

痹为气病，有内外两因，内为正气虚亏，卫外不固，御邪无力，以致外来风、寒、湿、热四气，乘虚而入，侵袭机体，壅遏肢节经络，气机不畅，痹阻不通而为病；或气郁日久，血行不畅而成瘀，水湿聚凝而成痰，诸邪杂合为病，而成顽痹。故风、寒、湿、热、痰、瘀等邪气滞留肢体筋脉、关节，肌肉，经脉闭阻，气机不行，不通则痛，是痹证的基本病机。

【辨证论治】

1. **风气痹证**　肢体关节、肌肉疼痛酸楚，屈伸不利，可涉及肢体多个关节，疼痛呈游走性，初起可见有恶风、发热等表证。舌苔薄白，脉浮或浮缓。

【证机】风邪兼夹寒湿，留滞经脉，闭阻气血。

【治法】祛风通络，散寒除湿。方用防风汤加减。

2. **湿气痹证**　肢体关节、肌肉酸痛，身体重困，屈伸不利，肿胀散漫，肌肤麻木不仁。舌苔滑,脉濡。

【证机】湿着肢节,阻滞气机。

【治法】祛湿通痹。方用羌活胜湿汤,或薏苡仁汤加减。

3. **寒气痹证**　肢体关节紧痛不移,恶寒肢冷,遇冷痛增,得热痛减,关节屈伸不利。舌淡红,苔白,脉紧。

【证机】寒侵肢节,痹阻气机。

【治法】温经散寒,通痹止痛。方用五积散,或乌头汤加减;小续命汤亦效。

4. **气滞痹证**　肢体关节胀痛,可涉及肢体多个关节,疼痛呈游走性,晨僵或关节屈伸不利,局部活动后渐灵活。脉弦。

【证机】肢节气郁。

【治法】疏肝理气,通利肢节。方用柴胡疏肝散加松节、乌药、槟榔等。

5. **风湿热痹证**　游走性关节疼痛,可涉及一个或多个关节,活动不便,局部灼热红肿,痛不可触,得凉则舒,可有皮下结节或红斑,常伴有发热、恶风、汗出、口渴、烦躁不安等全身症状。舌红,苔黄或黄腻,脉滑数或浮数。

【证机】风湿热邪,杂合为病,壅滞经脉,气机闭阻。

【治法】清热通络,祛风除湿。方用白虎加桂枝汤合宣痹汤加减。

6. **气滞血瘀证**　痹证日久,肌肉关节刺痛,固定不移,或关节肌肤紫暗、肿胀,按之较硬,肢体顽麻或重着,或关节僵硬变形,屈伸不利,有硬结、瘀斑,面色黧黑。舌质紫暗或有瘀斑,舌苔白腻,脉弦涩。

【证机】气滞血瘀,闭阻经脉。

【治法】活血行瘀,蠲痹通络。方用身痛逐瘀汤加减。

7. **痰气痹阻证**　痹证日久,关节肌肤肿胀,肢体顽麻或重着,或关节僵硬变形,屈伸不利,或胸闷痰多。舌苔白腻,脉弦滑。

【证机】痰气互结,闭阻经脉。

【治法】化痰行气,蠲痹通络。方用苍附导痰汤加白芥子、全蝎。

8. **气虚久痹证**　痹证日久不愈,关节屈伸不利,肌肉瘦削,肢体乏力。舌淡,脉虚。

【证机】病久伤正，肢节失荣。

【治法】益气通痹。方用独活寄生汤，或升阳益胃汤加减。

【附】内脏痹，亦为体气影响相应脏气，皆气机不畅之病变，依其合而内舍于脏，出现相应内脏痹，是痹证的深入。如《素问·痹论篇》对五脏痹、肠痹、胞痹进行了论述："凡痹之客五脏者，肺痹者，烦满，喘而呕。心痹者，脉不通，烦则心下鼓，暴上气而喘，嗌干，善噫，厥气上则恐。肝痹者，夜卧则惊，多饮，数小便，上为引如怀。肾痹者，善胀，尻以代踵，脊以代头。脾痹者，四肢解堕，发咳，呕汁，上为大塞。肠痹者，数饮而出不得，中气喘争，时发飧泄。胞痹者，少腹膀胱按之内痛，若沃以汤，涩于小便，上为清涕。"对于内脏痹的这段论述，《内经》他文中多有互注，后世医家亦多有注解，然其义不明，其理难圆。但如从气病角度审视，则是相应之气影响相应之脏，按五行之规律进行联系认识，故"以冬遇此者为骨痹，以春遇此者为筋痹，以夏遇此者为脉痹，以至阴遇此者为肌痹，以秋遇此者为皮痹"，接着就有"五脏皆有合，病久而不出者，内舍于其合也。故骨痹不已，复感于邪，内舍于肾；筋痹不已，复感于邪，内舍于肝；脉痹不已，复感于邪，内舍于心；肌痹不已，复感于邪，内舍于脾；皮痹不已，复感于邪，内舍于肺"。简言之，这是五季之气，伤侵五体，进一步内舍所合之脏。

七、痿　证

痿证是指肢体筋脉弛缓，软弱无力，以下肢痿弱、不能随意运动，或伴有肌肉萎缩的一种病证。

【病因病机】

痿乃湿气、燥气及阳明经气之病。《内经》有"肺热叶焦则痿"和"因于湿，首如裹，湿热不攘，大筋软短，小筋弛长，软短为拘，弛长为痿。""阳明虚则宗筋纵，带脉不引，故足痿不用也"及"治痿独取阳明"等论述，由此可悟出，《内经》从气论痿的学术观点。

【辨证论治】

1. 燥气伤肺证　发病急，病起发热，或热后突然出现肢体软弱无力，可较快发生肌肉瘦削，皮肤干燥，心烦口渴，咳呛少痰，咽干不利，小便黄赤或热痛，大便干燥。舌质红，苔黄，脉细数。

【证机】燥伤肺津，肺热叶焦，五脏失润，筋脉失养。

【治法】润燥养肺。方用清燥救肺汤加减。

2. **湿热浸淫证** 起病较缓，逐渐出现肢体困重，痿软无力，尤以下肢或两足痿弱为甚，兼见微肿，手足麻木，扪及微热，喜凉恶热，或有发热，胸脘痞闷，小便赤涩热痛。舌质红，舌苔黄腻，脉濡数或滑数。

【证机】湿热二气，壅遏经脉，小筋弛长。

【治法】清热利湿，通利经脉。方用二妙散，或萆薢渗湿汤加减。

3. **阳明气虚证** 起病缓慢，肢体软弱无力逐渐加重，神疲肢倦，肌肉萎缩，少气懒言，纳呆便溏，面色㿠白或萎黄无华，面浮。舌淡苔薄白，脉细弱。

【证机】阳明虚则宗脉纵，宗脉纵则痿。

【治法】补阳明，强宗脉。方用补中益气汤加减。

4. **肝气亏虚证** 起病缓慢，渐见肢体痿软无力，尤以下肢明显，腰膝酸软，不能久立，甚至步履全废，腿胫大肉渐脱，或伴有眩晕耳鸣，舌咽干燥，遗精或遗尿，或妇女月经不调。舌红少苔，脉虚弦。

【证机】肝主筋，肝气亏虚，筋脉失养。

【治法】补益肝气，滋阴清热。方用虎潜丸，或神应养真丹加减。

5. **气虚血瘀证** 久病体虚，四肢痿弱，肌肉瘦削，手足麻木，舌痿不能伸缩，舌质暗淡或有瘀点、瘀斑，四肢青筋显露，可伴有肌肉活动时隐时现。舌暗淡，脉细涩。

【证机】营气虚则不仁，卫气虚则不用，营卫俱虚，瘀阻经络，筋脉失养。

【治法】益气养营，活血行瘀。方用人参养营汤加土鳖虫、三七、全蝎。

八、颤 证

颤证是以头部或肢体摇动颤抖，不能自制为主要临床表现的一种病证：轻者表现为头摇动或手足微颤，重者可见头部振摇，肢体颤动不止，甚则肢节拘急，失去生活自理能力。本病又称"振掉""颤振""震颤"。风主动，故颤为风象，乃风气横逆肢体，或气虚风动，气虚风动或谓虚风。

【病因病机】

颤为筋病，其脏属肝。年老体虚、情志过极、饮食不节、行役劳苦、房事劳欲太过、肝肾亏虚均可使筋脉失于调畅，而不得任持自主，发为颤证。〔明〕楼英《医学纲目·颤振》说："颤，摇也；振，动也。风火相乘，动摇之象，比之瘛疭，其势为缓。"并谓："风颤者，以风入于肝脏经络，上气不守正位，故使头招面摇，手足颤掉也。"孙一奎《赤水玄珠·颤振门》又提出："气虚颤振，用参术汤。"

【辨证论治】

1. **风气横逆证** 肢体颤动或拘急，程度较重，不能自制，眩晕耳鸣，面赤烦躁，易激动，心情紧张时颤动加重，伴有肢体麻木，口苦而干，语言迟缓不清，流涎，尿赤，大便干。舌质红，苔黄，脉弦。

【证机】郁怒伤肝，肝郁生风，风气横逆，侵扰筋脉。

【治法】镇肝熄风，舒筋止颤。方用镇肝熄风汤加天麻、全蝎、白头翁、桑枝等。

2. **痰热风动证** 头摇不止，肢麻震颤，重则手不能持物，头晕目眩，胸脘痞闷，口苦口黏，甚则口吐痰涎。舌体胖大，有齿痕，舌质红，舌苔黄腻，脉弦滑数。

【证机】痰热动风，筋失自持。

【治法】清热化痰，凉气熄风。方用导痰汤合羚角钩藤汤加减。

3. **气血亏虚证** 头摇肢颤，面色㿠白，表情淡漠，神疲乏力，动则气短，心悸健忘，眩晕，纳呆。舌体胖大，舌质淡红，舌苔薄白滑，脉沉濡无力或沉细弱。

【证机】气血两虚，筋脉失养，虚风内动。

【治法】益气养血，濡养筋脉。方用人参养荣汤，或《证治准绳》定振丸加减，该方由天麻、秦艽、全蝎、生地黄、熟地黄、当归、川芎、芍药、防风、荆芥、白术、黄芪、威灵仙组成。

4. **肝气亏虚证，髓海不足** 头摇肢颤，持物不稳，腰膝酸软，失眠心烦，头晕痴傻。舌质红，舌苔薄白，或红绛无苔，脉细数。

【证机】肝气亏虚，髓海不足，神机失养，筋脉失主。

【治法】补肝填精，育阴熄风。方用龟鹿二仙膏合大定风珠加减。

5. **阳气虚衰证** 头摇肢颤，筋脉拘挛，畏寒肢冷，四肢麻木，心悸懒言，动则气短，自汗，小便清长。脉沉弱。

【证机】阳气亏虚，筋失温煦。

【治法】温阳益气。方用补中益气汤加附子、肉桂、干姜、鹿胶等，或用真武汤。

九、气病虚劳

虚劳的病名，出自《金匮要略·血痹虚劳病脉证并治第六》。虚劳又称虚损，是以脏腑亏损，气血阴阳虚衰，久虚不复成劳为主要证机，以五脏虚证为主要临床表现的多种慢性虚弱证候的总称。从《内经》本义而言，虚劳是以精气亏虚为基本病变的，《素问·通评虚实论篇》中"精气夺则虚"，这是中医认识虚证的提纲。

【病因病机】

虚劳发病有内因和外因两大病因，包括禀赋薄弱，体质不强；烦劳过度，损伤五脏；饮食不洁，损伤脾胃；大病久病，失于调理；误治失治，损耗精气等，均可导致虚劳，或因病致虚；或因虚致病，因病成劳；或因劳致虚，精气被夺，久虚不复。《诸病源候论·虚劳病诸候》提出了五劳、六极、七伤，五劳指心劳，肝劳、肺劳. 脾劳、肾劳；七伤指大饱伤脾，大怒气逆伤肝，强力举重、久坐湿地伤肾，形寒寒饮伤肺，忧愁思虑伤心，风雨寒暑伤形，大恐惧不节伤志；六极指气极、血极、筋极、骨极、肌极、精极五脏虚损至极所表现的病证，但总不外"精气夺则虚"基本证机。《理虚元鉴·虚证有六因》说："有先天之因，有后天之因，有痘疹及病后之因，有外感之因，有境遇之因，有医药之因。"

【辨证论治】

《杂病源流犀烛·虚损痨瘵源流》说："五脏虽分，而五脏所藏无非精气，其所以致损者有四，曰气虚，曰血虚，曰阳虚，曰阴虚。"可谓提纲挈领，要言不繁。虚劳的治疗，根据"虚则补之""损者益之"的理论，当以补益为基本原则，补益又以补养精气为要。

气虚成劳证，其气虚常见症状为面色㿠白或萎黄，气短懒言，语声低微，头昏神疲，肢体无力，舌苔淡白，脉细软弱。黄芪四君子汤为基本方。

1. **肺气虚损证**　咳嗽无力，痰液清稀，短气自汗，声音低怯，时寒时热，平素易于感冒，面白。

【证机】肺气不足，表虚不固。

【治法】补益肺气。方用补肺汤加减。

2. **心气虚损证**　心悸，气短，劳则尤甚，神疲体倦，自汗。脉弱。

【证机】心气不足，心失所养。

【治法】益气养心。方用七福饮加减。

3. **脾气虚损证**　饮食减少，食后胃脘不舒，倦怠乏力，大便溏薄，面色萎黄。

【证机】脾虚失健，生化乏源。

【治法】健脾益气。方用四君子汤加黄芪、扁豆等。若中气不足，气虚下陷，可改用补中益气汤。

4. **肾气虚损证**　神疲乏力，腰膝酸软，小便频数而清，白带清稀。舌质淡，脉弱。

【证机】肾气不充，腰督失养，固摄无权。

【治法】益气补肾。方用大补元煎加减。

5. **肝气虚损证**　惊恐，或情绪低落，两胁胀满，疲乏气短，头晕眼花。舌淡，脉弱。

【证机】肝气亏虚，木失条达，疏泄无权。

【治法】益气疏肝。方用逍遥散加黄芪、青皮、淮小麦、酸枣仁、龙齿等；或加枸杞子、北五味子、乌梅，此三药，《笔花医镜》称为补肝猛将。

6. **精气亏虚证**　形体消削，头晕脑鸣，身材矮小，动作迟纯，智力低下，或精少精稀。

【证机】精气亏损，形神失充。

【治法】补益精气。方用《辨证录》生髓育麟丹加减，该方由人参、山茱萸、熟地黄、山药、桑椹、鹿茸、龟胶、鱼鳔、菟丝子、当归、麦冬、北五味、肉苁蓉、紫河车、柏子仁、栀子组成。

十、肥　胖

肥胖是由于多种原因导致体内膏脂堆积过多，体重异常增加，并伴有头晕乏力、神疲懒言、少动气短等症状的一类病证。痰浊膏脂同为有形之物，留于体内，积而不化，则成肥胖。《景岳全书·杂证谟·非风》认为肥人多气虚，《丹溪心法》《医门法律》认为肥人多痰湿。在治疗方面，《丹溪心法·中湿》认为肥胖应从湿热及气虚两方面论治。《石室秘录·肥治法》认为治痰须补气兼消痰，并补命火，使气足而痰消。

【病因病机】

肥胖属于富贵病。多因过食肥甘，缺乏运动，年老体弱，先天禀赋等，导致气虚无力，脾胃呆滞，运化失司，痰浊湿瘀滞形成。本病总属气虚痰浊，古有"肥人多痰""肥人多湿"及"形盛者气衰"等论可佐征此证机。

【辨证论治】

肥胖判断：体重超出标准体重 20％以上，或体重指数超过 24 为肥胖，排除肌肉发达或水分潴留因素，即可诊断为本病。

标准体重（千克）＝［身高（厘米）—100］×0.9

体重指数＝体重（千克）/身高^2（米）

体脂率％＝腰围（厘米）×0.74—［体重（千克）×0.082＋34.89］

体脂率正常值：男为 15％～18％、女为 25％～28％

1. **痰湿内盛证**　形盛体胖，大腹便便，身体重着，肢体困倦，胸膈痞满，食肥甘醇，神疲嗜卧。舌苔白腻或白滑，脉滑。

【证机】痰湿内盛，困遏脾运，阻滞气机。

【治法】燥湿化痰，理气消痞。方用导痰汤加苍术、香附、山楂、大腹皮、荷叶等。

2. **脾气亏虚证**　肥胖臃肿，神疲乏力，身体困重，胸闷脘胀，四肢轻度浮肿，晨轻暮重，劳累后明显，饮食如常或偏少，既往多有暴饮暴食史，小便不利，便溏或便秘。舌淡胖，边有齿印，苔薄。

【证机】形盛气衰，脾失健运。

【治法】益气健脾。方用参苓白术散合防己黄芪汤加减。

3. **阳气亏虚证**　形体肥胖，颜面虚浮，神疲嗜卧冷，或下肢浮肿，尿昼少夜频。舌淡胖。

【证机】脂膏为阴，阳气亏虚，气化不力，脂膏内积。

【治法】温补阳气，化脂祛膏。方用真武汤合苓桂术甘汤加白芥子、大黄。

4. **食气滞脾证**　多食未化，脘腹胀满，形体肥胖。舌红苔黄腻，脉弦滑。

【证机】食气不化，膏脂内积。

【治法】消导化积。方用枳实导滞丸加榧子等。

十一、癌　症

癌症是多种恶性肿瘤的总称，以脏腑组织发生异常增生为其基本特征。临床表现主要为肿块逐渐增大，表面高低不平，质地坚硬，时有疼痛，发热并常伴见纳差，乏力，日渐消瘦等全身症状。局部为实，整体为虚是其证机特点。其病因复杂，目前尚不清楚，但概而言之，主要属于气病，乃正气内虚，毒气凝聚，日久积滞而成有形肿块。由于发病总由正虚毒结，故扶正解毒，攻补兼施为癌症总治则，但该病预后一般较差，疗效难料。

癌之病名，往往随部位而命，如肺癌、胃癌、肝癌、肾癌、膀胱癌、脑瘤、大肠癌等。通过脉象能够反映病情的进退顺逆：如脉象弦、大、滑、数者，为病进之象；脉象细、涩、弱、缓者，为正虚之象。病灶转移与否是判断病情预后的重要依据：一般来讲，已经转移的预后极差，未转移的预后相对较好。

癌症的诊断均按照西医相关诊断标准，不可无依据的诊断为癌症。

【病因病机】

癌症基本证机为正气亏虚，毒气凝聚。致癌之毒气，主要有火毒、热毒、寒毒、风毒、湿毒、瘀毒、痰毒等。正气存内，邪不可干；邪之所凑，其气必虚。毒气亦邪气也，其为癌，必乘虚而入，著于体内虚损之处，则聚而不散，化变成癌。根据癌毒所著病位不同，而有不同癌症：著于肺者为肺癌，著于胃者为胃癌，著于肝者为肝癌，著于肠者为肠癌，著于肾者为肾癌，著于膀胱者为膀胱癌，著于胆者为胆囊或胆管癌，著于胰腺者为胰腺癌，著于脑者为脑癌，此皆内脏之癌；若著于体表皮肤则为皮肤癌。其各部之癌所著之毒有别，如痰毒多著肺，火毒多著肠胃，湿浊毒多著肾与膀胱，风毒痰毒瘀毒互结著于脑则为脑癌等。

【辨证论治】

癌为正虚毒聚，治疗以扶正解毒为大法。若癌症转移，盘踞难解者，亦可扶正安邪。中医药对癌症治疗的思路是：补正，提高机体抵抗力、修复力和生命能力；解毒，降低肿瘤对人体毒害，同时降低西医化学治疗、放射治疗的不良反应。

（一）肺癌

肺癌又称原发性支气管肺癌，为最常见的恶性肺肿瘤。临床主要以咳嗽、胸痛、气急为主，咳痰或稀或稠，甚则痰中带血或为血痰。诊断主要依据肺部 CT、支气管纤维镜及肺组织活检等确诊。

【病因病机】

肺癌发生，乃由肺气虚弱，正气不足，加之长期抽烟、大气污染、职业性致癌因素或理化理致癌因子等毒物毒气，侵袭于肺，痰毒凝滞，成块著肺而成。《医宗必读·积聚》所说："积之成者，正气不足，而后邪气踞之。"本病呈现整体为虚，局部为实的病变特点。

【辨证论治】

1. **痰毒犯肺证**　咳嗽痰多，痰黄而稠，痰中带血，胸痛气急。舌红，苔黄腻。

【证机】痰毒犯肺，凝结成瘤。

【治法】化痰解毒。方用六安煎加重楼、积雪草、鱼腥草、夏枯草、穿破石、半枝莲等。

2. **气虚毒稽证**　肺癌手术或化疗、放疗后，神疲乏力，咳喘声低，自汗心悸，咳嗽有痰，纳差，面色少华。舌淡，脉弱。

【证机】痰毒药毒，伤正耗气。

【治法】扶正解毒，益气化痰。方用六君子汤加重楼、半枝莲、积雪草、黄芪、百合、蛤蚧等。

3. **阴虚痰毒证**　呛咳气逆，无痰或少痰，或痰中带血，甚则咯血不止，胸痛。舌暗红，苔黄腻，脉滑数或虚大。

【证机】久病损阴，痰毒内积。

【治法】滋阴化痰，扶正解毒。方用金水六君煎加重楼、浙贝母、胆南星、杏仁、半枝莲、积雪草等。

4. **气阴两虚证** 肺癌手术或化疗、放疗后，神疲乏力，咳喘声低，痰稀而黏，或痰中带血。舌质红或淡，脉细弱。

【证机】久病或药毒耗伤气阴。

【治法】益气养阴，扶正解毒。方用生脉饮加石斛、半枝莲、重楼、黄芪等。

（二）肝癌

肝癌是指发生于肝脏的癌症，恶性程度高，号称癌中之王。以右胁痛，肝肿大坚硬，呕恶腹胀，渐现黄疸为主要临床表现。诊断主要依据血甲胎蛋白（AFP）、上腹部彩超或CT、肝组织活检等才能确诊。

【病因病机】

肝癌发生，乃正气亏虚，湿毒、热毒、瘀毒内侵，著肝而成。常因久患肝积、肝著等病，耗损正气，加之常食霉变食物，或其他有害食物，化毒伤肝，凝聚成块而发病。

【辨证论治】

1. **肝气郁结证** 肝区作胀或隐痛，胸闷腹胀，食后尤甚，两胁气窜作痛，胃纳不佳，疲乏无力，恶心或呕吐．舌苔白或黄，脉弦。

【证机】湿毒内侵，肝失疏泄。

【治法】解郁理气，疏肝散结。方用柴胡疏肝散加茵陈、薏苡仁、臭牡丹等。

2. **湿毒凝聚证** 肝区疼痛，胸闷腹胀，纳差乏力，黄疸，尿黄。舌苔黄腻，脉弦。

【证机】湿毒裹热，壅阻肝体。

【治法】解毒化湿，清热散结。方用甘露消毒丹加土茯苓、重楼、臭牡丹等。

3. **瘀毒著肝证** 肝区刺痛，巩膜及肌肤黄染，肌肤甲错，舌暗有瘀点瘀斑，脉弦涩。

【证机】瘀毒著肝，气机阻滞。

【治法】化瘀散结，扶正解毒。方用血府逐瘀汤加人参、黄芪、灵芝等。

4. **脾胃气虚证** 倦怠乏力，胃纳减少，脘腹不舒，面色不华，或下肢水肿，大便溏薄。舌淡，脉弱。

【证机】久病或放疗、化疗后，耗伤正气，脾胃受损。

【治法】健脾和胃，益气解毒。方用香砂六君子汤，或参苓白术散加减。

5. **肝肾阴虚证** 久病之后，大肉陷下，头晕眼乏，神气不足，或伴黄疸、腹水。舌少苔或光红无苔，脉细数。

【证机】湿毒药毒，耗损阴气，正败而毒稽。

【治法】养阴扶正。方用一贯煎合大补阴丸。

（三）胃癌

胃癌是指发生于胃部的恶性肿瘤。以进行性胃脘痛，食少，消瘦，便血为主要症状。诊断主要根据胃镜、胃组织活检。

【病因病机】

胃癌发生可能与饮食、环境、胃的慢性疾病刺激有关。总的证机为正气亏虚，痰浊毒气结聚胃脘，日久恶变而成。

【辨证论治】

1. **胃气郁滞证** 胃脘疼痛，嗳气呕吐，心烦胸闷，纳谷不馨。舌淡，脉弦。

【证机】胃生肿块，阻碍气机。

【治法】理气和胃。方用柴胡疏肝散合枳实平胃散加黄连、草豆蔻、蒲公英等。

2. **瘀毒阻络证** 胃脘刺痛，触及肿块质硬，脘胀纳差，呕血便血，消瘦，肌肤甲错。舌紫暗有瘀点瘀斑，脉弦或涩。

【证机】瘀毒阻络，正气耗损。

【治法】化瘀解毒，扶持正气。方用膈下逐瘀汤加减。

3. **热毒积胃证** 胃脘灼热，嘈杂疼痛，口干咽燥，五心烦热，形体消瘦，大便干燥。舌红，脉数。

【证机】热毒积胃，伤阴化燥。

气
证
论

【治法】清热解毒。方用三黄泻心汤合益胃汤加减。

4. 脾虚痰毒证　胃脘胀痛，泛吐痰涎，口淡无味，腹胀便溏，肢软乏力。舌淡，苔腻，脉弦或滑。

【证机】脾气亏虚，痰毒内积。

【治法】健脾化痰，扶正解毒。方用香砂六君子汤加灵芝、枳实、蒲公英、薏苡仁、积雪草等。

5. 脾虚气寒证　胃脘疼痛，喜按喜温，泛吐清水，或肢冷神疲，便溏浮肿，面色苍白。舌淡胖，脉弱。

【证机】阳化气，阴成形，气寒阴凝，肿块内生。

【治法】健脾温气。方用枳实理中汤加减。

6. 正气衰败证　胃癌日久，胃脘疼痛，纳少难为，神疲倦怠，大肉陷下，目光少神。脉弱。

【证机】胃癌日久，或迭经化疗，正气耗损，日渐衰败。

【治法】扶正安邪，力挽胃气。方用黄芪异功散，或升陷汤之属。

（四）食管癌

食管癌指发生于食管的恶性肿瘤。以进行性噎膈，咽下困难为主要临床表现。其诊断依据食管镜或胃镜，病灶活体组织检查确定。

【病因病机】

多因过食粗糙、质硬、霉变、辛辣等食物，或食管长期慢性病变，损伤食管，耗费正气，邪毒内著，气凝血瘀，日久结块成癌。

【辨证论治】

1. 痰气阻膈证　进食梗塞，胸膈满闷，呃逆，呕吐痰涎，嗳气觉舒。舌苔腻，脉弦滑。

【证机】痰气郁滞，膈气不畅。

【治法】化痰理气，宽膈散结。方用启膈散加厚朴、威灵仙、急性子等。

2. 阳虚寒毒证　食物吞咽困难，或只能进食稀饮，腹满便结，形寒肢冷，面青色苍。舌淡苔白，脉沉弱而迟。

【证机】阴毒内结，损伤阳气。

【治法】温散阴毒，扶阳散结。方用桂附理中汤加枳实、米糠等。

3. **津气亏损证** 食难咽下，口燥咽干，皮肤燥不润，小便短少，大便干结。舌红少津，脉细数无力。

【证机】癌结日久，耗损阴气。

【治法】益气生津，滋阴解毒。方用《医学统旨》滋阴清膈饮加山慈菇、重楼、白花蛇舌草、米糠等，该方由当归、白芍、黄芩、黄连、黄柏、栀子、生地黄、甘草、竹沥、童便组成。

（五）肠癌

肠癌包括结肠癌与直肠癌，是常见的消化道恶性肿瘤，以排便习惯与粪便性状改变，腹痛，肛门坠痛，里急后重，甚至腹内结块，消瘦为主要临床表现。肠癌的诊断依据肠镜和局部组织活检。

【病因病机】

正气亏虚，湿热毒气或寒毒瘀毒积肠，日久不解，结聚成癌。

【辨证论治】

1. **湿热郁毒证** 腹部阵痛，便中带血或黏液脓血便，里急后重，或大便干稀不调，肛门灼热，或有发热，恶心，胸闷，口干，小便黄等症。舌质红，苔黄腻，脉滑数。

【证机】肠腑湿热，灼血为瘀，热盛酿毒。

【治法】清热利湿，化瘀解毒。方用槐角丸加减。

2. **瘀毒内阻证** 腹部拒按，或腹内结块，里急后重，大便脓血，色紫暗，量多，烦热口渴，面色晦暗，或有肌肤甲错，舌质紫暗或有瘀点、瘀斑，脉涩。

【证机】瘀血内结，瘀滞化热，热毒内生。

【治法】活血化瘀，清热解毒。方用膈下逐瘀汤加减。

3. **寒毒积肠证** 腹痛喜温喜按，或腹内结块，下利清谷或五更泄泻畏寒肢冷，腰酸膝冷。舌质淡胖，苔薄白，脉迟弱。

【证机】寒毒为阴，寒毒内积，损伤阳气，聚积成瘤。

【治法】温寒解毒。方用附子理中汤加减。

4. **正气耗损证** 肠癌日久，腹痛清冷，或便秘或腹泻，纳呆食少，神疲倦怠，大肉陷下，目光少神。脉弱。

【证机】肠癌日久，或迭经化疗，正气耗损，日渐衰败。

【治法】扶正安邪。方用七味白术散，或参苓白术散之属。

（六）肾癌、膀胱癌

肾癌、膀胱癌均系泌尿系统的恶性肿瘤，其发于肾者为肾癌，发生于膀胱者为膀胱癌。以无痛性血尿为早期临床表现。彩超、CT、磁共振可发现局部肿块，膀胱镜或泌尿系造影检查可发现特征性改变，局部组织活检可确诊。

【病因病机】

肾与膀胱癌乃正气亏虚、湿热毒气，聚积其内，逐渐恶变而发。

【辨证论治】

1. **湿毒下注证** 尿血不痛，小便频数，或有尿浊，发热，口渴。舌红，苔黄腻，脉滑数。

【证机】湿毒下注，蕴结膀胱，损伤络脉，影响气化。

【治法】清热化湿，解毒散结。方用小蓟饮子加半枝莲、土茯苓、重楼、黄柏等。

2. **中气虚证** 尿血不痛，排尿乏力，尿等待，小便频数，神疲乏力。舌淡，脉弱。

【证机】膀胱气虚，摄血失司。

【治法】益气解毒，气化膀胱。方用补中益气汤加肉桂、乌药、车前子、半枝莲等。

3. **气虚瘀毒证** 尿血，或尿中夹杂血块，神疲乏力。舌紫暗或有瘀点，脉虚而涩。

【证机】气虚血瘀，毒蕴膀胱。

【治法】益气化瘀，解毒散结。方用补阳还五汤加半枝莲、土鳖虫等。

（七）血癌

血癌又称白血病，是血液系统的恶性肿瘤。临床以发热、血亏、出血、白细胞质与量异常、骨髓增生极度活跃，原始白细胞大量增生为主要表现。诊断主要依据骨髓象检查。血癌有急性和慢性之分。

【病因病机】

正气不足，火毒入血，伤及血脉，迫血妄行，或火毒伤气耗血而成。

【辨证论治】

1. **火毒入营证** 斑疹隐隐，或见出血，发热，口渴，心烦躁扰，尿黄，便结。舌绛红，脉数或洪。

【证机】火毒内侵，扰动营血。

【治法】清热解毒，凉气散血。方用犀角地黄汤加大青叶、青黛、黄连、贯众等。

2. **火毒伤阴证** 皮下紫癜，或见衄血、咳血，口燥咽干，盗汗失眠，五心烦热，小便短黄，大便干。舌红少津，脉细数。

【证机】火毒入血，损耗营阴。

【治法】滋阴降火，清热解毒。方用茜根散加青黛、鳖甲、寒水石等。

3. **气阴亏虚证** 神疲乏力，气短懒言，咽干口燥，面色淡白或颧红，尿少便干。舌体瘦小，少苔或有裂纹，脉细弱。

【证机】火毒内蕴，伤气耗阴。

【治法】滋阴益气。方用《景岳全书》五阴煎加黄芪、麦冬等，该方由熟地黄、白芍、山药、扁豆、莲子、白术、茯苓、人参、五味子、甘草组成。

（八）脑瘤

　脑瘤是颅内肿瘤的简称，指生长于颅腔内的新生物。以头痛，呕吐，视力下降，感觉障碍，瘫痪等为要临床表现。诊断主要依据头部 CT 和磁共振检查。

【病因病机】

正气亏虚，痰瘀风毒，乘虚袭脑，凝聚恶变成癌，阻滞脑窍气机，以致神灵失用。

【辨证论治】

1. **痰瘀阻窍证** 头晕头痛，项强，目眩，视物不清，呕吐，失眠健忘，肢体麻木，面唇暗红或紫暗。舌质紫暗或瘀点或有瘀斑，脉涩。

【证机】痰瘀互结，蔽阻清窍。

【治法】熄风化痰，祛瘀通窍。方用通窍活血汤合导痰汤加减。

2. **风毒上扰证** 头痛头晕，耳鸣目眩，视物不清，呕吐，面红目赤，

失眠健忘，肢体麻木，咽干口燥，重则抽搐，震颤，或偏瘫，或角弓反张，或神昏谵语，项强。舌质红或红绛，

【证机】阳亢化风，热毒内炽，上扰清窍。

【治法】平肝潜阳，清热解毒。方用天麻钩藤饮合黄连解毒汤加减。

3. **阴虚风动证**　头痛头晕，神疲乏力，虚烦不宁，肢体麻木，语言謇涩，颈项强直，手足蠕动或震颤，口眼㖞斜，偏瘫，口干，小便短赤，大便干，舌质红，苔薄，脉弦细或细数。

【证机】阴气亏损，虚风内动。

【治法】滋阴潜阳熄风。方用大定风珠加减。

第五章　气证常用药物

第一节　补气药

气虚须补。常用补气药有人参、西洋参、党参、太子参、黄芪、白术、山药、扁豆、甘草、大枣、刺五加、绞股蓝、红景天、沙棘、饴糖、蜂蜜等。

人　参

本品为五加科植物人参的干燥根和根茎。主产于我国吉林、辽宁、黑龙江，以及朝鲜半岛、前苏联东西伯利亚等地。

【性味归经】甘、微苦，微温。归脾、肺、心、肾经。

【功能主治】大补元气。气虚诸证，均可用之。

《中华人民共和国药典》（以下简称《药典》）（2020 年版）谓：人参大补元气，复脉固脱，补脾益肺，生津养血，安神益智。用于体虚欲脱，肢冷脉微，脾虚食少，肺虚喘咳，津伤口渴，内热消渴，气血亏虚，久病虚羸，惊悸失眠，阳痿宫冷。

人体之虚，总以气血为主。人参大补元气，主五藏气虚不足。故凡气虚诸证，如精神不振，疲乏，气不化津之消渴，气不固精之遗泄，气不摄血之出血，气不养神之失眠，气不行血之血瘀，中气不足之溲便失常等均可用之。

然人参之用，配伍十分重要，《得配本草》："茯苓、为之使。畏五灵脂。恶皂荚、反藜芦。忌铁器。得茯苓，泻肾热；肾脏虚则热。得当归，活血。配广皮，理气；配磁石，治喘咳，气虚上浮。配苏木，治血瘀发喘；配藜芦，涌吐痰在胸膈。佐石菖蒲、莲子，治产后不语；佐羊肉，补形；

使龙骨，摄精。入峻补药，崇土以制相火；入消导药，运行益健；入大寒药，扶胃使不减食；入发散药，驱邪有力。宜少用以佐之。土虚火旺，宜生用；脾虚肺怯，宜熟用。补元恐其助火，加天冬制之；恐气滞，加川贝母理之；加枇杷叶，并治反胃。怪症：遍身皮肉混混如波浪声，痒不可忍，搔之血出不止，谓之气奔。用人参，合茯苓、青盐各三钱，细辛四五分。煎服自愈。"

现代研究表明：人参具有降血糖，调节能量代谢，抗疲劳，抗应激，提高记忆力，抑制血小板聚集，增强机体造血，促进机体免疫功能，抗肿瘤，加强心肌收缩力，抗衰老，抗利尿作用，并有一定的保护肾损害，保肝，抗炎，抗病毒，抗辐射，耐缺氧，抗菌，脱敏等作用。人参皂苷有缓解吗啡成瘾性作用。

【点述】本人临证，常以人参配五灵脂治疗胸痹心痛有效，此即相畏而用。

【注意事项】反藜芦，禁止同用。畏五灵脂，配伍使用宜慎重。

【用法用量】3～9 克，另煎兑服；也可研粉吞服，每次 2 克，每天 2 次。

西洋参

本品为五加科植物西洋参的干燥根。主产于美国、加拿大及法国，我国已有栽培。

【性味归经】甘、微苦，凉。归心、肺、肾经。

【功能主治】益气养阴。主治气阴亏虚。

《药典》（2020 年版）：补气养阴，清热生津。用于气虚阴亏，虚热烦倦，咳喘痰血，内热消渴，口燥咽干。

《本草从新》谓：西洋参补肺降火。即补肺气，降肺虚火之义。

现代研究表明：西洋参具有降血糖，扩张冠脉，抗心肌缺血，抗心律失常，抗休克，抗利尿，抗疲劳，抗应激，抗溶血，抗艾滋病病毒等作用。还能拮抗动脉粥样硬化的发生和发展。

【点述】西洋参性凉而补，或谓清补。凡欲用人参而不受人参之温补

229

者，皆可以此代之。

【注意事项】反藜芦，禁止同用。

【用法用量】3～6克，另煎兑服。

党　参

本品为桔梗科植物党参、素花党参或川党参的干燥根。主产于山西、陕西、甘肃及东北等地。

【性味归经】甘，平。归脾、肺经。

【功能主治】补气。功效较人参弱，但用之甚多。凡脾肺气虚均可用之。

《药典》（2020年版）：健脾益肺，养血生津。用于脾肺气虚，食少倦怠，咳嗽虚喘，气血不足，面色萎黄，心悸气短，津伤口渴，内热消渴。

现代研究表明：党参具有抗溃疡，抗胃黏膜损伤，增强机体免疫功能，抗疲劳，耐寒，耐高温，耐缺氧，抗辐射，改善心肌能量代谢，抗血栓，升高血糖，安胎，抗炎，抗衰老，维持肺有效的摄氧功能，增强记忆力等作用。

【点述】《本草正义》谓"党参与人参不甚相远。其尤可贵者，则健脾胃而不燥，滋胃阴而不湿，润肺而不犯寒凉，养血而不偏滋腻，鼓舞清阳，振动中气，而无刚燥之弊"，故补气用之最广。党参配伍：得黄芪，实卫气；配石莲子，止痢泄；佐酸枣仁，补心；配丹参，谓二参丹，益气活血疗胸痹；加桑皮或陈皮，补脾而不滞脾气。

【注意事项】反藜芦，禁止同用。

【用法用量】9～30克。

太子参

本品为石竹科植物孩儿参趵干燥块根。主产于江苏、安徽、山东等地。

【性味归经】甘、微苦，平。归脾、肺经。

【功能主治】益气养阴。功类西洋参而较弱。气阴亏虚可用，老少体弱尤宜。

《药典》（2020年版）益气健脾，生津润肺。用于脾虚体倦，食欲不振，病后虚弱，气阴不足，自汗日渴，肺燥干咳。

现代研究表明：太子参具有强壮、改善腹泻、增强机体免疫力、抗病毒，抗疲劳，抗衰老，抗氧自由基等作用。

【点述】人参、西洋参、党参、太子参均为益气要药，有补气健脾，益肺生津之功。人参大补元气，挽救虚脱，功力最宏，且能益智安神；党参常代人参，但功效较人参为弱；太子参补气最弱，清补为主，可代西洋参，气阴双虚证及小儿多用之，且治小儿出虚汗为佳。凡服参腹胀者，可加莱菔子或山楂解之。

【注意事项】反藜芦，禁止同用。

【用法用量】9～30 克。

黄 芪

本品为豆科植物多序岩黄芪的干燥根。蒙古黄芪主产于内蒙古、吉林、山西、河北等地；膜荚黄芪主产于山西、黑龙江、甘肃、内蒙古等地。

【性味归经】甘，微温。归肺、脾经。

【功能主治】补气升阳，固表止汗。体弱气虚均用，肌表气虚最宜。

《药典》（2020 年版）：补气升阳，固表止汗，利水消肿，生津养血，行滞通痹，托毒排脓，敛疮生肌。用于气虚乏力，食少便溏，中气下陷，久泻脱肛，便血崩漏，表虚自汗，气虚水肿，内热消渴，血虚萎黄，半身不遂，痹痛麻木，痈疽难溃，久溃不敛。

《得配本草》："得枣仁，止自汗。配干姜，暖三焦；配川连，治肠风下血；配茯苓，治气虚白浊；配川芎、糯米，治胎动、腹痛，下黄汁。佐当归，补血；使升、柴，发汗。生用恐滞气，加桑白皮数分。"

现代研究表明：黄芪能增强免疫功能，具有阻滞钙通道，抑制钙超载，强心、利尿，抗氧化，抗衰老，抗疲劳，抗缺氧，调节血糖，调节血压，抗肿瘤，抗应激，抑制血小板聚集，抗血栓，提高造血功能，护肾，镇痛镇静，护肝，抗菌，抗病毒，促雌激素样，抗辐射等诸多作用。

【点述】黄芪、人参均能补气。肌表之气，补宜黄芪；体内之气，补宜人参；但临床参芪常同用。黄芪性畏防风，然得防风，其功愈大，此相畏而相使者也。黄芪疗效与剂量相关，升阳举陷用 5～10 克；利尿用 10～15 克，如用至 50～60 克尿量反而减少；中风软瘫，用量要大，常用 30～60 克。

【注意事项】黄芪补益，但能升阳助火，凡内热、阳亢、气火上冲、湿热气滞者慎用。

【用法用量】9～30 克。蜜炙可增强其补中益气作用。

白 术

本品为菊科植物白术的干燥根茎。主产于浙江、湖北、湖南、江西、福建、安徽等地。

【性味归经】苦、甘，温。归脾、胃经。

【功能主治】健脾益气。健脾诸药，白术最佳。

《药典》（2020 年版）：健脾益气，燥湿利水，止汗，安胎。用于脾虚食少，腹胀泄泻，痰饮眩悸，水肿，自汗，胎动不安。

《主治指掌》：味甘性温无毒，可升可降，阳也。其用有四：利水道，有除湿之功；强脾胃，有进食之效，佐黄芩有安胎之能，君枳实有消痞之妙。

《医学衷中参西录》：与凉润药同用，又善补肺；与升散药同用，又善调肝；与镇静安神药同用，又善养心；与滋阴药同用，又善补肾，为后天资生之要药。故能于肺、肝、肾、心四脏皆能有所补益也。

现代研究表明：白术具有强壮，保肝利胆，护胃，持久利尿，升高白细胞，抗基因突变、抗肿瘤，降压降血糖，抗血栓，扩血管，镇痛增强免疫力等作用。

【点述】白术，健脾燥湿之药，健脾诸药，白术最佳。凡寒湿痹痛、湿热带下、痰湿过盛，宜白术配苍术，二术同用，健脾燥湿作用大增；凡痰饮、水肿、泄泻，白术配茯苓，以健脾利湿；脾胃虚寒、脘腹胀痛，白术配干姜，温中散寒，健脾化湿；胎动不安，白术配黄芩。若水泻如注，《石室秘录》用白术配车前子神效，余屡试均验。

【注意事项】阴虚内热，津液亏耗者忌用。燥湿利水宜生用，补气健脾宜炒用，健脾止泻宜炒焦用。

【用法用量】6～12克。

山　药

本品为薯蓣科植物薯蓣的干燥根茎。主产于河南，此外，湖南、湖北、山西、云南、河北、陕西、江苏、浙江等地亦产。

【性味归经】甘，平。归脾、肺、肾经。

【功能主治】补脾气，养胃气。山药可药可食，补养脾胃，平和有效。

《药典》（2020 年版）：补脾养胃，生津益肺，补肾涩精。用于脾虚食少，久泻不止，肺虚喘咳，肾虚遗精，带下，尿频，虚热消渴。麸炒山药补脾健胃。用于脾虚食少，泄泻便溏，白带过多。

《得配本草》："得菟丝子，止遗泄。配人参，补肺气。佐羊肉，补脾阴；佐熟地，固肾水；合米仁，治泄泻。"

现代研究表明：山药具有提高机体免疫功能，增强耐缺氧能力，抗衰老，止泻，助消化，抗动脉硬化，防止结缔组织萎缩，促进性激素，减少皮下脂肪沉积，抗过敏，抗肿瘤，降血糖，祛痰等作用。

【点述】山药，性味甘平，可供食用，最为平和。然其健脾补中，益气固肾，补虚长肌之功，诸药难及。其治虚损、肌营养不良、糖尿病、硬皮病、类风湿等有效。《名医别录》谓其：主治头面游风。笔者用其配伍制白附子治疗头面诸证有效。

【注意事项】无特殊。

【用法用量】15～30克。

白扁豆

本品为豆科植物扁豆的干燥成熟种子。主产于湖南、安徽、河南、江苏、四川等地。

【功能主治】健脾气，和中气，安胎种子。

《药典》（2020 年版）：健脾化湿，和中消暑。用于脾胃虚弱，食欲不振，大便溏泻，白带过多，暑湿吐泻，胸闷腹胀。炒白扁豆健脾化湿，用于脾虚泄泻，白带过多。

《本草新编》："或谓白扁豆非固胎之药，前人安胎药中往往用之，何故？盖胎之不安者，由于气之不安，白扁豆尤能和中，故用之以和胎气耳。母和而安，即谓之能安胎也。"

《本草新编》："功用不独安胎，尤善种子，凡妇人之不受孕者，半由于任督之伤也。白扁豆善理任督，又入脾胃两经，同人参、白术用之，引入任督之路，使三经彼此调和，而子宫胞络，自易容物。"

《得配本草》："配花粉，治消渴饮水；配龙芽，疗肠风下血；配香薷，治寒热吐泻。合绿豆，解热毒痢。炒研用。恐气滞，同陈皮炒；治吐泻，醋制；止湿火吐血，炒炭。"

现代研究表明：白扁豆有解毒，增强机体的免疫功能，抗肿瘤，抗病毒等作用。

【点述】白扁豆调和脾胃，通利三焦，化清降浊，消暑除湿。其配藿香、花粉治疗消渴有效；配紫苏、连翘安胎；配人参、白术种子。

【注意事项】不宜多食，以免滞气伤脾。

【用法用量】10～15克。炒后可使健脾止泻作用增强，故用于健脾止泻及作散剂服用使宜炒用。

甘 草

本品为豆科植物甘草、胀果甘草或光果甘草的干燥根和根茎。主产于内蒙古、甘肃、新疆等地。

【性味归经】甘，平。归心、肺、脾、胃经。

【功能主治】补气健脾，调和诸药。号称国老。

《药典》（2020年版）：补脾益气，清热解毒，祛痰止咳，缓急止痛，调和诸药。用于脾胃虚弱，倦怠乏力，心悸气短，咳嗽痰多，脘腹、四肢挛急疼痛，痈肿疮毒，缓解药物毒性、烈性。

《药性赋》："解百毒而有效，协诸药而无争，以其甘能缓急，故有国老之称。"

现代研究表明：甘草具有抗胃损伤及溃疡，缓解胃肠平滑肌痉挛，护肝，抗炎，抗过敏，增强特异免疫，镇静，解热，镇痛，抗惊厥，抗心律失常，降血脂，抑制血小板聚集，抗菌，抗病毒，镇咳平喘，抗肿瘤，抗氧化，抗衰老，解毒增效等作用。尚有糖皮质激素样作用，免疫双向调节作用等。

【点述】诸方之中，多用甘草，皆取其协调诸药之功。抗心律失常：炙甘草汤中重用炙甘草 20～30 克，如为缓慢性心律失常，特别是房室传导阻滞需加低度白酒 50～60 毫升同煎。但甘草可诱使血压升高，故血压过高时慎用。

【注意事项】不宜与海藻、京大戟、红大戟、甘遂、芫花同用。本品有助湿壅气之弊，湿盛胀满、水肿者不宜用。大剂量久服可导致水钠潴留，引起浮肿。

【用法用量】2～10 克。生用性微寒，可清热解毒；蜜炙药性微温，并可增强补益心脾之气和润肺止咳作用。

大　枣

本品为鼠李科植物枣的干燥成熟果实。主产于河南、河北、山东、陕西等地。秋季果实成熟时采收，晒干。

【性味归经】甘，温。归脾、胃、心经。

【功能主治】补益脾气，食药两用。

《药典》（2020 年版）：补中益气，养血安神。用于脾虚食少，乏力便溏，妇人脏躁。

《药性赋》："其用有二：助脉强神，大和脾胃。"

《得配本草》："得生姜，和营卫。佐小麦、炙甘草，治脏躁。治卒心痛诀云：一个乌梅二个枣，七枚杏仁一处捣，男酒女醋送下之，不害心痛直到老。"

现代研究表明：大枣具增强免疫功能，升高血中白细胞，降低血脂，护肝，抗衰老，抗疲劳，有抗肿瘤等作用。

【点述】大枣健脾，配黄芪实卫气，配生姜和营卫，配连翘治白细胞减少。

【注意事项】枣虽能补脾胃，益气，然而味过于甘，中满者忌之。小儿疳病不宜食，齿痛及患痰热者不宜食，生者尤不利人，多食致寒热。(《本草经疏》)

【用法用量】劈破煎服，6~15克。

刺五加

本品为五加科植物刺五加的干燥根和根茎或茎。主产于辽宁、吉林、黑龙江、河北、山西等地。

【性味归经】辛、微苦，温。归脾、肾、心经。

【功能主治】益气健脾，益智安神。

《药典》(2020年版)：益气健脾，补肾安神。用于脾肺气虚，体虚乏力，食欲不振，肺肾两虚，久咳虚喘，肾虚腰膝酸痛，心脾不足，失眠多梦。

现代研究表明：刺五加具有扩张血管，改善大脑血流量，双向调节血压，抗疲劳，抗辐射，补虚弱，增强骨髓造血功能，益智和安神等作用。刺五加可以提升最大耗氧量，增强运动的持续时间。

【点述】刺五加祛风湿，强筋骨，抗疲劳，通血道，可用于治疗周围血管病变，包括深静脉血栓形成、血栓性闭塞性脉管炎和疲劳综合征。

【注意事项】阴虚火旺者慎服。

【用法用量】9~27克。

绞股蓝

本品为葫芦科植物绞股蓝的根茎或全草。主产于广东、云南、四川、福建等地。

【性味归经】甘、苦，寒。归脾、肺经。

【功能主治】益气降脂。

《中药学》(2013年版)：益气健脾，化痰止咳，清热解毒。用于脾虚证，肺虚咳嗽证。

现代研究表明：绞股蓝有免疫调节，降血脂，降血糖，镇静，催眠，镇痛，增加冠状动脉血流，抗心肌缺血，增加脑血流，抑制血栓形成，保肝，抗溃疡等作用。

【点述】绞股蓝益气健脾，化痰降脂，尚可治疗白细胞减少症、复发性口腔溃疡和萎缩性胃炎，可加入辨证方中使用常有效。

【注意事项】无特殊。

【用法用量】10～20 克。

红景天

本品为景天科植物大花红景天的干燥根和根茎。主产于西藏、四川、吉林等地。

【性味归经】甘、苦，平。归肺、心经。

【功能主治】益气活血，抗疲劳、抗缺氧。

《药典》（2015 年版）：益气活血，通脉平喘。用于气虚血瘀，胸痹心痛，中风偏瘫，倦怠气喘。

现代研究表明：红景天具有抗疲劳，抗缺氧，抗寒冷，抗微波辐射，提高工作效率，提高脑力活动。还能增强甲状腺、肾上腺、卵巢的分泌，抑制 S180 肉瘤细胞等作用。

【点述】红景天益气，具有强壮，抗疲劳，抗缺氧作用。主要用于平喘止咳，高原保健，神经麻痹症等。

【注意事项】无特殊。

【用法用量】6～12 克。

蜂 蜜

本品为蜜蜂科昆虫中华蜜蜂或意大利蜂所酿的蜜。全国大部分地区均产。

【性味归经】甘，平。归肺、脾、大肠经。

【功能主治】益气润燥。

《药典》（2020 年版）：补中，润燥，止痛，解毒；外用生肌敛疮。用于脘腹虚痛，肺燥干咳，肠燥便秘，解乌头类药毒；外治疮疡不敛，水火烫伤。

《本草纲目》："其入药之功有五：清热也，补中也，解毒也，润燥也，止痛也。"

现代研究表明：蜂蜜有抗菌、抗真菌、抗原虫、抗病毒、增强机体的特异性和非特异性免疫、抗肿瘤、护肝等作用。蜂王浆冻干粉对反复自然流产病人的抗精子抗体具有转阴作用。

【点述】蜂蜜补气作用不大，但润燥功效甚强，对肺燥干咳，肠燥便秘，皮肤燥裂均有效，且他药难及。《名医别录》谓其治肌中疼痛，宜识之。

【注意事项】脾胃湿热及泄泻者忌用。多食生湿热。糖尿病、肥胖、高脂血症及孕妇不宜服用。不能同时合用生葱、大蒜，合用可出现腹泻等急性胃肠炎症状。

【用法用量】煎服或冲服，15～30克，大剂量30～60克。外用适量，本品做栓剂肛门内塞药，通便效果较口服更捷。

第二节　温气药

气寒当温。气属于阳，温阳即温气。愚曰：补气要温。常用温气药主要有附子、肉桂、干姜、吴茱萸、小茴香、丁香、高良姜、胡椒、花椒、荜茇、荜澄茄。

附　子

本品为毛茛科植物乌头子根的加工品。主产于四川、湖北、湖南等地。6月下旬至8月上旬采挖，除去母根、须根及泥沙，习称"泥附子"，分别加工成盐附子、黑附片、白附片。

【性味归经】辛，甘，大热；有毒。归心、肾、脾经。

【功能主治】回阳救逆，强心温肾。

《药典》（2020年版）：回阳救逆，补火助阳，散寒止痛。用于亡阳虚脱，肢冷脉微，心阳不足，胸痹心痛，虚寒吐泻，脘腹冷痛，肾阳虚衰，阳痿宫冷，阴寒水肿，阳虚外感，寒湿痹痛。

现代研究表明：附子具有强心，镇静，镇痛，抗心肌缺血，抗缺氧，抗非感染性炎症，促血凝，抗寒冷，局部麻醉和肾上腺皮质激素样作用。

【点述】附子辛甘大热，去沉寒痼疾，对阳气欲脱者，有起死回生之力。气为阳，气虚之重者，均累及于阳，故"补气要温"，此吾深悟之经验也。以〔清〕郑钦安为代表的火神派重视阳气，强调补阳或扶阳，临床擅用附子、干姜，经验独到，该派广用、重用、早用、专用附子为代表的温阳药，剂量从几十克到几百克，解决了不少大疾、重疾。但本人用附子，除沉寒痼疾之外，对气虚、气寒之证，在补气药方基础上，佐用少量附子即可，效果亦显，此亦谓之扶阳，但用药轻重有别。《石室秘录》有补中益气汤加附、桂、姜之方，运用得当，多有捷效。

【注意事项】孕妇慎用；不宜与半夏、瓜蒌、瓜蒌子、瓜蒌皮、天花粉、川贝母、浙贝母、平贝母、伊贝母、湖北贝母、白蔹、白及同用。

【用法用量】3~15克，先煎、久煎。

干　姜

本品为姜科植物姜的干燥根茎。主产于广东、广西、湖南、湖北等地。6月采挖，除去须根及泥沙，晒干或低温干燥。趁鲜切片晒干或低温干燥者为"干姜片"。炮姜为干姜用砂烫至鼓起，表面棕褐色。

【性味归经】辛，热。归脾、胃、肾、心、肺经。

【功能主治】温中散寒。

《药典》（2020年版）：温中散寒，回阳通脉，温肺化饮。用于脘腹冷痛，呕吐泄泻，肢冷脉微，寒饮喘咳。

炮姜：温经止血，温中止痛。用于阳虚失血，吐衄崩漏，脾胃虚寒，腹痛吐泻。

现代研究表明：干姜具有兴奋心脏、血管运动中枢，改善局部血液循环，镇吐，镇静，镇痛，止咳，抗菌，健胃，抗缺氧等作用。

【点述】干姜辛热，温中散寒，回阳通脉。《医学启源》曰："发诸经之寒气。"姜具有温气之效。加入补气方药，则温阳益气；加入行气方药，则鼓舞气行增速。温脾气多用干姜，温肺气则可用生姜，因生姜主散，干姜主守。

【注意事项】 阴虚内热，血热妄行者禁服。

【用法用量】 3～9克。

肉 桂

本品为樟科植物肉桂的干燥树皮。主产于广东、广西、海南、云南等地。多于秋季剥取，阴干。

【性味归经】 辛、甘，大热。归肾、脾、心、肝经。

【功能主治】 补火助阳，走而不守。

《药典》（2015年版）：补火助阳，引火归元，散寒止痛，温通经脉。用于阳痿宫冷，腰膝冷痛，肾虚作喘，虚阳上浮，眩晕目赤，心腹冷痛，虚寒吐泻，寒疝腹痛，痛经经闭。

现代研究表明：肉桂具有扩张血管，促进血液循环，增加冠状动脉及脑血流量，抗血栓，解热镇痛，镇静，抗惊厥，升高白细胞，抗放射，健胃，缓解胃肠痉挛，抑菌，增强免疫功能，促进乙肝表面抗原转阴等作用。

【点述】 肉桂辛温大热，温寒行气，走而不守，散寒助阳，功效迅速。《药性论》曰："止腹内冷气，痛不可忍。"其性虽热，但对心动过速、早搏有效；对情志抑郁，可温而兴奋之；亦可化膀胱之气，用于前列腺炎，尿频，遗尿，尿毒症浊阴不降等。亦可引无根之火，降而归元。

【注意事项】 有出血倾向及孕妇慎用；不宜与赤石脂同用。

【用法用量】 1～5克。

吴茱萸

本品为芸香科植物吴茱萸、石虎或疏毛吴茱萸的干燥近成熟果实。主产于贵州、广西、湖南、云南、陕西、浙江、四川等地。8～11月果实尚未开裂时，剪下果枝，晒干或低温干燥，除去枝叶、果梗等杂质。

【性味归经】 苦、辛，热；有小毒。归肝、脾、胃、肾经。

【功能主治】 散寒气，降逆气。

《药典》（2020年版）：散寒止痛，降逆止呕，助阳止泻。用于厥阴头痛，寒疝腹痛，寒湿脚气，经行腹痛，脘腹胀痛，呕吐吞酸，五更泄泻。

现代研究表明：吴茱萸具有镇痛，健胃，明显降血压，抑制血小板聚集，抑制血栓形成，抗菌，兴奋脑细胞，抗心律失常，兴奋子宫等作用。

【点述】吴茱萸辛苦而温，散寒温中，燥湿解郁。疏解厥阴寒气郁滞。《本草便读》谓其："极能宣散郁结，治肝气郁结，寒浊下注。"

【注意事项】阴虚内热，大便秘结者忌用。另剂量不宜过大，中毒剂量为30克。

【用法用量】3～5克，外用适量。

小茴香

本品为伞形科植物茴香的干燥成熟果实。全国各地均有栽培。秋季果实初熟时采割植株，晒干，打下果实，除去杂质。

【性味归经】辛，温。归肝、肾、脾、胃经。

【功能主治】散寒行气。

《药典》（2015 年版）：散寒止痛，理气和胃。用于寒疝腹痛，睾丸偏坠，痛经，少腹冷痛，脘腹胀痛，食少吐泻。盐小茴香暖肾散寒止痛，用于寒疝腹痛，睾丸偏坠，经行腹痛。

现代研究表明：小茴香具有增强胃肠运动，缩短排空时间，促进气体排出，缓解痉挛，利胆，抗菌，升高白细胞，松弛气管平滑肌，有雌激素样作用和抗肿瘤等作用。

【点述】小茴香温肾散寒，行气止痛，为治疝气疼痛要药；其理气和胃，兼之温通，善消肝胃寒气，具有良好胃动力作用。亦"主干、湿脚气"（《日华子本草》）。小茴香与吴茱萸，均可散寒行气，吴茱萸偏于温肝，小茴香偏于温肾。

【注意事项】阴虚火旺者禁服。

【用法用量】3～6克。

丁 香

本品为桃金娘科植物丁香的干燥花蕾。主产于坦桑尼亚、马来西亚、印度尼西亚，我国主产于广东、海南等地。当花蕾由绿色转红色时采摘，晒干。

【性味归经】辛，温。归脾、胃、肺、肾经。

【功能主治】温中气，降逆气。

《药典》（2020年版）：温中降逆，补肾助阳。用于脾胃虚寒，呃逆呕吐，食少吐泻，心腹冷痛，肾虚阳痿。

现代研究表明：丁香具有健胃，局部麻醉，收缩子宫，抑菌，抗肿瘤等作用。

【点述】丁香辛温，温气降气，主温中降逆，暖肾，对冷气腹痛、阳痿、早泄及复发性口腔溃疡有效。《本草再新》谓能"开九窍，舒郁气"，可用治情绪障碍。

【注意事项】不宜与郁金同用。

【用法用量】1~3克，内服或研末外敷。

高良姜

本品为姜科植物高良姜的干燥根茎。主产于广东、广西、海南等地。夏末初秋采挖，除去根须和残留的鳞片，洗净，切段，晒干。

【性味归经】辛，热。归脾、胃经。

【功能主治】温胃气，散寒气。

《药典》（2020年版）：温胃止呕，散寒止痛。用于脘腹冷痛，胃寒呕吐，嗳气吞酸。

现代研究表明：高良姜具有镇痛，抗溃疡，利胆，止泻，抑制胃肠运动，改善微循环，提高机体耐缺氧和抗寒能力，抑菌等作用。

【点述】高良姜味辛、性热，温胃气行滞气，具温胃散寒、消食、宽噫膈的作用，对寒性胃肠疾患颇有效。高良姜与干姜，温胃用高良姜，温脾用干姜。另对证属寒性的心绞痛和前列腺炎有效，心绞痛则配苍术，前列腺炎则配乌药、刘寄奴。

【注意事项】阴虚有热者忌用。

【用法用量】3~6克。

胡　椒

本品为胡椒科植物胡椒的干燥近成熟果实或成熟果。主产于海南、广东、广西、云南等地。秋末至次春果实呈暗绿色时采摘，晒干，为黑胡椒；果实变红时采摘，用水浸渍数天，擦去果肉，晒干，为白胡椒。

【性味归经】辛，热。归胃、大肠经。

【功能主治】散寒下气。

《药典》（2020 年版）：温中散寒，下气，消痰。用于胃寒呕吐，腹痛泄泻，食欲不振，癫痫痰多。

现代研究表明：胡椒具有祛风，健胃，镇静，抗惊厥，扩张皮肤血管，产生温热感等作用。

【点述】胡椒味辛、大热，温中下气，温中散寒甚捷，消食下气如神，《海药本草》谓能"（去）冷气上冲"。淋雨受寒后，嚼服 10 余粒，温开水送下，可散寒去感，此为已故刘炳凡老的经验。且可杀一切鱼、肉、鳖、蕈阴寒毒气。胡椒外用，治蜈蚣咬伤。

【注意事项】热病及阴虚有热者禁服，孕妇慎服。

【用法用量】0.6～1.5 克，研粉吞服。外用适量。

花　椒

本品为芸香科植物青椒或花椒的干燥成熟果皮。我国大部分地区均有分布，以四川产者为佳，故又名川椒、蜀椒。秋季采收成熟果实，晒干，去掉种子和杂质。

【性味归经】辛，温。归脾、胃、肾经。

【功能主治】温胃杀虫。

《药典》（2020 年版）：温胃止痛，杀虫止痒。用于脘腹冷痛，呕吐泄泻，虫积腹痛；外治湿疹，阴痒。

现代研究表明：花椒具有局部麻醉止痛，镇静，抑菌，降血脂，扩张血管，降血压，抑制子宫收缩和胃肠运动等作用。

【点述】花椒药食两用，纯阳之品，其味辛而麻，其气温以热，入肺散寒止嗽，入脾除湿疗痹，入肾补火温阳，能温补命门气，《本草纲目》曰："通三焦，补右肾命门。"外用祛风杀虫止痒。其可温通血管，降低阻力，降血压尤其舒张压高者有效。

【注意事项】阴虚火旺者禁服，孕妇慎服，哺乳期忌用。

【用法用量】3～6克。外用适量，煎汤熏洗。

荜茇

本品为胡椒科植物荜茇的干燥近成熟果穗。主产于广东、云南等地。果穗由绿变红时采收，除去杂质，晒干。

【性味归经】辛，热，归脾、胃、大肠经。

【功能主治】散寒下气。

《药典》（2020年版）：温中散寒，下气止痛。用于脘腹冷痛，呕吐，泄泻，寒凝气滞，胸痹心痛，头痛，牙痛。

现代研究表明：荜茇具有镇静，抗惊厥，抑菌，抗张冠状动脉，改善心肌缺血，降血压，降血脂，抗病毒等作用。

【点述】荜茇气味辛热，散寒通气。《天宝本草》"通关利窍效如神"，乃温通关节寒气郁滞。凡一切风寒内积，气机郁滞之证均效，如逆于胸膈的恶心、呕吐，停于肚腹的中满、痞塞、疼痛，见于肠道的肠鸣、冷痢、水泻，见于头面的齿痛、头痛、鼻渊，均可用之获效。愚常用之治疗心绞痛、鼻炎，乃至睡眠性呼吸暂停综合征。

【注意事项】实热郁火，阴虚火旺者忌用。

【用法用量】1～3克。外用适量，研末塞龋齿孔中。

荜澄茄

本品为樟科植物山鸡椒的干燥成熟果实。主产于广东、广西、湖南、湖北、四川等地。秋季果实成熟时采收，除去杂质，晒干。

【性味归经】辛，温。归脾、胃、肾、膀胱经。

【功能主治】散寒健胃。

《药典》（2020年版）：温中散寒，行气止痛。用于胃寒呕吐，脘腹冷痛，寒疝腹痛，寒湿郁滞，小便混浊。

现代研究表明：荜澄茄具有健胃，化痰，抗炎，抑制血吸虫和阿米巴等作用。

【点述】荜澄茄辛温，散寒行气，下气豁痰，温胃暖肾，对胃痛、寒疝有效。尚可用于心绞痛和前列腺病变。《日华子本草》："治一切气……肾气膀胱冷。"

【注意事项】阴虚火旺及实热火盛者忌用。

【用法用量】1～3 克。

第三节　清气药

气温当清，清气即凉气也。常用清气药有地骨皮、生石膏、寒水石、知母、芦根、银柴胡等。

地骨皮

为茄科植物枸杞或宁夏枸杞的干燥根皮。分布于我国南北各地。

【性味归经】甘，寒。归肺、肝、肾经。

【功能主治】清热凉气。

《药典》（2020 年版）：凉血除蒸，清肺降火。用于阴虚潮热，骨蒸盗汗，肺热咳嗽，咯血，衄血，内热消渴。

现代研究表明：地骨皮具有解热，兴奋子宫，降血压，降血糖，显著抑制结核分枝杆菌等杆菌类细菌等作用。

【点述】《药品化义》："牡丹皮能去血中热，地骨皮能去气中之热，宜别而用。"故凡气热，气虚气实，皆可用之。笔者治气虚热，尝用知柏益气汤加地骨皮；而气实热，用白虎汤加该药。

【注意事项】外感风寒及脾虚便溏者不宜用。

【用法用量】9～15 克。

生石膏

为含水硫酸钙的矿石。分布极广，主产于湖北、安徽、河南、山东、四川、湖南、广东、广西、云南、新疆等地。

【性味归经】甘、辛，大寒。归肺、胃经。

【功能主治】清胃泻火，止渴除烦。

《药典》（2020 年版）：清热泻火，除烦止渴。用于外感热病，高热烦渴，肺热喘咳，胃火亢盛，头痛，牙痛。

现代研究表明：石膏具有解热，消炎，利胆（促进胆汁排泄），利尿，抗过敏，促进机体免疫，抗肿瘤（破坏肿瘤细胞）等作用。

【点述】石膏味甘辛，性大寒，解热泻火，止渴除烦之要药。其清热寒而不苦，外不滞表，内不伤阴。故《本草经疏》："石膏本解实热，祛暑气，散邪热，止渴除烦之要药。"

【注意事项】脾胃虚寒者忌用。

【用法用量】15～60 克。煅石膏外用适量。

寒水石

为硫酸盐类矿石芒硝的天然晶体。主产于山西、河北等地。

【性味归经】辛、咸，寒。归心、胃、肾经。

【功能主治】清热除烦。

《中药学》：清热泻火。用于热病烦渴，癫狂，口疮，热毒疮肿，丹毒烫伤。

现代研究表明：寒水石具有平喘，化痰，下乳等作用；煅用具有杀菌，消毒，收敛作用。

【点述】寒水石性类石膏，但可入心经，故除烦热，抗焦虑功胜石膏。气热诸证，均可于辨证方中加之。对皮中灼热、精神亢奋甚宜，《神农本草经》云："主身热，腹中积聚邪气，皮中如火烧，烦满。"《谱济本事方》云："治伤寒发狂，或弃衣奔走，逾墙上屋。"还可治小便白如泔色。（《备急千金要方》）。

【注意事项】脾胃虚寒者忌用。

【用法用量】10～15 克。据考证本品应为芒硝的天然晶体。但近代所用之寒水石，在北方多为红石膏，主含硫酸钙；在南方多为方解石，主含碳酸钙。

知　母

为百合科植物知母的干燥根茎。全国各地均产，以河北、山西、山东等地为多。

【性味归经】苦、甘，寒。归肺、胃、肾经。

【功能主治】清热气，养阴气。

《药典》（2020 年版）：清热泻火，滋阴润燥。用于外感热病，高热烦渴，肺热燥咳，骨蒸潮热，内热消渴，肠燥便秘。

现代研究表明：知母具有抑制多种细菌、真菌，解热，祛痰，利尿，降血压，降血糖，抗肿瘤（抑制癌细胞膜钠泵）作用，并能减轻糖皮质激素副作用。

【点述】知母味兼甘苦，性寒不燥，清热凉气，滋阴降火。《用药法象》有云："泻无根之肾火，疗有汗之骨蒸，止虚劳之热，滋化源之阴。"常与黄柏配伍而用，称为知柏。

【注意事项】脾胃虚寒及大便溏泻者禁用。

【用法用量】6~12 克。

芦　根

为禾科植物芦苇的新鲜或干燥根茎。全国各地均产。

【性味归经】甘，寒。归肺、胃经。

【功能主治】清热生津，可除口臭。

《药典》（2015 年版）：清热泻火，生津止渴，除烦，止呕，利尿。用于热病烦渴，肺热喘咳，胃热呕哕，热淋涩痛。

现代研究表明：芦根具有解热镇痛，降血糖，松弛肠管，溶解结石，解毒，抑菌作用。芦根制剂皮下注射具有抑制心脏收缩的作用。

【点述】芦根中空旁实，甘寒清热生津，清而不燥，寒而不腻，善清肺胃气热。笔者多用之以除口臭，颇效。芦根、苇茎均为芦苇之茎，一生地（水）面，一生地（水）下。苇茎清肺热，芦根生津液，各有侧重。故千金苇茎汤用苇茎而非芦根。

【注意事项】①脾胃虚寒者忌用。②大剂量使用可引起倦怠乏力，食欲减退，大便溏泻等。

【用法用量】15～30克。鲜品用量加倍。

银柴胡

为石竹科银柴胡的干燥根。产于我国西北部及内蒙古等地。

【性味归经】甘，微寒。归肝、胃经。

【功能主治】清虚热，抗过敏。

《药典》(2020年版)：清虚热，除疳热。用于阴虚发热，骨蒸劳热，小儿疳热。

现代研究表明：银柴胡具有降低胆固醇及主动脉类脂质，抑制肿瘤细胞等作用。

【点述】《本草正义》云："退热而不苦泄，理阴而不升腾，固虚热之良药。"虚热一般有阴虚火旺和气虚火旺两种病证，二证银柴胡均宜，将之分别加入滋阴方或补气方中，即可达滋阴降火或补气降火之功。《本草求原》谓其"治肌肤劳热"，大抵为气虚火旺之证，若阴虚火旺则以骨蒸潮热为主。

【注意事项】外感风寒及脾虚便溏者不宜用。

【用法用量】3～10克。

第四节　行气药

气滞当行。常用行气药有陈皮、枳壳、木香、紫苏、檀香、川楝子、乌药、荔枝核、香附、佛手、薤白、大腹皮、甘松、九香虫、柿蒂、松节、路路通。

陈　皮

本品为芸香科植物橘及其变种的干燥成熟果皮。主产于四川、福建、广东、浙江等地。

【性味归经】苦、辛，温。归肺、脾经。

【功能主治】理气化痰。

《药典》（2020 年版）：理气健脾，燥湿化痰。用于胸脘胀满，食少吐泻，咳嗽痰多。

现代研究表明：陈皮可扩张支气管，祛痰、平喘；促进消化液分泌、利胆降脂，治疗消化不良；收缩肾血管，使尿量减少。煎剂对肠管有解痉的作用，对子宫有抑制作用。能显著抑制癌细胞生长，具抗肿瘤作用。

【点述】《本草纲目》云："橘皮，苦能泄、能燥，辛能散，温能和。其治百病，总是取其理气燥湿之功。同补药则补，同泻药则泻，同升药则升，同降药则降。脾乃元气之母，肺乃摄气之仓，故橘皮为二经气分之药，但随所配而补泻升降也。"陈皮是常用理气药，并有燥湿化痰作用，常用于肺胃气滞，中焦痰湿。陈皮量至 20～30 克，与甘草同用，对急性乳腺炎十分有效。《普济方》载：妊娠急心痛欲死不可忍者，陈皮、淡豆豉各等量，服之有效。陈皮就是橘子皮，以广东新会产的茶枝柑之皮为最佳品，奉为道地药材。一般认为橘皮新产者味辛辣而气燥烈，若放置时间长而使陈久者，辛燥气味缓和，故有陈皮之称。

橘类入药，有橘核、橘络、橘叶和化橘红。橘核理气散结、止痛，用治疝气疼痛、睾丸肿痛和乳核结块等。橘络为橘的中果皮及内果皮之间的纤维束群，行气通络，化痰止咳，具以络通络之功，凡痰气滞络引起的胸痛、咳嗽、痰多均用之，另橘络尚具解郁之功，郁证之久不愈者，用橘络常可获效。橘叶疏肝行气，散结消肿，用治胁痛、乳痈、乳房结块。

化橘红为芸香科植物化州柚或柚的未成熟或近或熟的干燥外层果皮，理气宽中，燥湿化痰，其化痰之力，远胜陈皮。

【注意事项】气虚体燥、阴虚燥咳、吐血与内有实热者慎服。

橘皮味辛气温，能耗散真气，中气虚，气不归元者，忌与耗气药同用。胃虚有火呕吐，不宜与温热香燥药同用。阴虚咳嗽生痰，不宜与半夏、天南星等同用。疟非寒甚者，亦勿施。

【用法用量】3～10 克。

枳　壳

本品为芸香科植物酸橙及其栽培变种或甜橙的干燥未成熟果实。主产于江西、四川、湖北、贵州。

【性味归经】苦、辛、酸，微寒。归脾、胃经。

【功能主治】《药性赋》："宽中下行，枳壳缓而枳实速也。"

《药典》（2020年版）：理气宽中，行滞消胀。用于胸胁气滞，胀满疼痛，食积不化，痰饮内停；脏器下垂。

《主治秘要》："其用有四：破胸下坚痞，一也；利胸中气，二也；化痰，三也；消食，四也。又云：破气。"

现代研究表明：枳壳具有抑制胃肠运动、兴奋子宫作用。

【点述】枳壳利胸膈，宽肠胃，总为调气之功。可治关节气滞晨僵。枳壳配桔梗，可宽胸消胀；配槟榔，则下胸中结逆之气；配荆芥、防风、红花、赤芍，能治遍身肌肤麻痒。《圣济总录》载："治中风手足无力，口中涎出，多在右边，枳壳三两，牛黄（研）、白芷各一两。上捣研为细散。每服三钱匕，空心温酒调下。"

【注意事项】脾胃虚弱及孕妇慎用。

【用法用量】3～10克。

木 香

本品为菊科植物木香的干燥根。主产于云南、广西、四川、西藏等地。

【性味归经】辛、苦，温。归脾、胃、大肠、三焦、胆经。

【功能主治】行胃肠之气。

《药典》（2020年版）：行气止痛，健脾消食。用于胸脘胀痛，泻痢后重，食积不消，不思饮食。煨木香实肠止泻，用于泄泻腹痛。

现代研究表明：木香具有双向调节胃肠道平滑肌，促进消化液分泌，解除支气管平滑肌痉挛，抑菌，利尿，抗凝，抗肿瘤等作用。

【点述】景岳云："木香味苦辛，性温。气味俱厚，能升能降，阳中有阴。行肝脾肺气滞如神，止心腹胁气痛甚捷。和胃气，止吐泻霍乱；散冷气，除胀疼呃逆。"其行肝气滞则可疏肝止痛，行脾气则可运脾消食，行肺气则可降逆平喘，这与现代研究发现可缓解消化道、呼吸道平滑肌痉挛有异曲同工之妙。景岳并谓其"缩小便，亦能通秘结"。

【注意事项】脏腑燥热，气虚、阴虚者禁服。

【用法用量】3~6克。芳香不宜久煎。

紫　苏

本品为唇形科一年生草本植物紫苏的干燥叶、茎或成熟种子，分别为紫苏叶、紫苏梗、紫苏子，皆入药。全国各地均有，主产于湖北、江苏、河南、山东、江西、浙江、四川等地。夏、秋季采收。除去杂质，晒干，生用。

【性味归经】辛，温。归肺、脾经。

【功能主治】散寒气，理胎气。

《药典》（2015年版）：紫苏叶能解表散寒，行气和胃；用于风寒表证，咳嗽呕恶，妊娠呕吐，鱼蟹中毒。紫苏梗理气宽中，止痛，安胎；用于胸膈痞闷，胃脘疼痛，嗳气呕吐，胎动不安。紫苏子降气化痰，止咳平喘，润肠通便；用于痰壅气逆，咳嗽气喘，肠燥便秘。

一般外感用紫苏叶，理气用紫苏梗，平喘用紫苏子。同时，紫苏叶是一种广为使用的美味调味品，人们常常用它的叶子来做菜。

《本草汇言》："紫苏，散寒气，清肺气，宽中气，安胎气，下结气，化痰气，乃治气之神药也。"

现代研究表明：紫苏具有解热、解痉、减少支气管分泌，助消化，抑制多种细菌和病毒，升血糖，抗衰老，抗肿瘤作用。

【点述】紫苏，辛温芳香，药食两用。上则能开肺气而通腠理，通鼻窍而利头目；中则开胸膈，醒脾胃，解郁结，利气滞；下则和胎气，安胎孕。临床运用，一为解表，二为调气。

【注意事项】气弱表虚及阴虚发热者慎用。

【用法用量】叶、梗、子均5~10克，解鱼蟹中毒时紫苏叶可用至50~100克。

檀　香

本品为檀香科植物檀香的干燥木质心材。主产于广东、云南、台湾，东南亚、印度、澳洲、非洲产量最多。

【功能主治】行气散寒，利膈宽胸。

《药典》（2020 年版）：理气温中，开胃止痛。用于寒凝气滞，胸膈不舒，胸痹心痛，脘腹疼痛，呕吐食少。

《本草备要》："调脾肺，利胸膈，为理气要药。"

《得配本草》：白檀，调卫利膈；紫檀，和营消肿。

现代研究表明：檀香主要具有抗菌和中枢镇静作用。

【点述】檀香气味俱厚，行气，散寒，止痛。除调利脾肺胸膈之滞气外，尚可缓解心绞痛、开胃、治噎膈、睾丸肿痛、前列腺病变。

【注意事项】痈溃、阴虚，俱禁用。

【用法用量】2～5 克。煎服，后下。

川楝子

本品为楝科植物川楝的干燥成熟果实。主产于四川、云南、贵州、湖南、湖北、河南、甘肃等地。

【性味归经】苦，寒；有小毒。归肝、小肠、膀胱经。

【功能主治】疏肝行气，泄热止痛。

《药典》（2020 年版）：疏肝泄热，行气止痛，杀虫。用于肝郁化火，胸胁、脘腹胀痛，疝气疼痛，虫积腹痛。

《得配本草》：清火生用，治疝煨用，气痛酒蒸用。

《本草纲目》："因引心包相火下行，故心腹痛及疝气为要药。"

现代研究表明：川楝子具有杀虫、抗炎、抗真菌，抑制肿瘤细胞，利胆，治疗胃溃疡等作用。

【点述】川楝子对胸腹部止痛作用广泛，上疗心痛、乳痛、胁痛；中疗胃痛、腹痛；下疗痛经、疝气痛、睾丸肿痛均效，故云："主上下部腹痛。"《药性解》谓其"理大热颠狂"，可试用于焦虑或狂躁。

【注意事项】脾胃虚寒者禁用。

【用法用量】5～10 克。外用适量，研末调涂。

乌 药

本品为樟科植物乌药的干燥块根。主产于浙江、安徽、江西、湖南、陕西等地。

【性味归经】辛，温。归肺、脾、肾、膀胱经。

【功能主治】行肺脾肾三脏之气。

《药典》（2020 年版）：行气止痛，温肾散寒。用于寒凝气滞，胸腹胀痛，气逆喘急，膀胱虚冷，遗尿尿频，疝气疼痛，经寒腹痛。

现代研究表明：乌药具有双向调节胃肠道平滑肌，兴奋大脑皮质，促进呼吸，兴奋心肌，升高血压，发汗，扩张局部血管，缓解肌肉痉挛性疼痛，抗肿瘤等作用。

【点述】香附、乌药均可调气，香附血中行气，乌药气中和血、调中快气，且乌药气重于味，虽温不燥，故用之调气和血甚广。除用治胸腹、肢节诸气郁气滞之疾外，余亦尝用治心动过缓、肌性痉挛等有效。《心医集》云："乌药末、麻黄五合，韭菜绞汁一碗，冲末药服即止，不止再服。"《太平惠民和剂局方》云："乌药顺气散，用治一切风气所致四肢骨节疼痛，遍身顽麻，头目旋晕，瘫痪，语言謇涩，筋脉拘挛。"

【注意事项】孕妇、体虚、气虚及内热证者慎用。

【用法用量】6～10 克。

荔枝核

本品为无患子科植物荔枝的干燥成熟种子。主产于广东、广西、福建、四川等地。

【性味归经】甘、微苦，温。归肝、肾经。

【功能主治】行气散滞。

《药典》（2020 年版）：行气散结，祛寒止痛。用于寒疝腹痛，睾丸肿痛。

《本草衍义》："治心痛及小肠气。"

现代研究表明：荔枝核具有高效抑制乙肝病毒，降血糖（改善肌体葡萄糖利用率），降血脂，抗氧化等作用。

【点述】荔枝核行散滞气，凡滞气可用。《本草求原》谓其"辟寒以散阳滞，治血通经络，破血"。临床加入四逆散治阳郁肢冷，加入辨证方治疗糖尿病、高脂血症、治疗乳腺增生、乙肝等。

【注意事项】无寒湿、无气滞者慎用。

【用法用量】3～10 克。

香 附

本品为莎草科植物莎草的干燥根茎。主产于山东、浙江、湖南、河南、广东、四川等地。

【性味归经】甘、微苦，平。归肝、脾、三焦经。

【功能主治】疏肝气，宽中气，调经气，利三焦，解六郁。

《药典》（2020 年版）：疏肝解郁，理气宽中，调经止痛。用于肝郁气滞，胸胁胀痛，疝气疼痛，乳房胀痛，脾胃气滞，脘腹痞满，胀满疼痛，月经不痛，经闭痛经。

现代研究表明：香附具有解热，强心，降压，减慢心率，显著提高痛阈，抑菌，改善病灶部位血液循环，缩小肿块等作用。

【点述】香附利三焦，解六郁，宣达气血，肝家主药。凡气实之病，用之多效。除上述诸病外，肢节胀痛，晨僵者，余亦多用之。《圣济总录》载：治消渴累年不愈，"用香附一两、白茯苓半两，二味为散，陈粟米饮调下"。

【注意事项】气虚无滞，阴虚，血热者慎服。

【用法用量】6～10 克。

佛 手

本品为芸香科植物佛手的干燥果实。主产于四川、广东、福建、云南等地。

【性味归经】辛、苦、酸，温。归肝、脾、胃、肺经。

【功能主治】理气化痰，疏肝和胃。

《药典》（2020 年版）：疏肝理气，和胃止痛，燥湿化痰。用于肝胃气滞，胸胁胀痛，胃脘痞满，食少呕吐，咳嗽痰多。

现代研究表明：佛手具有解痉，祛痰，扩张冠状动脉，抑制心肌收缩力，减慢心率等作用。

【点述】佛手和橘皮均能行气化痰。但佛手长于健胃止痛，理气而不耗阴；橘皮燥湿健脾，化痰力较强，但性燥易伤阴，故用陈（橘）皮。佛手花功同佛手，但长于降肺气，疗喘咳。《本草再新》：称佛手"（消）瘰疬"。

【注意事项】阴虚有火，无气滞者慎服。

【用法用量】3～10克。

薤　白

本品为百合科植物小根蒜或薤的干燥鳞茎。全国各地均产，以江苏、浙江产者为优。

【性味归经】辛、苦，温。归心、肺、胃、大肠经。

【功能主治】通阳气，散结气。主治胸痹。

《药典》（2020年版）：通阳散结，行气导滞。用于胸痹心痛，脘腹痞满胀痛，泻痢后重。

现代研究表明：薤白具有利尿，降血压，抗肿瘤，降低动脉脂质斑块，抑制血小板凝集等作用。

【点述】薤白辛苦而温，通阳散结治胸痹，下气导滞除后重。其治疗冠心病心绞痛多用，里急后重用木香等不除者，加薤白有效。亦可壮阳，《本草纲目》"温补，助阳道"。然多食动邪火，可致目蒙。

【注意事项】无气滞、血滞者不宜用。

【用法用量】5～10克。

大腹皮

本品为棕榈科植物槟榔的干燥果皮。主产于广东、海南岛、台湾等地。

【功能主治】行气利水。

《药典》（2015年版）：行气宽中，行水消肿。用于湿阻气滞，脘腹胀闷，大便不爽，水肿胀满，脚气浮肿，小便不利。

《得配本草》："（调）膜原冷热之气。"

现代研究表明：大腹皮具有促进纤维蛋白溶解，兴奋胃肠道平滑肌，治疗单纯性肥胖等作用。

【点述】大腹皮，宽中利气之捷药也，具有促胃肠动力作用。理气消肿，治肌肤之中水肿，亦治肺气喘促。大腹皮为槟榔之外壳，槟榔质重，泄有形之积滞；大腹皮质轻，散无形之滞气。

【注意事项】气虚体弱者慎服。

【用法用量】5～10克。

甘 松

本品为败酱科植物甘松的干燥根及根茎。主产于四川、甘肃、青海等地。

【性味归经】辛、甘，温。归脾、胃经。

【功能主治】理气开郁。

（《药典》（2020年版）：理气止痛，开郁醒脾；外用祛湿消肿。用于脘腹胀满，食欲不振，呕吐；外用治牙痛，脚气肿毒。

现代研究表明：甘松具有抗心律失常，缓解胃肠平滑肌痉挛，降低血脂等作用。

【点述】甘松开郁，醒脾畅胃，能疗郁证，对抑郁状态，神经衰弱，癔症，神经性胃痛等均有效。可与玄参、枳壳、丹参等配伍治疗心律失常。亦可用治头痛、牙痛、转筋等。《日华子本草》曰："作汤浴，令人身香。"

【注意事项】气虚血热者忌服。

【用法用量】3～6克。外用适量，泡汤漱口或煎汤洗脚或研末敷患处。

九香虫

本品为蝽科昆虫九香虫的干燥体。主产于四川、贵州、云南、广西等地。

【性味归经】咸，温。归肝、脾、肾经。

【功能主治】理气镇痛，可兴阳痿。

《药典》（2020 年版）：理气止痛，温中助阳。用于胃寒胀痛，肝胃气痛，肾虚阳痿，腰膝酸痛。

《本草新编》："专兴阳益精。"

现代研究表明：九香虫具有抑菌，抗肿瘤作用。

【点述】九香虫理气止痛，对胃痛、心绞痛、腰痛有镇痛之效；温中助阳，与参、术、巴戟天、肉苁蓉、补骨脂、刘寄奴等配伍，治疗阳痿有效。

【注意事项】凡肝胆火旺，阴虚内热者禁服。

【用法用量】3～9 克。

柿 蒂

本品为柿树科植物柿的干燥宿萼。主产于四川、广东、福建、河南、山东等地。

【性味归经】苦、涩，平。归胃经。

【功能主治】降逆气，止呃逆。

《药典》（2015 年版）：降逆止呃。用于呃逆。

现代研究表明：柿蒂具有镇静，抗心律失常，抗生育作用。

【点述】柿蒂降逆下气，实具止痉之功，膈肌痉挛，用之有效，其他肌性痉挛，亦可试用（另治夜尿有效（《青岛中草药手册》）。

【注意事项】孕妇勿用。

【用法用量】5～10 克。

松 节

本品为松科植物油松、马尾松、赤松等枝干的结节。全国大部分地区有产。全年均可采收，锯取后阴干。

【性味归经】苦、辛，温。归肝、肾经。

【功能主治】温气行气。善理肢节之气。

《中药学》（2013 年版）：祛风湿，通络止痛。用于风寒湿痹，跌打损伤。

现代研究表明：松节有一定镇痛，抗炎作用，抗肿瘤作用。

【点述】李时珍曰：松节，松之骨也。质坚气劲，故筋骨间风湿诸病宜之。余平时于临床，凡肢节之病惯用之，所谓"以节达节"也。《本草汇言》曰："痿弱无力者，用之立痊。"

【注意事项】阴虚血燥者慎服。

【用法用量】煎服，10～15克。外用适量。

路路通

本品为金缕梅科植物枫香树的干燥成熟果序。全国大部分地区有产。冬季果实成熟后采收，除去杂质，干燥。

【性味归经】苦，平。归肝、肾经。

【功能主治】温通经气。

《药典》（2020年版）：祛风活络，利水，通经。用于关节痹痛，麻木痉挛，水肿胀满，乳少，经闭。

现代研究表明：路路通抑制关节炎，抗肝细胞毒和防止钩蚴入侵皮肤等作用。

【点述】路路通，"大能通十二经穴"，除祛风活络，利水，通经外，路路通尚可通窍，如鼻塞、耳鸣等窍闭不通之疾。《浙江药用植物志》："（治）乳中结块，乳汁不通。"

【注意事项】月经过多及孕妇忌服。

【用法用量】煎服，5～10克。外用适量。

贯叶金丝桃

本品为藤黄科植物贯叶金丝桃的干燥地上部分。主产于湖北等地。夏秋二季开花时采割，阴干或低温烘干。

【性味归经】辛，寒。归肝经。

【功能主治】疏肝解郁。

《药典》（2020年版）：疏肝解郁，清热利湿，消肿通乳。用于肝气郁结，情志不畅，心胸郁闷，关节肿痛，乳痈，乳少。

现代研究表明：贯叶金丝桃具有抗抑郁作用。

【点述】贯叶金丝桃疏肝解郁，理气和气，抗抑郁作用良好，凡情志、精神障碍者，愚均用之。

【注意事项】无特殊。

【用法用量】煎服，2～3克。

第五节 破气药

气结甚者，疏行无效，则宜破之。常用破气药主要有青皮、枳实、槟榔、草果。

青 皮

本品为芸香科植物橘及其栽培变种的干燥未成熟果皮及幼小果实。主产于福建、浙江、四川等地。

【性味归经】苦、辛，温。归肝、胆、胃经。

【功能主治】疏肝破气。

《药典》（2015年版）：疏肝破气，消积化滞。用于胸胁胀痛，疝气疼痛，乳癖，乳痛，食积气滞，脘腹胀痛。

现代研究表明：青皮具有促进消化液分泌，排除肠内积气，解痉，祛痰，平喘，升血压，利胆，兴奋膀胱平滑肌等作用。

【点述】青皮破气平肝，引诸药至肝经；且可散滞气，《得配本草》云："破坚癖，散滞气，消积食，除疝瘕。"可用治膀胱咳，并可解痉平喘。配白芷用于低血压。配香附能通十二经气分，行气解郁，调经理血；青皮主入肝经，破气开郁，兼治疝痛。能开卫气而发汗，可用于少汗或无汗证，《得配本草》曰"最能发汗，皮能达表，辛能发散"，"柴胡疏上焦肝气，青皮理下焦肝气"。

【注意事项】气虚者慎服。无气滞及多汗者不用。

【用法用量】3～10克。

枳 实

本品为芸香科植物酸橙及其栽培变种或甜橙的干燥幼果。主产于江苏、浙江、江西、福建、四川等地。

【性味归经】苦、辛、酸，微寒。归脾、胃、大肠经。

【功能主治】破气消积。

《药典》（2020年版）：破气消积，化痰散痞。用于积滞内停，痞满胀痛，泻痢后重，大便不通，痰滞气阻，胸痹，结胸，脏器下垂。

现代研究表明：枳实对胃肠平滑肌有双重调节作用，具有强心、增加心输出量和收缩血管、提高外周阻力等作用，同时还有抗炎、抗菌、抗病毒、抗变态反应、抗氧化和镇痛等作用。

【点述】枳实气味俱厚，其性沉，急于枳壳。破滞气，除胀满，消宿食，削坚积，化稠痰，平咳喘，佐白术可健脾，佐大黄则通便。其治胸痹，特别是胃心综合征者，常有殊功。

【注意事项】孕妇慎用。

【用法用量】3～10克。

槟　榔

本品为棕榈科植物槟榔的干燥成熟种子。春末至秋初采收成熟果实，用水煮后，干燥，除去果皮，取出种子，干燥。

【性味归经】苦、辛，温。归胃、大肠经。

【功能主治】破结气，通滞气。

《药典》（2020年版）：杀虫，消积，行气，利水，截疟。用于绦虫病、蛔虫病、姜片虫病，虫积腹痛，积滞泻痢，里急后重，水肿脚气，疟疾。

现代研究表明：槟榔碱有驱绦虫作用、抗血吸虫、抗真菌作、抗病毒、拟胆碱等作用。

【点述】槟榔破结通滞。能消宿食，解酒毒，化痰癖，宣壅滞，温中快气，杀虫等外，能通关节气滞，治疗痹证晨僵有效。《本草分经》："泻胸中至高之气。"

【注意事项】凡气虚下陷者宜慎用。

【用法用量】3～10克；驱绦虫、姜片虫30～60克。

草　果

本品为姜科植物草果的干燥成熟果实。野生或栽培。主产于云南、广西、贵州等地。于秋季果实成熟时采收，除去杂质，晒干或低温干燥。

【性味归经】辛，温。归脾、胃经。

【功能主治】破滞气，除寒气。

《药典》（2020年版）：燥湿温中，截疟除痰。用于寒湿内阻，脘腹胀痛，痞满呕吐，疟疾寒热，瘟疫发热。

现代研究表明：草果具有镇痛，镇咳祛痰，抗细菌，抗真菌等作用。

【点述】草果性味辛烈，燥湿温中，能破滞气，除寒气，消食气，辟瘴气，截疟气，清口气。除用于寒湿气滞、瘴疟等外，余亦用草果配乌梅、甘草除烦渴、降血糖。

【注意事项】阴虚血燥者慎用。

【用法用量】煎服，3～6克。

第六节　燥气药

行气要燥。常用燥气药有苍术、草豆蔻。

苍　术

本品为菊科植物茅苍术或北苍术的干燥根茎。茅苍术主产于江苏、湖北、河南等地，北苍术主产于河北、山西、陕西等地。春、秋二季采挖，晒干，撞去根须。切片，生用、麸炒或米泔水炒用。

【性味归经】辛，苦，温。归脾、胃、肝经。

【功能主治】燥气燥湿。

《药典》（2020年版）：燥湿健脾，祛风散寒，明目。用于湿阻中焦，脘腹胀满，泄泻，水肿，脚气痿躄，风湿痹痛，风寒感冒，夜盲，眼目昏涩。

现代研究表明：苍术具有镇静，调节血压，降低血糖，抑菌，抗消化性溃疡，利尿，抗缺氧，扩张血管等作用。

【点述】苍术辛烈苦温，燥气行气，燥湿健脾，祛风散寒作用很强，舌苔厚腻者，非此难除。可回筋骨之痿软，清尿溲之混浊。其降血糖、降血压、降尿酸、降血脂均有效，故余于临床用治代谢紊乱性疾病。苍术、白术均可健脾燥湿，各有偏重，湿重则用苍术，补脾则用白术，或二者兼而用之，如二术二陈汤即是。《本草纲目》："汁酿酒，治一切风湿筋骨痛。"

【注意事项】阴虚内热，气虚多汗者忌用。

【用法用量】煎服，3~9克。

草豆蔻

本品为姜科植物草豆蔻的干燥近成熟种子。均系野生。主产于广东、广西等地。夏、秋二季采收，晒至九成干，或用水略烫，晒至半干，除去果皮，取出种子团，晒干。

【性味归经】辛，温。归脾、胃经。

【功能主治】温寒燥气。

《药典》（2020 年版）：燥湿行气，温中止呕。用于寒湿内阻，脘腹胀满冷痛，嗳气呕逆，不思饮食。

现代研究表明：草豆蔻具有使胃蛋白酶活力增强，增加胃液分泌量，止呕等作用。

【点述】草豆蔻辛温而燥，温中，燥湿，燥气。能去脾胃积滞之寒邪，善理寒凝之气滞，可止心腹新旧之疼痛。且除山岚瘴气，疗噎膈反胃。配伍黄连，平调中焦寒热，疗胃痛甚效。《药性论》："主一切冷气。"

【注意事项】阴虚血燥者慎用。

【用法用量】煎服，3~6克。

第七节 散气药

散气为就近祛邪之法。常有散寒气、散火气、散湿气之别。散气药主要有麻黄、荆芥、紫苏叶、青皮、香薷、羌活、细辛、薤白。

麻 黄

本品为麻黄科植物草麻黄、中麻黄或木贼麻黄的干燥草质茎。主产于山西、河北、甘肃、辽宁、内蒙等地。秋季采割绿色的草质茎，晒干，除

气证论

去木质茎、残根及杂质，切段。生用、蜜炙或捣绒用。

【性味归经】辛、微苦、温。归肺、膀胱经。

【功能主治】散寒气。

《药典》（2020 年版）：发汗散寒，宣肺平喘，利水消肿。用于风寒感冒，胸闷喘咳，风水浮肿。蜜麻黄润肺止咳，多用于表证已解，气喘咳嗽。

《本草正义》："是为治感第一要药。"

现代研究表明：麻黄具有缓解支气管痉挛、抗过敏、抗肿瘤（改变癌细胞膜结构）、兴奋中枢神经、升血压、抑制流感病毒、促进乙肝表面抗原转阴等作用。

【点述】麻黄的一切功效均由辛温宣肺散寒而来，解表、利水、平喘、止痒、通痹、消结、提高心率七大功效，用之恰当，取效甚捷。然平喘须配茶叶，散结通痹须配白芥，提高心率须仿阳和汤法。麻黄配细辛散寒气、配石膏散火气。观《眼科奇书》四味大发散治外障风寒目疾用麻黄配藁本、蔓荆子、细辛、生姜，即知其发散之力。

【注意事项】①表虚自汗、阴虚盗汗、肺肾虚喘均当慎用。②高血压、心动过速者禁用。中毒剂量为 30 克。③李时珍曰：张仲景治伤寒，无汗用麻黄，有汗用桂枝。

【用法用量】2～10 克。解表生用，平喘蜜炙用。止汗用麻黄根。

荆 芥

本品为唇形科植物荆芥的干燥地上部分。主产于江苏、浙江、江西、湖北、河北等地。多为栽培。春、夏二季花开到顶、穗绿时采割，除去杂质，晒干，切段。生用或炒炭用。

【性味归经】味辛，性微温。归肺、肝经。

【功能主治】散风气。

《药典》（2020 年版）：解表散风，透疹，消疮。用于感冒，头痛，麻疹，风疹，疮疡初起。

现代研究表明：荆芥具有发汗、解热、镇静、抗炎、抗过敏、平喘（能扩张支气管平滑肌）、抗肿瘤等作用。

【点述】《本草汇言》云："善治皮里膜外，及血脉之风邪。"外邪六淫，风气为首，诸淫皆可附风发病，如风寒、风热、风湿、风燥等，荆芥辛，其性平和，力道缓和但善散风气，故凡外感表证，无论风寒、风热、风湿、风燥均可用之，最为平稳有效，即使伤于阴暑，亦可用之。除治疗感冒、流感等外，对皮肤过敏，风气袭于肌肤者亦有效。

【注意事项】阴虚头痛、表虚有汗者慎用。

【用法用量】5～10克。

防　风

本品为伞形科植物防风的干燥根。主产于吉林、黑龙江、内蒙古、河北等地。春、夏二季采挖未抽花茎植株的根，除去须根及泥沙，晒干。切片，生用或炒炭用。

【性味归经】辛，甘，微温。归膀胱、肝、脾经。

【功能主治】散风气，胜湿气。

《药典》（2020年版）：祛风解表，胜湿止痛，解痉。用于感冒头痛，风湿痹痛，风疹瘙痒，破伤风。

现代研究表明：防风具有解热、镇痛、抗炎、抗惊厥，抑制多种细菌和病毒，排砷作用。

【点述】防风乃风药中润剂，祛内外之风气，且散湿气，风湿二气兼而病者，必不可少。主诸风周身不遂，骨节酸痛，四肢挛急，痿躄痫痉等病。防风配伍，与芎、芷上行，治头目之风；与羌、独下行，治腰腿之风；与当归治血风；与白术治脾风；与苏、麻治寒风；与芩、连治热风；与荆、柏治肠风；与天麻、全蝎治肝风；与乳、桂治痛风。

【注意事项】阴虚火旺者慎用；个别可出现过敏反应，表现为腹部不适、恶心呕吐、冷汗、皮肤瘙痒等，潜伏期约1小时。

【用法用量】5～10克。

羌　活

本品为伞形科多年生植物羌活或宽叶羌活的干燥的根茎和根。主产于四川、甘肃、云南、陕西、青海、西藏等地。产四川者名川羌，良；产甘肃、青海者为西羌。春、夏二季采挖，除去须根及泥沙，晒干。切片，生用。

【性味归经】辛、苦，温。归膀胱、肾经。

【功能主治】散湿气。

《药典》（2020年版）：解表散寒，祛风除湿，止痛。用于感冒风寒，头痛项强，风湿痹痛，肩背酸痛。

现代研究表明：羌活具有解热镇痛，抑制布鲁菌、皮肤真菌，抗心律失常，抗血栓作用（显著抑制血小板聚集）作用。

【点述】羌活辛温，气浓而燥，燥散湿气，乃足太阳膀胱经引经药，升太阳经及督脉经阳气。能上行于头，下行于足，遍达周身。用以条达肢体，通畅血脉，攻彻邪气，发寒散湿。用之恰当，其效甚捷。用补中益气剂中加入羌活，治疲劳综合征有效；辨证方中加入羌活，治疗心律失常有效。《本草逢源》曰"羌活乃却乱反正之主帅""非时感冒之仙药也。昔人治劳力感寒，于补中益气汤中用之，深得补中寓泻之意"。目眶痛、头皮及其他皮肤痛，羌活最为有效。

【注意事项】本品辛温燥烈，血虚、阴虚者禁用或慎用。

【用法用量】3～10克。

白 芷

本品为伞形科多年生植物白芷或杭白芷的根。主产于浙江、云南、湖北、河北、辽宁、四川等地。夏、秋季间叶黄时采挖，除去须根及泥沙，晒干或低温干燥。切片，生用。

【性味归经】辛，温。归胃、大肠、肺经。

【功能主治】散风气，通窍气。

《药典》（2020年版）：解表散寒，祛风止痛，宣通鼻窍，燥湿止痛，消肿排脓。用于感冒头痛，眉棱骨痛，鼻塞流涕，鼻衄，鼻渊，牙痛，带下，疮疡肿痛。

现代研究表明：白芷具有升高血压、减慢心率、明显扩张冠状动脉、缓解心绞痛作用。

【点述】 白芷，气温力厚，外散风气，内通窍气，具有镇痛作用，可疗两胁风痛（《本草经疏》）。另白芷可辛开津道，润燥生津。《本草经疏》云"白芷芳香而辛，故能润泽"，此正合"辛以润之"之义，故余平时治疗津液不足的干燥之证，或为主药，或随方加入。

【注意事项】 阴虚血热者慎服。

【用法用量】 3～10克。

藁　本

为本品伞形科植物藁本或辽藁本的干燥根茎和根。主产于湖北、湖南、四川、辽宁等地。秋季茎叶枯萎或次春苗时采挖，除去泥沙，晒干或烘干。切片，生用。

【性味归经】 辛，温。归膀胱经，兼通督脉。

【功能主治】 散雾霾之气。

《药典》（2020年版）：祛风、散寒、除湿、止痛。主治风寒感冒、巅顶头痛、风湿痹痛。

现代研究表明：藁本具有解热镇痛，抑制肠和子宫平滑肌作用，其醇提取物具有镇静、降压和抑制皮肤真菌作用。

【点述】 藁本升阳气而散风湿，走窜升散，透毛窍，开腠理，通彻上下，上疗巅痛，下除阴痛，散督脉风寒，疗腰脊冷痛。《名医别录》称能"辟雾露"，现雾霾多发，亦多有感而发病者，可用之。

【注意事项】 本品辛温发散，血虚头痛及热证慎用。

【用法用量】 3～10克。

香　薷

本品为唇形科植物石香薷或江香薷的干燥地上部分。主产于江西、河北、河南、湖北、湖南等地。多为野生。夏、秋二季茎叶茂盛、果实成熟时采割，除去杂质，晒干，切段，生用。

【性味归经】 辛，微温。归肺、胃经。

【功能主治】散暑气。

《药典》（2020年版）：发汗解表，化湿和中。用于暑湿感冒，恶寒发热，头痛无汗，腹痛吐泻，水肿，小便不利。

《本草纲目》："香薷乃夏季解表之药，如冬月之用麻黄。"

现代研究表明：香薷具有发汗、解热、镇咳、祛痰，促消化，刺激消化腺分泌和胃肠平滑肌蠕动作用。

【点述】香薷为暑病首药，六月香薷代麻黄，此言解表之功。然其发越阳气，散水和脾，消肿甚捷，亦当知晓。盖香薷能启上闸，运中州，利下窍，入膀胱，彻上彻下，利水消肿，水湿泛滥之皮水、风水等皆宜用之。

【注意事项】表虚有汗，阴虚内热，阳暑证者用。

【用法用量】3～10克。

细　辛

本品为马兜铃科多年生草木植物北细辛或华细辛的全草。北细辛主产于辽宁、吉林、黑龙江。华细辛主产于陕西。夏季果熟期采挖，除去泥沙，阴干。切段，生用。

【性味归经】辛，温。归心、肺、肾经。

【功能主治】散寒气。

《药典》（2020年版）：解表散寒，祛风止痛，镇咳祛痰，宣通鼻窍。用于风寒感冒，头痛牙痛，鼻塞流涕、鼻渊、鼻鼽，风湿痹痛，痰饮喘咳。

现代研究表明：细辛解热镇痛，抗过敏，强心，扩张脑血管，松弛平滑肌，升高血糖，促进机体代谢作用。

【点述】细辛辛温，温散寒气，润大肠而行小便（《长沙药解》）。李时珍曰：辛能补肝，故胆气不足、惊痫、眼目诸病宜用之。据此，尝用细辛加入安神定志丸治疗惊恐症获效。细辛具有明显镇痛作用，凡头痛、齿痛、关节痛等均有效。细辛配石膏治胃火牙痛，伍黄连疗口舌生疮，为末敷脐治复发性口腔炎。肾味外发，痰清稀而咸味者，用细辛治之。

【注意事项】①大剂量可引起头痛、呕吐、烦躁不安、呼吸急促、抽搐、昏迷、呼吸麻痹而死亡。②不能与藜芦合用，两者相反。③阴虚阴亢，肺燥伤阴者忌用。

【用法用量】1～3 克。

辛 荑

本品为木兰科一年生植物望春花或武当玉兰的干燥花蕾。主产于河南、安徽、四川等地。冬末春初花未开放时采收，除去枝梗，阴干入药用。

【性味归经】辛，温。归肺、胃经。

【功能主治】散风寒，通头面目鼻九窍之气。

《药典》（2020 年版）：散风寒，通鼻窍。用于风寒头痛，鼻塞流涕、鼻衄、鼻渊。

现代研究表明：辛荑具有保护鼻黏膜，兴奋骨骼肌、子宫和肠道平滑肌，降压、镇静、镇痛、抗炎作用。

【点述】辛荑辛温通窍，不仅通鼻窍，且可通九窍。李时珍曰："鼻气通于天，天者头也。脑为元神之府，而鼻为命门之窍。人之中气不足，清阳不升，则头为之倾，九窍为之不利，辛荑之辛温走气而入肺，其体轻浮，能助胃中清阳上行通于天。所以能温中，治头面目鼻九窍之病。"故凡窍闭之疾均可借其通窍之力。

【注意事项】孕妇及阴虚火旺者忌用。

【用法用量】3～10 克。包煎。

生 姜

本品为姜科植物姜的新鲜根茎。各地均产，主产于四川、广东、山东、陕西等地。

【性味归经】辛，温。归肺、脾、胃经。

【功能主治】散寒气，解毒气。

《药典》（2020 年版）：解表散寒，温中止呕，化痰止咳，解鱼蟹毒。用于风寒感冒，胃寒呕吐，寒痰咳嗽，鱼蟹中毒。

现代研究表明：生姜具有发汗，调节体温；降低血脂，减少胆固醇吸收，增加胆固醇排泄；促进乙肝表面抗原转阴；减轻抗肿瘤西药的不良反应等作用。

【点述】生姜药食两用。具有消痰、止呕、散风、祛寒、止泄、疏肝、导滞、解毒八大功效，其解毒主解半夏、天南星毒。亦解附子毒。不要以为寻常食物而忽略之。然汗证忌服。产后调理，可用煨生姜。

【注意事项】阴虚内热、阳热亢盛者忌用。汗证忌用。

【用法用量】3～10克。

葱　白

本品为百合科植物葱近根部的鳞茎。各地均有种植，随时可采。采挖后，切去须根及叶，剥去外膜，鲜用。

【性味归经】辛，温。归肺、胃经。

【功能主治】通上下阳气。

发汗解表，通阳利水，宣通脉络，解毒调味。用于风寒感冒，阴盛格阳，寒凝气阻。

现代研究表明：葱白具有降低血脂，减少胆固醇吸收，增加胆固醇排泄等作用。

【点述】葱白药食两用。看似平常，然通上下阳气，重病格阳，男子阳痿、女子带下，用之有效。

【注意事项】①葱与蜂蜜相反，不可同时内服。②表虚多汗者忌用。

【用法用量】5～15克。

橘　络

本品橘的中果皮及内果皮之间的纤维束群。主产于四川、福建、广东、浙江等地。

【性味归经】味苦、辛，性温。归肺、脾经。

【功能主治】通络气。

通络，理气，化痰。主治经络气滞，久咳胸痛，痰中带血，伤酒口渴。

【点述】《纲目拾遗》："通经络滞气，脉胀，驱皮里脉外积痰，活血。"乃以络通络之义，经络之疾，大概气疾为多，无论瘀、痰、寒、湿为患，总以阻碍经络气机为主，故凡络疾均可赖以获功。通络之药，尚有丝瓜络、蜈蚣、全蝎、地龙、络石藤、老鹳草等。丝瓜络为祛风通络；蜈蚣搜风通络；全蝎熄风通络；地龙清热通络；络石藤舒筋通络；老鹳草健筋通络；鸡血藤补血通络。

【注意事项】气虚体燥、阴虚燥咳、吐血与内有实热者慎服。

【用法用量】3～10克。

第八节　敛气药

气散自虚，单补气不够，当收而敛之。

五倍子

本品为漆树科植物盐肤木或同属植物青麸杨等叶上寄生的虫瘿。我国大部分有产，主产于四川。

【性味归经】酸、涩，寒。归肺、大肠、肾经。

【功能主治】敛肺气肠气。

《药典》（2020年版）：敛肺降火，涩肠止泻，敛汗，止血，收湿敛疮。用于肺虚久咳，肺热痰嗽，久泻久痢，自汗盗汗，消渴，便血痔血，外伤出血，痈肿疮毒，皮肤湿烂。

现代研究表明：五倍子具有收敛，抗炎，止泻，止血，局部麻醉，抗肿瘤、增加冠状动脉血流，抗生育等作用。

【点述】五倍子敛肺敛肠、秘气涩精，皆为收敛之功。凡滑脱病证，收敛固涩，最为效捷，他药难及，故云"涩可固脱"。滑脱不禁之证，广而言之，凡自汗、盗汗、久咳虚喘、久痢久泻、遗精滑精、遗尿尿频及崩带不止等皆在其列，用之得当，效如桴鼓，但须注意不可"闭门留寇"。五倍子归肺、大肠、肾三经，对三经之滑脱均有效。《本草备要》谓："黄昏咳嗽，乃火浮肺中，不宜用凉药，宜五倍、五味，敛而降之。"《医学纲目》云："虚而滑精，用五倍子一两，茯苓二两，一泻一收，尽其妙用。"皆为经验之谈。

【注意事项】外感、湿热泄痢者忌用。

【用法用量】3～6 克。外用适量。

诃　子

本品为使君子科植物诃子的成熟果实。原产印度、马来西亚、缅甸，现我国云南、广东、广西等地亦产。

【性味归经】苦、酸、涩、平。归肺、大肠经。

【功能主治】收敛肺气肠气。

《药典》（2020 年版）：涩肠止泻，敛肺止咳，降火利咽。用于久泻久痢，便血脱肛，肺虚喘咳，久嗽不止，咽痛音哑。

现代研究表明：诃子有抗动脉粥样硬化，强心，止泻，保肝利胆，抗消化道溃疡，抗菌，抗真菌，抗氧化，抗诱变，解痉等作用。

【点述】诃子性温而味涩，具有涩肠、敛肺、降火、利咽、开音五大作用，如无表邪、内热、胃肠积滞时，对腹泻、久嗽、失音等，用之取效甚捷，皆其敛气之功。

至其配伍，《本草求真》云："补肺则必同于人参；补脾则必同于白术；敛肺则必同于五味；下气则必同于橘皮。"

【注意事项】凡外有表邪，内有实热积滞者忌用。

【用法用量】3～10 克。生用清金行气，煨熟温胃固肠。

山茱萸

本品为山茱萸科植物山茱萸除去果核的果肉。主产于浙江、安徽、河南、陕西、山西等地。

【性味归经】酸、涩，微温。归肝、肾经。

【功能主治】收敛欲脱之气。

《药典》（2015 年版）：补益肝肾，收涩固脱。用于眩晕耳鸣，腰膝酸痛，阳痿遗精，遗尿尿频，崩漏带下，大汗虚脱，内热消渴。

《本草蒙筌》：温肝补肾，兴阳道以长阴茎；益髓固精，暖腰膝而助水脏。女人可匀经候，老者能节小便。除一切风邪，却诸般气证。通九窍，去三虫。

现代研究表明：山茱萸具有利尿，降压，收敛，抑菌，抗肿瘤，抗过敏，抗紫外线辐射，促进白细胞生成，增强免疫功能，缓解肠管痉挛，增强心肌收缩性，提高心率等作用。

【点述】山茱萸主要功效为补益肝肾，涩精固气。对肾元不足，闭藏失职或元气欲脱之病证，用之皆宜。大汗虚脱，参附汤重加本品，用以救急。《医学衷中参西录》云：山茱萸"敛正气而不敛邪气，与其他酸敛之药不同"，言其收敛之中兼有条畅之性，故该药为诸收敛之品难及。

【注意事项】素有湿热而致小便淋涩者，不宜应用。

【用法用量】6~12克。

第九节　升气药

清气为阳，上升为德，若下而陷之，当予升提。常用升气药有柴胡、葛根、升麻、柴胡、桔梗、苍耳子、藁本。

柴　胡

本品为伞形科植物柴胡或狭叶柴胡的干燥根。北柴胡主产于辽宁、甘肃、河北、河南；南柴胡主产于湖北、江苏、四川等地。春、秋季间叶黄时采挖，除去茎叶及泥沙，干燥。切段，生用或醋炙用。

【性味归经】辛，苦，微寒。归肝、胆、肺经。

【功能主治】升少阳之气。

《药典》（2020年版）：疏散退热，疏肝解郁，升举阳气。用于感冒发热，寒热往来，胸胁胀痛，月经不调，子宫脱垂，脱肛。

现代研究表明：柴胡具有解热镇痛，抗炎；增强机体免疫功能；抗脂肪肝，抗肝损伤，利胆，显著促进乙肝表面抗原转阴；降胆固醇，降血压；抗肿瘤；升血糖等作用。

【点述】柴胡升发少阳清气，故补中益气汤用之，升陷汤亦用之，少阳乃一阳，一阳生则阳气升发；景岳举元煎用参、芪、术、草、升麻而不用柴胡者，意在治气虚下陷，下陷者，上举即可，毋须疏散。其用法，《本草正义》谓："止有两层：一为邪实，外邪在半表半里者，引而出之；一为正虚,清气下陷于阴分者,举而升之。"余用柴胡,一为调气,一为解郁。诸痛属肝,故凡气机不调所致胸痛、头痛、目痛、胃痛、腹痛、腰痛、肢节痛等均用之;诸郁以气郁为先,故凡郁证,甚则癫狂之疾,多伤于情志,因郁而病者用之,因病而郁者亦用之。

【注意事项】①因本品含有皂素,服后易引起呕吐,宜配半夏同用。②真阴亏损,肝阳上亢及肝风内动之证忌用。

【用法用量】常用3~10克。升阳3~6克,解郁6~10克,退热可10~15克,个别重症有时可用至30克。

葛 根

本品为豆科植物野葛的干燥根。分布在我国南北各地。秋、冬二季采挖,趁鲜切成厚片或小片,干燥。

【性味归经】甘,辛,凉。归脾、胃、肺经。

【功能主治】鼓舞胃气上行。

《药典》(2020年版):解肌退热,生津止渴,透疹,止泻,通经活络,解酒毒。用于外感发热头痛,项背强痛,消渴,麻疹不透,热痢,泄泻,胸痹心痛,酒毒伤中。

现代研究表明:葛根具有解热、抗凝、解痉、降压、扩血管、增加冠状动脉和脑血流量;促进儿童发育并提高儿童智力;降血糖,抗脂肪肝等作用。

【点述】胃气本以降为顺,何用葛根来鼓舞胃气上行?盖气有清浊,胃气亦然,胃之浊气宜降,胃之清气宜升。所谓"有胃气则生,无胃气则死",此胃气当以清气为主。升提之药,常用有四:葛根、桔梗、柴胡、升麻。葛根鼓舞胃气上行;桔梗升提肺气,并引药上浮入肺,故常作肺经引经药;柴胡升举少阳之气,引清气上行,"治阳气下陷"(《本草纲目》);升麻则升提中气,"能升阳气于至阴之下,引甘温之药上行"(《本草备要》)。

【注意事项】大剂量可引起心慌、口干、烦躁、神志不清,甚至精神异常;

【用法用量】10~15克。

升 麻

为毛茛科植物升麻的根茎。主产于陕西、四川、辽宁、吉林、黑龙江、河北、山西等地。秋季采挖，除去泥沙，晒至根须干时，燎去或除去根须，晒干。切片，生用或蜜炙用。

【性味归经】辛、微甘，微寒。归肺、脾、胃、大肠经。

【功能主治】升举阳气。

《药典》（2020年版）：发表透疹，清热解毒，升举阳气。用于风热头痛，齿痛，口疮，咽喉肿痛，麻疹不透，阳毒发斑，子宫下垂。

现代研究表明：升麻解热镇痛，抗炎，抑制心脏，减慢心率，降低血压。

【点述】升麻，性类柴胡，且两药常配伍而用。但柴胡宣发半表半里之少阳，疏利肝胆之抑遏；升麻宣发肌肉腠理之阳明，升举脾胃之郁结。升麻、柴胡，升提则可，补气仅起帮助引导之功，须配合参芪方效。斑出阳明，故发斑恒用升麻。《医学启源》云："其用者有四：手足阳明引经药一也；升阳于至阴之下二也；治阳明经气分头痛三也；去皮肤风邪及至高之上四也。"

【注意事项】①阴虚，阳浮，肝阳上亢，喘满气逆者忌用。②麻疹已透者不用。

【用法用量】3~10克。

桔 梗

本品为桔梗科植物桔梗的干燥根。全国大部分地区均有，以东北、华北地区产量较大，华东地区质量较优。春、秋二季采挖，洗净，除去须根，趁鲜剥去外皮或不去外皮，干燥。

【性味归经】苦、辛，平。归肺经。

【功能主治】升提肺气。

《药典》（2020年版）：宣肺，利咽，祛痰，排脓。用于咳嗽痰多，胸闷不畅，咽痛音哑，肺痈吐脓。

现代研究表明：桔梗具有祛痰，镇咳，平喘，降血糖，抑制大鼠胃液分泌和抗消化性溃疡，抗炎，增强免疫力，降低胆固醇，增加胆酸分泌，镇静，镇痛，解热，降低血压，减慢心率，抗菌，利尿消肿，抗过敏，抗肿瘤等作用。

【点述】桔梗开提肺气，载药上行，"为肺部引经，诸药有此一味，不能下沉也"（《本经逢原》）。临床用之甚多，除用之祛痰止咳外，大气下陷者，用以周旋气机，引气上行而不下陷。久泻不止、内脏下垂、清浊升降失调，皆可用桔梗升举，或升清降浊。另可用治复发性口腔溃疡、更年期综合征、甲亢、前列腺增生等。

【注意事项】阴虚久咳及咯血者忌用。用量过大可引起呕吐。

【用法用量】3～10 克。

苍耳子

本品为菊科一年生草木植物苍耳的果实。分布于全国各地，主产于江西、山东、湖北、江苏等地。秋季果实成熟时采收，干燥，除去梗、叶等杂质。炒去硬刺用。

【性味归经】辛、苦，温。有小毒。归肺经。

【功能主治】诸子皆降，苍耳独升。

《药典》（2020 年版）：散风寒，通鼻窍，祛风湿。用于风寒头痛，鼻塞流涕、鼻渊、鼻鼽，风疹瘙痒，湿痹拘挛。

现代研究表明：苍耳子降血糖作用较显著，具有抗过敏，镇咳，抗肿瘤作用。

【点述】诸子皆降，苍耳独升，上升达至巅顶之药，唯苍耳与藁本也。《本草正义》云："苍耳子……又独能上达巅顶，疏通脑户之风寒，为头风病之要药。"苍耳子辛苦而温，又善散风湿之气。其用途有四：一通鼻窍，二祛风湿，三降血糖，四抗过敏。但苍耳全株有毒，以果实为最，应严格按《药典》用量。

【注意事项】①本品有小毒，勿过量，过量易中毒，引起呕吐、腹痛、腹泻，大剂量或长期服用可损害肾功能。②血虚头痛、关节痛及老年病人慎用。

【用法用量】3～10克。文火炒至微黄，去刺后入药。

第十节　降气药

气逆上冲，降下为顺。常用降气药有旋覆花、前胡、杏仁、紫苏子、百部、紫菀、款冬花、马兜铃、枇杷叶、白前、柿蒂等。

旋覆花

本品为菊科植物旋覆花或欧亚旋覆花的干燥头状花序。主产于河南、河北、江苏、浙江、安徽等地。夏、秋二季花开放时采收，除去杂质，阴干或晒干。

【性味归经】苦、辛、咸，微温。归肺、脾、胃、大肠经。

【功能主治】诸花皆升，旋覆独降。

《药典》（2020 年版）：降气，消痰，行水，止呕。用于风寒咳嗽，痰饮蓄结，胸膈痞闷，喘咳痰多，呕吐噫气，心下痞硬。

现代研究表明：旋覆花具有镇咳，平喘，显著增加心肌营养性血流，减少胃液和胃酸的分泌，抗溃疡作用，抗菌作用，杀虫，保肝，抗炎等作用。

【点述】诸花皆升，旋覆独降。其功在于开结下气，行水消痰，故凡气逆痰结而为疾者可用。旋覆花汤对冠心病、心神经症、更年期综合征、胁痛有效。并"除胁下气满，破膈痰如漆"。（《得配本草》）

【注意事项】阴虚痨嗽，风热燥咳者禁服。李卫公言：嗅其花能损目。

【用法用量】3～9克，包煎。

前　胡

本品为伞形科植物白花前胡的干燥根。主产于江西、安徽、湖南、浙江等地。冬季至次春茎叶枯萎或未抽花茎时采挖，除去须根，洗净，晒干或低温干燥。

【性味归经】苦、辛，微寒。归肺经。

【功能主治】降气化痰。

《药典》（2020年版）：降气化痰，散风清热。用于痰热喘满，咳痰黄稠，风热咳嗽痰多。

现代研究表明：前胡具有祛痰，抗溃疡，解痉，钙拮抗，扩张冠状动脉，抑制心肌，降低血压，抑制肠管收缩，提高耐缺氧能力，抗菌，抗炎，抗肿瘤等作用。

【点述】肺为贮痰之器，其气以降为顺，若肺气升腾，则为咳为喘为哮，而肺病矣。降气化痰，散风清热，内降外疏乃肺病之要药。前柴二胡，通为风药，均能调气，但柴胡主升，前胡主降，升降之功，不可不分。前胡入肺经，长于祛痰降气；柴胡入肝胆，长于疏肝解郁。但外感风热咳嗽痰稠，呕逆，寒热往来之症时，二者相须为用。

【注意事项】气虚逆满，病非外邪实热者禁用。

【用法用量】3～10克。

苦杏仁

本品为蔷薇科植物山杏、西伯利亚杏、东北杏或杏的干燥成熟种子。主产于我国东北、华北、西北、新疆及长江流域。夏季采收成熟果实，除去果肉和核壳，取出种子，晒干。

【性味归经】苦，微温；有小毒。归肺、大肠经。

【功能主治】降肺气，润肠燥。

《药典》（2020年版）：降气止咳平喘，润肠通便。用于咳嗽气喘，胸满痰多，肠燥便秘。

现代研究表明：杏仁具有舒张支气管平滑肌，降压，扩张冠状动脉、增加冠状动脉流量，抑制胃蛋白酶、抗溃疡，抗肿瘤，驱虫，抑菌，抗病毒，抗炎，镇痛等作用。

【点述】杏仁止咳平喘，润肠通便，皆赖杏仁降气之功。肺与大肠相表里，里病及表，表病及里，皆因肺气之不降。故杏仁对于喘咳、肠燥便秘常用。

【注意事项】内服不宜过量，以免中毒。

【用法用量】5～10克，生品入煎剂后下。

紫苏子

本品为唇形科植物紫苏的干燥成熟果实。主产于江苏、安徽、河南等地。秋季果实成熟时采收，除去杂质，晒干。

【性味归经】辛，温。归肺经。

【功能主治】降肺气。

《药典》（2020年版）：降气化痰，止咳平喘，润肠通便。用于痰壅气逆，咳嗽气喘，肠燥便秘。

现代研究表明：紫苏子具有增强记忆力，降血脂，降血压，抑制血小板聚集，防腐，抗氧化，抗肿瘤，抑菌等作用。

【点述】紫苏子降气通便，功类杏仁，降气作用更强；杏仁小毒，紫苏子无毒，临床用药安全。亦可"温中开郁"。（《本草备要》）

【注意事项】肠滑气虚，虚气上逆，呕吐频频者，禁用。

【用法用量】3～10克。

百 部

本品为百部科植物直立百部、蔓生百部或对叶百部的干燥块根。主产于江苏、安徽、湖北、浙江、山东等地。春、秋二季采挖，除去须根，洗净，置沸水中略烫或蒸至无白心，取出，晒干。

【性味归经】甘、苦，微温。归肺经。

【功能主治】润肺降气。

《药典》（2020年版）：润肺下气止咳，杀虫灭虱。用于新久咳嗽，肺痨咳嗽，顿咳；外用于头虱，体虱，蛲虫病，阴痒。蜜百部润肺止咳。用于阴虚劳嗽。

现代研究表明：百部有镇咳、平喘、杀虫、抗病毒、解痉、中枢抑制等作用。

【点述】润肺下气止咳，治咳不拘新旧。李时珍曰："百部，亦天门冬之类，故皆治肺病杀虫。但百部气温而不寒，寒嗽宜之。天冬性寒而不热，热嗽宜之。此为异耳。"百部除止嗽杀虫外，尚可借其通肺之功，用治肺鼻塞，不闻香臭。百部50克，乙醇500毫升、甘油50毫升浸泡，外用治疗皮肤瘙痒症。

【注意事项】脾胃虚弱者慎用。

【用法用量】3~9克。外用适量，水煎或酒浸。

紫　菀

本品为菊科植物紫菀的干燥根及根茎。主产于东北、华北、西北及河南、安徽等地。春、秋二季采挖，除去有节的根茎（习称"母根"）和泥沙，编成辫状晒干，或直接晒干。

【性味归经】辛、苦，温。归肺经。

【功能主治】下气消痰。

《药典》（2015年版）：润肺下气，消痰止咳。用于痰多喘咳，新久咳嗽，劳嗽咳血。

现代研究表明：紫菀有镇咳，祛痰，抗菌，抗病毒，利尿，溶血，升高血压等作用。

【点述】紫菀除润肺下气，消痰止咳外，尚可利水通便，尤其年老咳而便秘者宜之，润而下气，通而不泻；另对尿潴留亦有效。《本草求真》言"治溺涩便血"，可用于治疗尿等待。《本草备要》云："专治血痰，为血劳圣药。"

【注意事项】阴虚干咳者慎服。

【用法用量】5~10克。

款冬花

本品为菊科植物款冬的干燥花蕾。主产于河南、甘肃、山西、陕西等地。12月或地冻前当花尚未出土时采挖，除去花梗和泥沙，阴干。

【性味归经】辛、微苦，温。归肺经。

【功能主治】润肺下气。

《药典》（2020 年版）：润肺下气，止咳化痰。用于新久咳嗽，喘咳痰多，劳嗽咳血。

现代研究表明：款冬花具有镇咳，祛痰，兴奋呼吸，缓解支气管痉挛，升压，抑制胃肠平滑肌痉挛，抑制血小板聚集，兴奋中枢神经系统和抗休克等作用。

【点述】款冬花润肺下气，止咳化痰而平喘。《本草求真》云："款冬花疏肺泄寒，虚实寒热通用。"其对呼吸系统疾病，如慢性支气管炎、哮喘、肺结核、肺癌、肺源性心脏病等几乎均可用之。有报道款冬花对慢性骨髓炎有效。

【注意事项】外感暴咳者宜生用，内伤久咳者宜炙用。

【用法用量】5～10 克。

马兜铃

本品为马兜铃科植物北马兜铃或马兜铃的干燥成熟果实。前者主产于黑龙江、吉林、河北等地；后者主产于山东、江苏、安徽、浙江等地。秋季果实由绿变黄时采收，干燥。

【性味归经】苦，微寒。归肺、大肠经。

【功能主治】降气清肺。

《药典》（2020 年版）：清肺降气，止咳平喘，清肠消痔。用于肺热咳喘，痰中带血，肠热痔血，痔疮肿痛。

现代研究表明：马兜铃有祛痰、止咳、平喘、抗炎、抗肿瘤、镇痛、抗菌、抗生育等作用。

【点述】马兜铃清肺降气甚佳，止咳平喘亦妙，但近畏而少用。因报道马兜铃含马兜铃酸，可引起肾脏损害等不良反应来，已久未用之。另报道含马兜铃酸药物常见的除马兜铃外，尚有木防己（禁用）、汉防己、天仙藤、青木香、寻骨风、关木通、广防己、细辛等，临床使用宜知所慎，尤其有肾病者忌之。

【注意事项】本品含马兜铃酸，可引起肾脏损害等不良反应：儿童及老年人慎用；孕妇、婴幼儿及肾功能不全者禁用。

【用法用量】3～9克。

枇杷叶

本品为蔷薇科植物枇杷的干燥叶。全国大部分地区均有栽培，主产于广东、江苏、浙江、福建、湖北等地。全年均可采收，晒干，刷去毛，切丝生用或蜜炙用。

【性味归经】苦，微寒。归肺、胃经。

【功能主治】降肺气，疗脚气。

《药典》（2020 年版）：清肺止咳，降逆止呕。用于肺热咳嗽，气逆喘急，胃热呕逆，烦热口渴。

现代研究表明：枇杷叶有止咳，祛痰，平喘，镇痛，抗炎，抗肿瘤等作用。

【点述】枇杷叶善下气，气下则火而上升；《本草纲目》言"疗脚气"，亦该药下气之功。并"能断痰丝"（《滇南本草》）而疗喘咳。

【注意事项】胃寒呕吐，及风寒咳嗽忌之。

【用法用量】6～10克。

白 前

本品为萝藦科植物柳叶白前或芫花叶白前的干燥根茎和根。主产于浙江、安徽、江苏、福建、湖北、江西、湖南等地。秋季采挖，洗净，晒干。

【性味归经】辛、苦，微温。归肺经。

【功能主治】降肺气。

《药典》（2020 年版）：降气，消痰，止咳。用于肺气壅实，咳嗽痰多，胸满喘急。

现代研究表明：白前具有祛痰，镇咳，平喘，抗炎，抗血栓形成等作用。

【点述】白前性微温而不燥烈，长于祛痰、降肺气为降气祛风除痰要药。《本草汇言》称其为"为治痰之首剂，降气之上品"。故止咳平喘常用。

另嗽而失眠者，白前、蝉蜕加入安神剂中可明显增强疗效。因其降气，亦可"治贲豚肾气"（《日华子本草》）。

【注意事项】气虚，虚痰，二者禁用。

【用法用量】3~10克。

第十一节　纳气药

肾主纳气，气浮不归，当予纳之。常用纳气药有沉香、五味子。

沉香

本品为瑞香科植物沉香或白木香含有树脂的木材。主产于亚热带地区的印度、马来西亚及台湾、广东和广西等地。

【性味归经】辛、苦，温。归脾、胃、肾经。

【功能主治】纳肾气。

《药典》（2020年版）：行气止痛，温中止呕，纳气平喘。用于胸腹胀闷疼痛，胃寒呕吐呃逆，肾虚气逆喘急。

《医林纂要》："坚肾，润命门；温中，燥脾湿；泻心，降逆气。凡一切不调之气皆能调之，并治噤口毒痢及邪恶冷风寒痹。"

现代研究表明：沉香具有止痛，麻醉，镇静，利胆，止咳平喘，祛痰，抑菌等作用。

【点述】《本草从新》云"诸木皆浮，而沉香独沉，故能下气而坠痰涎；能降亦能升，故能理诸气而调中"，故凡气病均可用之。临床除常用于哮喘外，对甲状腺功能亢进症、肝硬化均有效。沉香配熟地黄，能纳气归肾作用更强。

【注意事项】阴虚火旺，气虚下陷者慎服。

【用法用量】1~5克，后下；研末冲服0.5~1克。

五味子

本品为木兰科植物北五味子和华中五味子（南五味子）的成熟果实。北五味子为传统用的正品，主产于东北、内蒙古、湖北、山西等地；南五味子主产于西南及长江流域以南地区。

【性味归经】酸、甘，温。归肺、心、肾经。

【功能主治】纳气归元。

《药典》（2020 年版）：收敛固涩，益气生津，补肾宁心。用于久嗽虚喘，梦遗滑精，遗尿尿频，久泻不止，自汗盗汗，津伤口渴，内热消渴，心悸失眠。

《药性赋》：其用有四：滋肾经不足之水，收肺气耗散之金，除烦热生津止渴，补虚劳益气强阴。

现代研究表明：五味子具有兴奋神经系统，改善智力活动；镇咳，祛痰，平喘；强心，利胆，抗过敏，降低谷丙转氨酶，抑制幽门螺杆菌及其他多种细菌，抗肿瘤等作用。

【点述】《本草经疏》曰"五味子酸以收之，摄气归元"，实为纳气归肾。五味子五味俱全，以酸为主，能补肺肾，涩精气。对喘咳、汗证、心悸失眠、梦遗滑精、遗尿尿频用之恰当，均可获明显疗效。作为对症药加入辨证方中降低谷丙转氨酶及抑制幽门螺杆菌多效。另五味子亦能敛气。

【注意事项】凡表邪未解，内有实热，咳嗽初起，麻疹初期，均不宜用。

【用法用量】2~6 克。

第十二节　消气药

气胀当消。常用消气药有莱菔子、玫瑰花、枳壳、枳实、大腹皮等。

莱菔子

本品为十字花科植物萝卜的干燥成熟种子。各地均产。

【性味归经】辛、甘，平。归肺、脾、胃经。

【功能主治】消肺脾之气。

《药典》（2020 年版）：消食除胀，降气化痰。用于饮食停滞，脘腹胀痛，大便秘结，积滞泻痢，痰壅喘咳。

《景岳全书》：善于破气消痰，定喘除胀，利大小便，有推墙倒壁之功。研水挽薄饮之，立吐风痰尽出。胃有气食停滞致成鼓胀者，非此不除。同醋研敷，大消肿毒。

现代研究表明：莱菔子具有降压、降低体/肺血管阻力、抗病原微生物、抑制炎性增生等作用，并具有增加巨噬细胞吞噬能力、分解亚硝胺而起到抗肿瘤作用。

【点述】莱菔子药虽平淡，但药力不薄，善消肺脾之气，消肺气则定喘，消脾气则除胀。尚有消痰气之功。临床用于喘咳、糖尿病、高血压、甲状腺功能亢进症、肥胖症、慢性扁桃体炎、淋巴结肿大和痤疮均有效。

【注意事项】中气不足，切忌妄用。虚弱者禁用。服补药者忌之。多服则损气，久服则伤阴也。

【用法用量】5～12克。

玫瑰花

本品为蔷薇科植物玫瑰的干燥花蕾。主产于山东、江苏、福建、浙江、四川、甘肃等地。

【性味归经】甘、微苦，温。归肝、脾经。

【功能主治】消郁气。

《药典》（2020年版）：行气解郁，和血，止痛。用于肝胃气痛，食少呕恶，月经不调，跌扑伤痛。

现代研究表明：玫瑰花具有促进胆汁分泌，促进血液循环，镇静，抗幽门螺杆菌等作用。

【点述】玫瑰花理气解郁，和血调经，郁气不发者宣之，能"令人神爽"（《食物本草》）。其和血之功，诸药难及。其治血气不和所致胃痛、胸痹痛、痛经、乳胀痛、胁痛、痹痛等均有效。

【注意事项】孕妇忌用。

【用法用量】3～6克。

气证论

附　录

附录 A　方剂索引

一　画

一贯煎（《续名医类案》）：生地黄、北沙参、当归、枸杞子、麦冬、川楝子。

一甲复脉汤（《温病条辨》）：炙甘草、干地黄、白芍、麦冬、阿胶、牡蛎。

二　画

二术二陈汤（《古今医统》）：苍术、白术、半夏、陈皮、茯苓、甘草。

二母方（《证治准绳类方》）：贝母、知母。

二至丸（《医便》）：女贞子、墨旱莲。

二阴煎（《景岳全书》）：生地黄、麦冬、酸枣仁、生甘草、玄参、茯苓、黄连、木通、灯心草、竹叶。

二陈平胃汤（《简明医要》）：二陈汤合平胃散加枳实、神曲、山楂而成。姜半夏、陈皮、小枳实、川厚朴、六神曲、净山楂肉、赤茯苓、制苍术、生甘草梢。

二陈汤（《太平惠民和剂局方》）：陈皮、半夏、茯苓、乌梅、炙甘草。

二妙散（《丹溪心法》）：黄柏、苍术。

十全大补丸（《太平惠民和剂局方》）：人参、白术、茯苓、当归、川芎、白芍、熟地黄、黄芪、肉桂、甘草。

十补丸（《济生方》）：该方由肾气丸加鹿茸、五味子而成。附子、桂枝、熟地黄、山药、山茱萸、茯苓、泽泻、牡丹皮、鹿茸、五味子。

十补汤（《太平惠民和剂局方》）：人参、白术、茯苓、当归、川芎、白芍、熟地黄、黄芪、肉桂、甘草。

十枣汤（《伤寒论》）：芫花、大戟、甘遂、大枣。

十味温胆汤（《世医得效方》）：半夏、枳实、陈皮、白茯苓、酸枣仁、远志、五味子、熟地黄、人参、粉草。

七味白术散（《小儿药证直诀》）：人参、茯苓、白术、甘草、木香、葛根、藿香叶。

人参白虎汤（《伤寒论》）：知母、石膏、甘草、粳米、人参。

人参败毒散（《奇效良方》）：柴胡、川芎、前胡、炙甘草、人参、桔梗、羌活、独活、茯苓、枳壳（麸炒）、薄荷。

人参养营汤（《太平惠民和剂局方》）：白芍、当归、陈皮、黄芪、肉桂、人参、白术、甘草、熟地黄、五味子、茯苓、远志。

人参蛤蚧散（《卫生宝鉴》）：人参、蛤蚧、茯苓、杏仁、甘草、知母、贝母、桑白皮。

八正散（《太平惠民和剂局方》）：木通、车前子、萹蓄、大黄、栀子、滑石、甘草、瞿麦、灯心草。

八味顺气散（《景岳全书》）：人参、白术、茯苓、青皮、陈皮、白芷、乌药、甘草。

八珍汤（《丹溪心法》）：当归、芍药、川芎、熟地黄、茯苓、甘草、白术、人参、生姜、大枣。

九味羌活汤（《此事难知》）：羌活、防风、苍术、细辛、白芷、川芎、黄芩、生地黄、甘草。

三　画

三才汤（《温病条辨》）：人参、天冬、干地黄。

三子养亲汤（《韩氏医通》）：紫苏子、白芥子、莱菔子。

三仁汤（《温病条辨》）：杏仁、白豆蔻、薏苡仁、厚朴、半夏、通草、滑石、竹叶。

三生饮（《医学集成》）：生天南星、生川乌、生半夏、广木香、人参、生姜。

三圣散（《奇效良方》）：没药、全蝎、琥珀。

三拗汤（《太平惠民和剂局方》）：麻黄、杏仁、甘草、生姜。

三物白散（《金匮要略》）：桔梗、巴豆、贝母。

三黄四物汤（《医宗金鉴》）：当归、白芍、川芎、生地黄、黄连、黄芩、大黄。

三黄泻心汤（《金匮要略》）：大黄、黄连、黄芩。

大七气汤（《严氏济生方》）：香附、青皮、陈皮、藿香、桔梗、桂枝、三棱、莪术、益智。

大半夏汤（《金匮要略》）：半夏、人参、白蜜。

大防风汤（《罗氏会约医镜》）：人参、白术、防风、黄芪（蜜炙）、熟地黄、杜仲、白芍、牛膝、羌活、附子、肉桂、炙甘草、川芎、当归、生姜。

大伸筋丸（《方药备要》）：大伸筋、豨莶草、红藤、牛膝、桂枝、丹参、当归、芍药、续断、黄芪。

大补元煎（《景岳全书》）：人参、山药、熟地黄、杜仲、当归、山茱萸、枸杞子、炙甘草。

大补阴丸（《丹溪心法》）：知母、黄柏、熟地黄、龟甲、猪脊髓。

大定风珠（《温病条辨》）：白芍、阿胶、生龟甲、生地黄、火麻仁、五味子、生牡蛎、麦冬、鸡子黄、生鳖甲、炙甘草。

大承气汤（《伤寒论》）：大黄、枳实、厚朴、芒硝。

大秦艽汤（《嵩崖尊生全书》）：防风、知母、生地黄、柴胡、前胡、秦艽、甘草、人参。

大柴胡汤（《金匮要略》）：柴胡、大黄、枳实、黄芩、半夏、芍药、大枣、生姜。

大陷胸汤（《伤寒论》）：芒硝、大黄、甘遂。

大黄牡丹皮汤（《金匮要略》）：大黄、牡丹皮、桃仁、冬瓜子、芒硝。

上下不和汤（自拟）：川芎、苍术、香附、炒栀子、神曲、玫瑰花、枳实、桔梗。

小半夏加茯苓汤（《金匮要略》）：半夏、生姜、茯苓。

小青龙加石膏汤（《金匮要略》）：麻黄、芍药、细辛、干姜、甘草、桂枝、半夏、五味子、石膏。

小青龙汤（《伤寒论》）：麻黄、桂枝、半夏、干姜、细辛、炙甘草、芍药、五味子。

小承气汤（《伤寒论》）：大黄、厚朴、枳实。

小柴胡汤（《伤寒论》）：柴胡、黄芩、人参、半夏、甘草、炙生姜、大枣。

小陷胸汤（《伤寒论》）：黄连、半夏、瓜蒌实。

小续命汤（《普济方》）：麻黄、木香、缩砂仁、人参、川芎、甘草、杏仁、汉防己、桂心、北防风、附子、川乌、白芍、黄芩、独活。

小蓟饮子（《重订严氏济生方》）：生地黄、小蓟根、滑石、通草、蒲黄（炒）、淡竹叶、藕节、当归（去芦，酒浸）、栀子、甘草。

千金半夏汤（《备急千金要方》）：半夏、桂心、干姜、细辛、附子、花椒、人参、甘草。

千金牡丹皮散（《医学心悟》）：牡丹皮、薏苡仁、瓜蒌仁、桃仁。

千金温脾汤（《备急千金要方》）：附子、大黄、芒硝、当归、干姜、人参、甘草。

千金犀角散（《奇效良方》）：犀角屑、石膏、羌活、羚羊角、人参、甘菊花、独活、黄芩、天麻、枳壳、当归、黄芪、川芎、白术、酸枣仁、防风、白芷、甘草。

川芎茶调散（《太平惠民和剂局方》）：川芎、荆芥、白芷、羌活、甘草、细辛、防风、薄荷。

己椒苈黄丸（《金匮要略》）：防己、花椒目、葶苈子、大黄。

四　画

开郁种玉汤（《傅青主女科》）：当归、白术、炒白芍、茯苓、牡丹皮、香附、天花粉。

开闭汤（自拟）：麻黄、杏仁、苍术、青皮、黄芩、紫苏梗、全蝎。

天王补心丹（《校注妇人良方》）：人参、茯苓、玄参、丹参、桔梗、远志、当归、五味子、麦冬、柏子仁、酸枣仁、生地黄。

天仙藤散（《妇人良方》大全）：天仙藤、香附、陈皮、乌药、木瓜、紫苏叶、甘草、生姜。

天麻钩藤饮（《杂病证治新义》）：天麻、钩藤、石决明、川牛膝、桑寄生、杜仲、栀子、黄芩、益母草、朱茯神、首乌藤。

元胡索散（《罗氏会约医镜》）：当归、赤芍、刘寄奴、没药、枳壳（麸炒）、延胡索（炒）。

木香顺气丸（《统旨方》）：香砂平胃散加乌药、香附、青皮、槟榔、枳壳、川芎等。

木香顺气汤（《医学发明》）：木香、姜厚朴、青皮、陈皮、益智仁、白茯苓、泽泻、干生姜、半夏、吴茱萸、当归、升麻、柴胡、草豆蔻、苍术。

木香调气散（《医宗必读》）：木香、丁香、檀香、白豆蔻、藿香、砂仁、甘草。

木香散（《太平圣惠方》）：木香、陈皮、良姜、干姜、诃子皮、赤芍、川芎、枳实、草豆蔻、黑牵牛。

木香槟榔丸（《医方集解》）：木香、槟榔、青皮、陈皮、莪术、枳壳、黄连、黄柏、大黄、香附、牵牛子、三棱、芒硝。

木鼠汤（《方药备要》）：木瓜、鼠妇、天麻、全蝎、僵蚕、蜈蚣、胆南星、猪胆汁、朱砂。

五子衍宗丸（《摄生众妙方》）：枸杞子、菟丝子、覆盆子、五味子、车前子。

五仁丸（《世医得效方》）：桃仁、杏仁、柏子仁、松子仁、郁李仁、陈皮。

五汁安中饮（《新增汤头歌诀》）：水梨汁、莲藕汁、甘蔗汁、韭菜汁、芦根汁。

五皮饮（《证治准绳》）：茯苓皮、大腹皮、陈皮、生姜皮、桑白皮。

五阴煎（《景岳全书》）：熟地黄、白芍、山药、扁豆、莲子、白术、茯苓、人参、五味子、甘草。

五苓散（《伤寒论》）：茯苓、猪苓、桂枝、白术、泽泻。

五虎追风散（《中医杂志》）：蝉蜕、天南星、天麻、全蝎、僵蚕、朱砂。

五味消毒饮（《医宗金鉴》）：金银花、野菊花、蒲公英、紫花地丁、紫背天葵。

五积散（《太平惠民和剂局方》）：白芷、川芎、甘草、茯苓、当归、肉桂、芍药、半夏、陈皮、枳壳、麻黄、苍术、干姜、桔梗、厚朴。

五痹汤（《太平惠民和剂局方》）：片姜黄、羌活、白术、防己、炙甘草。

五磨饮子（《医方考》）：木香、沉香、槟榔、枳实、台乌药。

不换金正气散（《古今医统大全》）：厚朴（姜炒）、苍术（米泔水泡）、陈皮（去白）、半夏（制）、藿香叶（净）、甘草（炙）、草果。

少腹逐瘀汤（《医林改错》）：小茴香（炒）、干姜（炒）、延胡索、没药（研）、当归、川芎、官桂、赤芍、生蒲黄、五灵脂（炒）。

止带方（《世补斋不谢方》）：猪苓、茯苓、泽泻、车前子、牡丹皮、黄柏、栀子、牛膝、茵陈。

止痉散（《流行性乙型脑炎中医治疗法》）：全蝎、蜈蚣。

止嗽散（《医学心悟》）：荆芥、桔梗、甘草、白前、陈皮、百部、紫菀。

中满分消丸（《兰室秘藏》）：白术、人参、炙甘草、猪苓、姜黄、茯苓、干姜、砂仁、泽泻、橘皮、炒知母、炒黄芩、炒黄连、炒枳实、姜厚朴。

内疏黄连汤（《医宗金鉴》）：黄芩、黄芩、大黄、栀子、连翘、桔梗、薄荷、当归、白芍、木香、槟榔、甘草。

手拈散（《丹溪心法》）：延胡索、五灵脂、草果、没药。

牛黄抱龙丸（《医方歌括》）：全蝎、僵蚕、琥珀、赤茯苓、辰砂、麝香、雄黄、胆南星、天竺黄、金箔。

牛黄清心丸（《痘疹心法》）：黄连、黄芩、栀子仁、郁金、辰砂、牛黄。

牛膝散（《济阴纲目》）：牛膝、桂心、当归、赤芍、桃仁、牡丹皮、延胡索、木香。

升气汤（自拟）：黄芪、人参、白术、桔梗、枳壳、升麻、炒苍耳子、炙甘草。

升阳举经汤（《兰室秘藏》）：补中益气汤加白芍、黑姜、炒栀子组成。白芍、黑姜、炒栀子、黄芪、人参、白术、炙甘草、升麻、柴胡、当归、陈皮。

升阳益胃汤（《内外伤辨惑论》）：黄芪、人参、白术、半夏、防风、羌活、独活、泽泻、茯苓、柴胡、黄连、白芍、陈皮、生姜、大枣。

升降散（《伤寒瘟疫条辨》）：白僵蚕、姜黄、川大黄。

升陷汤（《医学衷中参西录》）：生黄芪、知母、柴胡、桔梗、升麻。

升麻汤（《医宗必读》）：升麻、苍术、麦冬、麻黄、黄芩、大青叶、石膏、淡竹叶。

化肝煎（《景岳全书》）：青皮、陈皮、白芍、牡丹皮、栀子、泽泻、贝母。

化积丸（《丹溪心法》）：黄连、炒栀子、川芎、三棱、莪术、神曲、桃仁、香附、炒莱菔子、山楂。

化滞汤（《医学衷中参西录》）：当归、白芍、山楂、莱菔子、生姜、甘草。

月华丸（《医学心悟》）：天冬、麦冬、生地黄、熟地黄、山药、百部、沙参、川贝母、茯苓、阿胶、三七、獭肝、菊花、桑叶。

丹参饮（《时方歌括》）：丹参、檀香、砂仁。

丹栀逍遥散（《内科摘要》）：牡丹皮、栀子、当归、白药、茯苓、白术、柴胡、甘草、生姜、薄荷。

乌头汤（《金匮要略》）：麻黄、芍药、黄芪、甘草、川乌。

乌头赤石脂丸（《金匮要略》）：花椒、乌头、附子、干姜、赤石脂。

乌药顺气散(《太平惠民和剂局方》):乌药、陈皮、川芎、枳壳、僵蚕、麻黄、白芷、桔梗、炮姜、甘草。

乌药散(《太平惠民和剂局方》):乌药、当归、桃仁、莪术、桂心、木香、青皮。

六一散(《伤寒直格》):滑石、甘草。

六安煎(《景岳全书》):陈皮、半夏、茯苓、甘草、杏仁、白芥子。

六君子汤(《太平惠民和剂局方》):陈皮、半夏、茯苓、白术、甘草、人参。

六味地黄丸(《小儿药证直诀》):熟地黄、牡丹皮、山茱萸、山药、茯苓、泽泻。

六和汤(《医方考》):党参、白术、赤茯苓、甘草、扁豆、藿香、半夏、杏仁、木瓜、厚朴、砂仁。

六神通解散(《鲁府禁方》):麻黄、细辛、黄芩、苍术、滑石、甘草。

六磨汤(《证治准绳》):槟榔、沉香、人参、乌药、大黄、枳壳。

火郁汤(《证治汇补》):连翘、薄荷、黄芩、栀子、柴胡、升麻、葛根、芍药。

五 画

玉女煎(《景岳全书》):石膏、熟地黄、麦冬、知母、牛膝。

玉枢丹(《百一选方》):山慈菇、红大戟、千金子霜、五倍子、麝香、雄黄、朱砂。

玉泉丸(《万病回春》):黄连、葛根、天花粉、知母、麦冬、人参、五味子、生地汁、莲子、乌梅、当归、甘草、人乳汁、牛乳汁、甘蔗叶、梨汁、藕汁。

玉屏风散(《世医得效方》):防风、黄芪、白术。

玉真散(《外科正宗》):天南星、防风、白芷、天麻、羌活、白附子。

玉烛散(《医宗金鉴》):四物汤加大黄、芒硝、甘草、当归、川芎、熟地黄、白芍、大黄、芒硝、甘草。

玉液汤(《医学衷中参西录》):黄芪、葛根、知母、鸡内金、五味子、天花粉、山药。

正元饮(《方药备要》引《秘旨方》)：四君子汤加黄芪、山药。人参、白术、茯苓、炙甘草、黄芪、山药。

正气天香散(《玉机微义》)：乌药、香附末、陈皮、紫苏叶、干姜。

甘麦大枣汤(《金匮要略》)：炙甘草、小麦、大枣。

甘草干姜汤(《伤寒论》)：甘草、干姜。

甘草附子汤(《伤寒论》)：甘草、附子、白术、桂枝。

甘姜苓术汤(《金匮要略》)：甘草、干姜、茯苓、白术。

甘遂半夏汤(《金匮要略》)：甘遂、半夏、芍药、甘草。

甘露消毒丹(《温热经纬》)：白豆蔻、藿香、茵陈、滑石、木通、石菖蒲、黄芩、连翘、川贝母、射干、薄荷。

左归丸(《景岳全书》)：山药、熟地黄、山茱萸、枸杞子、牛膝、菟丝子、龟胶、鹿角胶。

左归饮(《景岳全书》)：山药、熟地黄、山茱萸、枸杞子、茯苓、甘草。

左金丸(《丹溪心法》)：黄连、吴茱萸。

右归丸(《景岳全书》)：熟地黄、附子、肉桂、山药、山茱萸、菟丝子、当归、杜仲、鹿角胶、枸杞子。

右归饮(《景岳全书》)：熟地黄、山药、山茱萸、枸杞子、甘草、杜仲、肉桂、附子。

石韦散(《外台秘要》)：通草、石韦、王不留行、滑石、甘草（炙）、当归、白术、瞿麦、芍药、冬葵子。

石韦散(《集验方》)：石韦、瞿麦、滑石、车前子、葵子。

龙马自来丹(《医林改错》)：马钱子、地龙、香油。

龙牡参附汤(《方剂学》)：龙骨、牡蛎、人参、炮附子、生姜。

龙胆泻肝汤(《医方集解》)：龙胆、栀子、黄芩、木通、泽泻、车前子、柴胡、甘草、生地黄、当归。

平肝汤(《丹溪心法》)：人参、茯苓、白芍（酒炒）、白术。

平肝散(《古今医统大全》)：川芎、当归、赤芍、防风、荆芥、柴胡、羌活、蝉蜕、菊花、蔓荆子、白芷、生地黄、龙胆、夏枯草、甘草。

平胃散(《太平惠民和剂局方》)：苍术、厚朴、陈皮、甘草、生姜、大枣。

平喘固本汤(《中医内科学》)：党参、五味子、冬虫夏草、胡桃肉、磁石、沉香、紫河车、紫苏子、款冬花、半夏、橘红。

归气饮(《景岳全书》)：熟地黄、茯苓、扁豆、干姜、丁香、陈皮、藿香、炙甘草。

归肾丸(《景岳全书》)：熟地黄、山药、山茱萸、茯苓、当归、枸杞子、杜仲、菟丝子。

归脾汤(《严氏济生方》)：白术、茯神、黄芪、龙眼肉、酸枣仁、人参、木香、炙甘草、当归、远志、生姜、大枣。

四七汤(《太平惠民和剂局方》)：紫苏叶、制半夏、厚朴、茯苓、生姜、大枣。

四君子汤(《太平惠民和剂局方》)：人参、白术、茯苓、炙甘草。

四妙勇安汤(《验方新编》)：金银花、玄参、当归、甘草。

四味回阳饮(《景岳全书》)：人参、制附子、炮姜、炙甘草。

四物化郁汤(《类证治裁》)：桃红四物加香附、青黛。地黄、芍药、当归、川芎、桃仁、红花、香附、青黛。

四顺清凉饮子(《审视瑶函》)：当归、川芎、赤芍、生地黄、熟地黄、龙胆、黄连、黄芩、桑白皮、枳壳、柴胡、车前子、木贼、防风、羌活、甘草。

四逆加人参汤(《伤寒论》)：附子、干姜、炙甘草、人参。

四逆汤(《伤寒论》)：炙甘草、干姜、附子。

四逆散(《伤寒论》)：柴胡、芍药、枳实、甘草。

四神丸(《内科摘要》)：肉豆蔻、补骨脂、五味子、吴茱萸、生姜、大枣。

四海舒郁丸(《疡医大全》)：海蛤粉、海带、海藻、海螵蛸、昆布、陈皮、青木香。

四磨饮(《普济方》)：沉香、乌药、南木香、枳壳。

生脉散（又名生脉饮）（《内外伤辨惑论》）：人参、麦冬、五味子。

生铁落饮（《医学心悟》）：天冬、麦冬、胆南星、贝母、橘红、远志、石菖蒲、连翘、茯苓、茯神、玄参、钩藤、丹参、辰砂、生铁落。

生髓育麟丹（《辨证录》）：人参、山茱萸、熟地黄、山药、桑椹、鹿茸、龟胶、鱼鳔、菟丝子、当归、麦冬、北五味、肉苁蓉、紫河车、柏子仁、栀子。

失笑散（《太平惠民和剂局方》）：蒲黄、五灵脂。

代抵当丸（《证治准绳》）：桃仁、当归尾、穿山甲、生地黄、桂心、大黄、芒硝。

仙方活命饮（《校注妇人良方》）：白芷、贝母、防风、赤芍药、当归尾、甘草节、皂角刺（炒）、穿山甲（炙）、天花粉、乳香、没药、金银花、陈皮。

白术汤（《证治准绳》）：白术、厚朴、附子、陈皮、白鲜皮、五加皮。

白头翁汤（《伤寒论》）：白头翁、黄柏、黄连、秦皮。

白虎加人参汤（《伤寒论》）：石膏、知母、粳米、甘草、人参。

白虎加桂枝汤（《金匮要略》）：知母、石膏、甘草、粳米、桂枝。

白虎汤（《伤寒论》）：知母、石膏、甘草、粳米。

白通汤（《伤寒论》）：附子、干姜、葱白、干姜、附子。

瓜蒌薤白白酒汤（《金匮要略》）：瓜蒌实、薤白、白酒。

瓜蒌薤白半夏汤（《金匮要略》）：瓜蒌、薤白、半夏、白酒。

兰香饮子（《证治准绳》）：石膏、知母、人参、兰香、防风、升麻、桔梗、连翘、半夏、豆蔻。

半夏白术天麻汤（《医学心悟》）：半夏、白术、茯苓、陈皮、甘草、生姜、大枣。

半夏泻心汤（《伤寒论》）：黄芩、黄连、半夏、干姜、人参、甘草、大枣。

半夏厚朴汤（《金匮要略》）：半夏、厚朴、茯苓、紫苏叶、生姜。

半硫丸（《太平惠民和剂局方》）：半夏、硫黄。

加味乌药散（《济阴纲目》）：乌药、砂仁、木香、砂仁、延胡索、香附、甘草、生姜。

加味桔梗汤(《医学心悟》)：桔梗、甘草、贝母、橘红、金银花、薏苡仁、葶苈子、白及。

加味清胃散(《张氏医通》)：生地黄、牡丹皮、当归、黄连、连翘、犀角(用水牛角代)、升麻、生甘草。

加味脾阴煎(《千家妙方》)：生地黄、山药、山茱萸、连翘、竹叶、五味子、白芍、赤小豆、墨旱莲、莲子、黄连、炙甘草。

圣愈汤(《兰室秘藏》)：熟地黄、白芍、川芎、人参(亦可用党参)、当归、黄芪。

六　画

托里透脓汤(《疡医大全》)：黄芪四君子汤加当归、白芷、青皮、升麻、穿山甲、皂角刺、酒。黄芪、人参、茯苓、白术、炙甘草、当归、白芷、青皮、升麻、穿山甲、皂角刺、酒。

托里消毒散(《医宗金鉴》)：八珍汤去地黄，加黄芪、金银花、连翘。人参、茯苓、白术、炙甘草、当归、川芎、白芍、黄芪、金银花、连翘。

托里散(《外科精要》)：黄瓜蒌、忍冬草、乳香、苏木、没药、甘草。

地榆散(《太平圣惠方》)：地榆、黄芩、黄连、栀子、犀角屑(用水牛角代)、茜根。

耳聋左慈丸(《饲鹤亭集方》)：熟地黄、山茱萸、茯苓、山药、牡丹皮、泽泻、磁石、柴胡。

芍药甘草汤(《伤寒论》)：芍药、甘草。

百合地黄汤(《金匮要略》)：百合、生地黄汁。

百合固金汤(《周慎斋遗书》)：熟地黄、生地黄、归身、白芍、甘草、桔梗、玄参、贝母、麦冬、百合。

至宝丹(《太平惠民和剂局方》)：朱砂、麝香、安息香、金银箔、犀角(用水牛角代)、牛黄、琥珀、雄黄、玳瑁、龙脑。

当归六黄汤(《兰室秘藏》)：当归、生地黄、熟地黄、黄芩、黄柏、黄连、黄芪。

当归龙荟丸（《证治准绳》）：当归、龙胆、柴胡、青黛、胆南星、大黄、芦荟、麝香、木香、栀子、黄芩、黄连、黄柏。

当归四逆加吴茱萸生姜汤（《伤寒论》）：当归、桂枝、芍药、细辛、炙甘草、通草、大枣、吴茱萸、生姜。

当归四逆汤（《伤寒论》）：当归、桂枝、芍药、细辛、炙甘草、通草、大枣。

当归补血汤（《内外伤辨惑论》）：黄芪、当归。

当归拈痛汤（《兰室秘藏》）：羌活、茵陈、猪苓、泽泻、黄芩、苦参、防风、升麻、葛根、苍术、白术、人参、当归、知母、炙甘草。

回阳救急汤（《伤寒六书》）：六君子汤合四逆汤加肉桂、五味子。陈皮、半夏、茯苓、炙甘草、人参、白术、附子、干姜、五味子、肉桂。

竹叶石膏汤（《伤寒论》）：淡竹叶、石膏、人参、麦冬、半夏、甘草、粳米。

华盖散（《太平惠民和剂局方》）：麻黄、桑白皮、紫苏子、杏仁、赤茯苓、陈皮、炙甘草。

自定柴胡加龙牡汤：柴胡、黄芩、法夏、党参、生龙齿、生牡蛎、远志、石菖蒲、连翘、贯叶金丝桃、栀子、淡豆豉、炙甘草。

血郁汤（《证治汇补》）：香附、牡丹皮、苏木、山楂、桃仁、赤曲、穿山甲、降香、红花、通草、麦芽、姜汁。

血府逐瘀汤（《医林改错》）：当归、生地黄、桃仁、红花、枳壳、赤芍药、柴胡、甘草、桔梗、川芎、牛膝。

行军散（《霍乱论》）：金箔、冰片、硼砂、硝石、雄黄、牛黄、麝香、珍珠。

决水汤（《辨证录》）：车前子、茯苓、王不留行、肉桂、赤小豆。

决流汤（《石室秘录》）：牵牛子、甘遂、肉桂、车前子。

安冲汤（《医学衷中参西录》）：黄芪、白术、续断、生地黄、白芍、龙骨、牡蛎、海螵蛸、茜草。

安宫牛黄丸（《温病条辨》）：牛黄、郁金、犀角（用水牛角代）、黄连、朱砂、冰片、珍珠、栀子、雄黄、黄芩、麝香、金箔衣。

安神定志丸（《医学心悟》）：人参、茯苓、茯神、石菖蒲、姜远志、龙齿。

导赤各半汤（《症因脉治》）：黄连导赤散加黄芩、栀子、犀角。

导气汤（《医方集解》）：川楝子、木香、小茴香、吴茱萸。

导气汤（《太平惠民和剂局方》）：厚朴、陈皮、茯苓、草豆蔻、木香、茯苓、干姜、生姜、茴香、川楝子、吴茱萸、甘草。

导赤散（《小儿药证直诀》）：木通、生地黄、淡竹叶、甘草。

导痰汤（《校注妇人良方》）：半夏、胆南星、枳实、茯苓、橘红、甘草、生姜。

异功散（《小儿药证直诀》）：人参、白术、茯苓、炙甘草、陈皮。

阳和汤（《外科全生集》）：熟地黄、麻黄、鹿角胶、白芥子、肉桂、生甘草、炮姜炭。

防己饮（《丹溪心法》）：三妙散加汉防己、木通、槟榔、犀角、生地黄、川芎、甘草。

防己黄芪汤（《金匮要略》）：防己、黄芪、白术、甘草。

防风汤（《宣明论方》）：防风、当归、赤茯苓、杏仁、黄芩、秦艽、葛根、麻黄、肉桂、甘草、生姜、大枣。

如金解毒散（《景岳全书》）：桔梗、甘草、黄芩、黄连、黄柏、栀子。

七　画

寿胎丸（《医学衷中参西录》）：菟丝子、桑寄生、续断、阿胶。

麦门冬汤（《金匮要略》）：麦冬、半夏、人参、甘草、粳米、大枣。

苇茎汤（《备急千金要方》）：苇茎、薏苡仁、桃仁、冬瓜子。

芩连四物汤（《古今医统大全》）：川芎、当归、白芍、生地黄、黄芩、黄连。

苍附导痰汤（《广嗣纪要》）：苍术、香附、陈皮、制天南星、枳壳（麸炒）、半夏、川芎、滑石、白茯苓、神曲。

芪附汤（《赤水玄珠》）：黄芪、制附片、白术、薏苡仁、土茯苓、甘草。

苏子降气汤（《太平惠民和剂局方》）：紫苏子、半夏、当归、甘草、前胡、厚朴、肉桂。

苏合香丸（《太平惠民和剂局方》）：白术、青木香、犀角（用水牛角代）、香附、朱砂、诃子、檀香、安息香、沉香、麝香、丁香、荜茇、苏和香油、乳香、冰片。

杏苏散（《温病条辨》）：紫苏叶、半夏、茯苓、前胡、苦桔梗、枳壳、甘草、生姜、大枣（去核）、橘皮、杏仁。

来复汤（《医学衷中参西录》）：龙骨、牡蛎、芍药、野台参、甘草。

吴茱萸汤（《伤寒论》）：吴茱萸、生姜、人参、大枣。

身痛逐瘀汤（《医林改错》）：秦艽、川芎、桃仁、红花、甘草、羌活、没药、当归、五灵脂、香附、牛膝、地龙。

芪苈强心汤（自拟方）：黄芪、葶苈子、茯苓、椒目、桂枝、泽兰、丹参、杏仁、甘草。

龟鹿二仙膏（《医便》）：鹿角、龟甲、人参、枸杞子。

羌活胜湿汤（《内外伤辨惑论》）：羌活、独活、川芎、蔓荆子、甘草、防风、藁本。

羌活散（《太平惠民和剂局方》）：前胡、羌活、麻黄、白茯苓、川芎、黄芩、甘草、蔓荆子、枳壳、细辛、石膏、菊花、防风。

沙参麦冬汤（《温病条辨》）：沙参、麦冬、玉竹、桑叶、甘草、天花粉、生扁豆。

沉香散（《医宗必读》）：沉香、石韦、滑石、当归、王不留行、瞿麦、冬葵子、赤芍、白术、甘草。

沉香散（《金匮翼》）：沉香、石韦、滑石、当归、橘皮、白芍、冬葵子、王不留行、甘草。

完带汤（《傅青主女科》）：白术、山药、人参、白芍、车前子、苍术、甘草、陈皮、黑芥穗、柴胡。

良附丸（《良方集腋》）：高良姜、香附。

良附丸（《实用方剂学》）：良姜、香附、青皮、木香、当归、干姜、沉香。

启宫丸(《医方集解》)：二陈汤加苍术、神曲、川芎组成。川芎、白术、半夏曲、香附、茯苓、神曲、橘红、甘草。

启膈散(《医学心悟》)：沙参、茯苓、丹参、川贝母、郁金、砂仁壳、荷叶蒂、杵头糠。

补天大造丸(《医学心悟》)：人参、白术、当归、酸枣仁、黄芪、远志、白芍、山药、茯苓、枸杞子、紫河车、龟甲胶、鹿角胶、熟地黄。

补中收脱法(《时病论》)：人参、黄芪、白术、白芍、粟壳、诃子、石榴皮、甘草。

补中益气汤(《脾胃论》)：黄芪、人参、白术、炙甘草、当归、橘皮、升麻、柴胡。

补气运脾汤(《证治准绳》)：人参、白术、茯苓、半夏、橘红、蜜炙黄芪、砂仁、炙甘草、大枣、生姜。

补气固经丸(《妇科玉尺》)：四君子汤加黄芪、砂仁。人参、茯苓、炙甘草、白术、黄芪、砂仁。

补阳还五汤(《医林改错》)：黄芪、当归、赤芍、地龙、川芎、桃仁、红花。

补阳还五汤(《医林改错》)：黄芪、当归、赤芍、地龙、川芎、桃仁、红花。

补肾地黄丸(《证治准绳》)：六味地黄丸加鹿茸、牛膝。熟地黄、牡丹皮、山茱萸、山药、茯苓、泽泻、鹿茸、牛膝。

补肺汤(《云岐子保命集》)：熟地黄、紫菀、桑白皮、黄芪、人参、五味子。

补肺汤(《永类钤方》)：人参、黄芪、熟地黄、五味子、紫菀、桑白皮。

补髓丹(《百一选方》)：杜仲、补骨脂、没药。

局方牛黄清心丸(《太平惠民和剂局方》)：白芍、麦冬、黄芩、当归、防风、白术、柴胡、桔梗、川芎、白茯苓、杏仁、神曲、蒲黄、人参、羚羊角、麝香、龙脑、肉桂、大豆黄卷、阿胶、白蔹、干姜、牛黄、犀角、雄黄、山药、甘草、金箔、大枣。

附子理中汤（《三因极一病证方论》）：大附子、人参、干姜、甘草、白术。

鸡鸣散（《类编朱氏集验医方》）：槟榔、陈皮、木瓜、吴茱萸、桔梗、生姜、紫苏茎叶。

纳气丸（《张氏医通》）：六味地黄丸加益智仁。熟地黄、山茱萸、山药（微焙）、牡丹皮、白茯苓（去皮）、白泽泻（去毛）、沉香、砂仁。

八　画

青娥丸（《摄生众妙方》）：杜仲、补骨脂、胡桃肉、草薢、黄柏、知母、牛膝。

表里和气汤（自拟）：柴胡、黄芩、法半夏、人参、青蒿、郁金、炙甘草、生姜或煨姜3片（少汗加生姜，多汗加煨姜）、大枣3枚。

抵挡汤（《伤寒论》）：水蛭（熬）、虻虫、桃仁（去皮尖）、大黄（酒洗）。

苦参汤（《金匮要略》）：苦参。

苦参鲜皮汤：苦参、白鲜皮、牛蒡子、浮萍、黄柏、薏苡仁、滑石、生地黄、赤芍、地肤子、甘草。

苓桂术甘汤（《金匮要略》）：茯苓、桂枝、白术、甘草。

奔豚汤（《金匮要略》）：甘草、川芎、当归、半夏、黄芩、生葛根、芍药、生姜、甘李根白皮。

虎潜丸（《丹溪心法》）：黄柏、龟甲、知母、熟地黄、陈皮、白芍、锁阳、虎骨、干姜。

虎潜丸（《医学心悟》）：龟甲、杜仲、熟地黄、黄柏（炒褐色）、知母、牛膝、白芍、虎骨（酒炙酥）、当归、陈皮、干姜。

肾气丸（《金匮要略》）：地黄、山药、山茱萸、泽泻、茯苓、牡丹皮、桂枝、炮附子。

肾沥汤（《圣济总录》）：桑螵蛸、犀角、麦冬、五加皮、杜仲、木通、桔梗、赤芍。

肾著汤（《三因极一病证方论》）：炙甘草、炮干姜、茯苓、白术。

固本止崩汤(《傅青主女科》)：人参、黄芪、白术、当归、熟地黄、黑姜。

固冲汤(《医学衷中参西录》)：白术、生黄芪、龙骨、牡蛎、山茱萸、生杭芍、海螵蛸、茜草、棕边炭、五倍子。

固真汤(《兰室秘藏》)：四君子汤加山药、黄连、附子、肉桂。人参、茯苓、白术、炙甘草、山药、黄连、附子、肉桂。

固真汤(《证治准绳》)：四君子汤加附子、肉桂、黄花、山药、大枣、生姜。人参、白术、茯苓、炙甘草、附子、肉桂、黄花、山药、大枣、生姜。

知柏地黄丸(《医宗金鉴》)：知母、黄柏组成。熟地黄、山药、山茱萸、茯苓、泽泻、牡丹皮。

知柏益气汤(《脾胃论》)：由补中益气汤加知母、黄柏。黄芪、炙甘草、人参、当归、白橘皮、升麻、柴胡、白术、知母、黄柏。

季德胜蛇药片(《德胜祖传六代秘方》)：七叶一枝花、蟾蜍皮、蜈蚣、地锦草。

金水六君煎(《景岳全书》)：陈皮、茯苓、半夏、甘草、熟地黄、当归。

金沸草散(《博济方》)：荆芥、旋覆花、前胡、半夏、赤芍、麻黄、甘草。

金铃子散(《太平圣惠方》)：川楝子、玄胡。

金匮肾气丸(《金匮要略》)：桂枝、附子、地黄、山茱萸、山药、茯苓、牡丹皮、泽泻。

金锁固精丸(《医方集解》)：沙苑子、芡实、莲子、莲须、煅龙骨、煅牡蛎。

肥儿丸(《幼科发挥》)：异功散加青皮、神曲、使君子、川芎、当归、山药、莲子。人参、白术、炙甘草、茯苓、陈皮、青皮、神曲、使君子、川芎、当归、山药、莲子。

炙甘草汤(《伤寒论》)：炙甘草、人参、酸枣仁、熟地黄、阿胶、麻仁、麦冬、桂枝、生姜、黄酒。

泻心白薇汤（自拟方）：黄连、生地黄、竹叶、连翘、白薇、党参、当归、生龙齿、石菖蒲、炒酸枣仁、五味子、生甘草。

泻心汤（《金匮要略》）：大黄、黄连、黄芩。

泻白散（《小儿药证直诀》）：地骨皮、桑白皮、炙甘草。

泻肝散（《银海精微》）：桔梗、黄芩、大黄、芒硝、栀子、车前子。

泻青丸（《小儿药证直诀》）：龙胆、大黄、防风、羌活、川芎、当归、栀子。

泻肺饮（《圣济总录》）：防风、黄芩、芍药、桔梗、大黄。

定志丸（《杂病源流犀烛》）：人参、白术、菖蒲、茯苓、茯神、远志、麦冬、朱砂、蜂蜜。

定经汤（《傅青主女科》）：菟丝子、白芍、当归、熟地黄、山药、茯苓、荆芥穗、柴胡。

定喘汤（《摄生众妙方》）：白果、麻黄、桑白皮、款冬花、半夏、杏仁、紫苏子、黄芩、甘草。

定痫丸（《医学心悟》）：天麻、川贝母、半夏、茯苓、茯神、胆南星、石菖蒲、全蝎、甘草、僵蚕、真琥珀、陈皮、远志、丹参、麦冬、辰砂、生姜、竹沥。

实脾饮（《严氏济生方》）：白术、厚朴、木瓜、木香、草果、大腹子、茯苓、干姜、制附子、炙甘草、生姜、大枣。

建瓴汤（《医学衷中参西录》）：柏子仁、山药、赭石、生龙骨、地龙、怀牛膝、白芍、生地黄。

参苏饮（《太平惠民和剂局方》）：人参、紫苏叶、葛根、前胡、半夏、茯苓、甘草、桔梗、枳壳、木香、陈皮、生姜、大枣。

参附龙牡汤（验方）：人参、制附子、龙骨、牡蛎、生姜、大枣。

参附汤（《圣济总录》）：人参、附子、青黛。

参附汤（《严氏济生方》）：人参、炮附子、生姜。

参苓白术散（《太平惠民和剂局方》）：莲子、薏苡仁、砂仁、桔梗、白扁豆、茯苓、人参、甘草、白术、山药、大枣。

参蛤散（《严氏济生方》）：人参、蛤蚧。

参萸汤（自拟）：人参、黄芪、山茱萸、附子、桔梗、炙甘草。

九　画

封髓丹（《医理真传》）：黄柏、砂仁、甘草。

指迷汤（《辨证录》）：人参、白术、茯苓、甘草、陈皮、半夏、附子、草豆蔻、石菖蒲、神曲、天南星组成。

指迷茯苓丸（《证治准绳》）：半夏、茯苓、枳壳、风化朴硝。

荆防香苏饮（《女科指掌》）：荆芥、防风、香附、紫苏叶、陈皮、甘草。

荆防四物汤（《张皆春眼科证治》）：荆芥、防风、酒生地、当归、酒白芍、川芎。

荆防败毒散（《摄生众妙方》）：羌活、独活、柴胡、前胡、枳壳、茯苓、荆芥、防风、桔梗、川芎、甘草。

荆防牵正散（自拟）：荆芥、防风、制白附子、全蝎、僵蚕。

茜根散（《重订严氏济生方》）：茜根、黄芩、阿胶、侧柏叶、生地黄、炙甘草。

茵陈术附汤（《笔花医镜》）：茵陈、白术、附子、干姜、甘草、肉桂。

茵陈蒿汤（《奇效良方》）：茵陈、大黄、栀子。

枳实导滞丸（《内外伤辨惑论》）：大黄、枳实、神曲、茯苓、黄芩、黄连、白术、泽泻。

枳实消痞丸（《医方考》）：人参、茯苓、白术、甘草、麦芽、半夏、神曲、厚朴、生姜、黄连。

枳实理中汤（《伤寒全生集》）：枳实、干姜、人参、白术、甘草、砂仁、桔梗、厚朴。

枳实理中汤（《医略六书》）：白术、枳实、炮姜、茯苓、炙甘草。

枳桔二陈汤（《喉科紫珍集》）：陈皮、半夏、桔梗、枳壳、白茯神、甘草、白豆蔻、黄花、紫苏子、栀子。

栀子豉汤（《伤寒论》）：栀子、香豉。

栀子清肝汤（《类证治裁》）：栀子、牡丹皮、柴胡、当归、白芍、茯苓、川芎、牛蒡子。

栀连异功散（《小儿药证直诀》）：栀子、黄连、人参、白术、茯苓、炙甘草、陈皮。

厚朴温中汤（《内外伤辨惑论》）：厚朴、橘皮、炙甘草、草豆蔻、茯苓、木香、干姜。

胃关煎（《景岳全书》）：山药、扁豆、白术、干姜、吴茱萸、熟地黄、扁豆、甘草。

胃苓汤（《丹溪心法》）：五苓散与平胃散组合而成，茯苓、甘草、苍术、陈皮、白术、桂枝、泽泻、猪苓、厚朴。

咳血方（《丹溪心法》）：青黛、诃子、瓜蒌子、海粉、栀子。

香艾芎归饮（《中医妇科治疗学》）：香附、艾叶、川芎、当归、延胡索、乌药。

香朴饮（《杂病源流犀烛》）：香薷、厚朴、扁豆、赤茯苓、泽泻、陈皮、木瓜、半夏、人参、乌梅肉、紫苏叶、甘草。

香苏饮（《医宗金鉴》）：藿香、紫苏叶、厚朴（姜炒）、陈皮、枳壳（麸炒）、茯苓、木香（煨）、炙甘草。

香连丸（《兵部手集方》）：萸黄连、木香。

香附旋覆花汤（《温病条辨》）：香附、旋覆花、紫苏子、杏仁、桔梗、半夏、桃仁、红花、当归、赤芍、柴胡、茯苓、薏苡仁、延胡索。

香砂六君子汤（《古今名医方论》）：人参、白术、茯苓、甘草、陈皮、半夏、木香、砂仁。

香砂平胃散（《济阴纲目》）：香附、陈皮、枳实、山楂、麦芽、砂仁、木香、干姜、槟榔、甘草、青皮。

香砂宽中丸（《医学统旨》）：香附、砂仁、半夏曲、茯苓、陈皮、白蔻、白术、青皮、槟榔、厚朴、生姜。

香砂理中汤（《医学传灯》）：人参、白术、炮姜、甘草、砂仁、香附、藿香。

香薷饮（《圣济总录》）：香薷、草乌头、藿香、黄连。

复元活血汤（《医学发明》）：酒大黄、柴胡、瓜蒌根、当归、桃仁、红花、甘草。

复原活血汤（《医学发明》）：柴胡、瓜蒌根、当归、红花、甘草、穿山甲、大黄、桃仁。

保济丸（《药典》）：钩藤、菊花、蒺藜、厚朴、木香、苍术、天花粉、广藿香、葛根、化橘红、白芷、薏苡仁、稻芽、薄荷、茯苓、广东神曲。

顺气导痰汤（《李氏医鉴》）：橘红、茯苓、半夏（姜制）、甘草、胆南星、木香、香附、枳实。

顺经汤（《傅青主女科》）：生地黄、当归、芍药、牡丹皮、沙参、白茯苓、黑荆芥穗。

保元汤（《博爱心鉴》）：黄芪、人参、炙甘草、肉桂、生姜。

保元清降汤（《医学衷中参西录》）：山茱萸、生地黄、山药、人参、三七、芍药、赭石、龙骨组成。可加川牛膝、生麦芽、白茅根。

保阴煎（《景岳全书》）：生地黄、熟地黄、黄芩、黄柏、芍药、山药、续断、甘草。

保和丸（《丹溪心法》）：山楂、半夏、茯苓、神曲、陈皮、连翘、莱菔子。

保真汤（《十药神书》）：人参、黄芪、白术、甘草、赤茯苓、白茯苓、五味子、当归、生地黄、熟地黄、天冬、麦冬、赤芍、白芍、柴胡。

禹功散（《儒门事亲》）：黑牵牛、茴香。

食郁汤（《杂病源流犀烛》）：由平胃散合越鞠丸加枳壳、砂仁组成。苍术、厚朴、川芎、陈皮、神曲、栀子、枳壳、炙甘草、香附、砂仁。

独龙汤（《医学衷中参西录》）：连翘、牛蒡子、生石膏、蝉蜕。

独参汤《（十药神书）》：人参。

独活寄生汤（《备急千金要方》）：独活、桑寄生、秦艽、防风、细辛、当归、芍药、川芎、地黄、杜仲、牛膝、人参、茯苓、甘草、桂心。

养心汤（《仁斋直指方》）：黄芪、茯苓、茯神、半夏、当归、川芎、远志、桂枝、柏子仁、酸枣仁、人参、甘草。

姜术二仁汤（《医醇賸义》）：炮姜、白术、茯苓、法夏、当归、薏苡仁、砂仁、厚朴、木香、广陈皮、生麦芽、熟麦芽。

姜黄散（《中医临证备要》）：姜黄、羌活、白术、甘草。

活血效灵丹（《医学衷中参西录》）：当归、丹参、生乳香、生没药。

济生肾气丸（《严氏济生方》）：牛膝、车前子、肉桂、附子、熟地黄、山药、山茱萸、泽泻、茯苓、牡丹皮。

举元煎（《景岳全书》）：黄芪四君去茯苓，加升麻。或加莲子、芡实、沙苑子、金樱子等。黄芪、人参、炙甘草、白术、升麻、莲子、芡实、沙苑子、金樱子。

举胎四物汤（《医宗金鉴》）：四物汤加参、术、陈皮、升麻。当归、白芍、熟地黄、川芎、人参、白术、陈皮、升麻。

宣白承气汤（《温病条辨》）：生石膏、生大黄、杏仁粉、瓜蒌皮。

宣清导浊汤（《温病条辨》）：猪苓、茯苓、寒水石、蚕沙、皂荚。

宣痹汤加减（《温病条辨》）：防己、杏仁、滑石、连翘、栀子、薏苡仁、半夏、晚蚕沙、赤小豆皮。

神功内托散（《外科正宗》）：八珍汤去地黄，加黄芪、附子、煨姜、穿山甲、陈皮、木香。人参、茯苓、白术、炙甘草、当归、川芎、白芍、黄芪、附子、煨姜、穿山甲、陈皮、木香。

神术散（《王氏集验方》）：苍术、荆芥穗、藁本、葛根、麻黄、甘草。

神仙解语丹（《医学心悟》）：胆南星、制白附子、天麻、全蝎、羌活、菖蒲、远志、木香、甘草。

神应养真丹（《三因极一病证方论》）：当归（酒浸）、天麻、川芎、羌活、白芍、熟地黄。

神效托里散（《太平惠民和剂局方》）：忍冬草、黄芪、当归、甘草。

神犀丹（《医效秘传》）：犀角、生地黄、香豉、连翘、黄芩、板蓝根、金银花、玄参、天花粉、石菖蒲、紫草。

既济汤（《医醇賸义》）：当归、肉桂、沉香、广陈皮、泽泻、牛膝、瞿麦、车前子、薏苡仁、葵花子。

除湿汤（《眼科纂要》）：连翘、滑石、车前子、枳壳、黄芩、黄连、木通、陈皮、荆芥、防风、茯苓、甘草。

十　画

秦艽鳖甲散（《卫生宝鉴》）：地骨皮、柴胡、鳖甲、秦艽、知母、青蒿、乌梅、当归。

都气丸（《医贯》）：熟地黄、山茱萸、山药、泽泻、牡丹皮、茯苓、五味子。

热郁汤（《丹溪心法》）：该方由越鞠丸去神曲，加青黛组成。连翘、薄荷叶、黄芩、栀子、麦冬（去心）、甘草、郁金、瓜蒌皮瓢、竹叶。

真人养脏汤（《太平惠民和剂局方》）：人参、当归、白术、肉豆蔻、肉桂、炙甘草、白芍、木香、诃子、罂粟壳。

真武汤（《伤寒论》）：附子、茯苓、白术、芍药、生姜。

桂附理中汤（《喉科种福》）：人参、炒白术、炒干姜、肉桂、制附子、炙甘草。

桂枝加桂汤（《伤寒论》）：桂枝、芍药、生姜、炙甘草、大枣。

桂枝加黄芪汤（《金匮要略》）：由桂枝汤加黄芪而成。桂枝、芍药、甘草、生姜、大枣、黄芪。

桂枝芍药知母汤（《金匮要略》）：桂枝、芍药、甘草、麻黄、生姜、白术、知母、防风、附子。

桂枝汤（《伤寒论》）：桂枝、芍药、甘草、大枣、生姜。

桂枝附子汤（《伤寒论》）：桂枝、附子、生姜、大枣、甘草。

桂枝散（《普济本事方》）：桂枝、枳壳、生姜、大枣。

桂香散（《证治准绳》）：当归、吴茱萸、青皮、木香、丁香、干姜。

桔梗甘草汤（《圣济总录》）：桔梗、甘草（炙）、半夏、旋覆花、大腹皮、枳壳、赤茯苓、芍药、前胡。

桃红四物汤（《医宗金鉴》）：桃仁、红花、熟地黄、当归、川芎、芍药。

逐呆仙丹（《石室秘录》）：人参、白术、茯神、半夏、白芥子、附子、白薇、菟丝子、丹砂。

桑菊饮（《温病条辨》）：桑叶、菊花、杏仁、连翘、薄荷、苦桔梗、甘草、苇根。

柴平汤（《重订通俗伤寒论》）：川柴胡、姜半夏、川朴、清炙草、炒黄芩、赤苓、制苍术、广橘皮、鲜生姜。

柴芍六君子汤（《医宗金鉴》）：人参，白术（土炒）、茯苓、陈皮、半夏（姜制）、甘草（炙）、柴胡、白芍（炒）、钩藤。

柴苓汤（《保婴撮要》）：柴胡、黄芩、猪苓、泽泻、茯苓、白术、制苍术、广橘皮、鲜生姜。

柴苓汤（《丹溪心法附余》）：由小柴胡汤、五苓散合方而成。柴胡、半夏、黄芩、人参、甘草、白术、猪苓、茯苓、泽泻、桂枝。

柴胡加龙牡汤（《伤寒论》）：柴胡、龙骨、黄芩、生姜、铅丹、人参、桂枝、茯苓、生半夏、大黄、牡蛎、大枣。

柴胡桂枝汤（《伤寒论》）：桂枝、黄芩、人参、甘草、半夏、芍药、大枣、生姜、柴胡。

柴胡陷胸汤（《重订通俗伤寒论》）：柴胡、姜半夏、黄连、苦桔梗、黄芩、瓜蒌仁、小枳实、生姜汁。

逍遥散（《太平惠民和剂局方》）：柴胡、茯苓、白术、甘草、生姜、薄荷、当归、芍药。

秘元煎（《景岳全书》）：由四君子汤加山药、芡实、金樱子、五味子、炒酸枣仁、远志组成。人参、白术、茯苓、甘草、山药、芡实、金樱子、五味子、炒酸枣仁、远志。

透脓散（《外科正宗》）：当归、黄芪、穿山甲、川芎、皂角刺。

射干麻黄汤（《金匮要略》）：射干、麻黄、细辛、紫菀、款冬花、半夏、五味子、生姜、大枣。

疳疾散（《圣济总录》）：山楂、神曲、麦芽、藿香、厚朴、陈皮、苍术、白术、半夏、茯苓、泽泻、甘草等。

离照汤（《医醇賸义》）：琥珀、丹参、朱砂、茯神、柏子仁、沉香、广陈皮、青皮、郁金、灯心草、姜皮。

资寿解语丹（《医方大成》）：桂心、羌活、防风、附子、天麻、羚羊角、酸枣仁、炙甘草。

凉膈散(《太平惠民和剂局方》)：川大黄、朴硝、甘草、栀子、薄荷、黄芩、连翘、竹叶。

益元汤(《类证活人书》)：由生脉合四逆汤加知、柏、生姜、大枣、童便、艾叶组成。人参、黄芪、甘草、白术、陈皮、当归、川芎、升麻、桔梗、生姜。

益气聪明汤(《东垣试效方》)：黄芪、人参、炙甘草、升麻、葛根、蔓荆子、黄柏、芍药。

益胃汤(《温病条辨》)：沙参、麦冬、生地黄、玉竹、冰糖。

益督丸(《张氏医通》)：杜仲、续断、菟丝子、鹿角胶、胡桃肉。

凉气汤（自拟）：党参、白术、茯苓、知母、地骨皮、寒水石、黄柏、陈皮、甘草。

消风百解散(《医效秘传》)：荆芥、白芷、陈皮、麻黄、苍术、甘草、葱白、生姜。

消风散(《外科正宗》)：当归、生地黄、防风、蝉蜕、知母、苦参、胡麻、荆芥、苍术、牛蒡子、石膏、甘草、木通。

消风散(《奇效良方》)：荆芥穗、甘草、陈皮、人参、茯苓、白僵蚕、防风、川芎、藿香叶、蝉蜕、厚朴、羌活。

消瘰丸(《医学心悟》)：玄参、牡蛎、贝母。

海藻玉壶汤(《外科正宗》)：海藻、贝母、陈皮、昆布、青皮、川芎、当归、连翘、半夏、甘草节、独活、海带。

涤痰汤(《严氏济生方》)：制半夏、制天南星、橘红、枳实、茯苓、人参、石菖蒲、竹茹、生姜、甘草、大枣。

润肠丸(《沈氏尊生方》)：当归、生地黄、麻仁、桃仁、枳壳。

调经饮(《笔花医经》)：当归、牛膝、山楂、香附、青皮、茯苓。

调中益气汤(《脾胃论》)：黄芪、人参、甘草、苍术、柴胡、橘皮、升麻、木香。

调营饮(《证治准绳》)：赤芍、川芎、当归、莪术、延胡索、槟榔、瞿麦、葶苈子、桑白皮、丹参、大黄。

通气散(《外科精义》)：玄胡、猪牙皂、川芎、藜芦、蜀花。

通皮饮(《医醇賸义》)：广陈皮、青皮、冬瓜皮、茯苓、当归、厚朴、枳壳、砂仁、泽泻、车前子、鲜姜皮。

通关散(《药典》)：猪牙皂、细辛、鹅不食草。

通幽化浊汤(《医醇賸义》)：枳壳、青皮、木通、车前子、赤茯苓、瓜蒌子、厚朴、木香、乌药、谷芽、姜。

通窍活血汤(《医林改错》)：赤芍、川芎、桃仁、大枣、红花、生姜、麝香、老葱。

通温汤(《医学衷中参西录》)：椒目、小茴香、威灵仙。

通瘀煎(《景岳全书》)：当归尾、山楂、红花、香附、木香、乌药、陈皮、泽泻。

桑杏汤(《温病条辨》)：桑叶、杏仁、沙参、象贝、香豉、栀子皮、梨皮。

桑菊饮(《温病条辨》)：杏仁、连翘、薄荷、桑叶、菊花、苦桔梗、甘草、苇根。

桑螵蛸散(《本草衍义》)：桑螵蛸、远志、石菖蒲、煅龙骨、党参、茯神、当归、醋炙龟甲。

十一画

理中汤(《伤寒论》)：人参、白术、干姜、甘草。

理阴煎(《景岳全书》)：熟地黄、当归、炒干姜、炙甘草。

推气散(《重订严氏济生方》)：枳壳、桂心、姜黄、炙甘草。

控涎丹(《三因极一病证方论》)：甘遂、紫大戟、白芥子。

黄土汤(《金匮要略》)：灶心土、黄芩、阿胶、附子、白术、地黄、甘草。

黄芩泻白散(《症因脉治》)：黄芩、桑白皮、地骨皮、甘草。

黄芪生脉散(《内外伤辨惑论》)：由生脉散加黄芪组成。人参、麦冬、五味子、黄芪。

黄芪汤(《金匮翼》)：黄芪、陈皮、火麻仁、白蜜。

黄芪赤风汤(《医林改错》)：黄芪、赤芍、防风。

黄芪建中汤(《金匮要略》)：黄芪、芍药、桂枝、生姜、大枣、炙甘草、饴糖。

黄芪桂枝五物汤(《金匮要略》)：黄芪、桂枝、芍药、大枣、生姜。

黄连汤(《伤寒论》)：黄连、半夏、炙甘草、干姜、桂枝、人参、擘大枣。

黄连导赤散(《小儿药证直诀》)：由导赤散加黄连组成。木通、生地黄、生甘草梢、竹叶、黄连。

黄连导赤散(《医宗金鉴》)：生地黄、木通、黄连、甘草梢。

黄连阿胶汤(《伤寒论》)：黄连、黄芩、阿胶、白芍、鸡子黄。

黄连清心饮(《沈氏尊生书》)：黄连、生地黄、当归、酸枣仁、茯神、远志、人参、莲子、甘草。

黄连温胆汤(《六因条辨》)：半夏、陈皮、茯苓、甘草、枳实、竹茹、黄连、大枣、生姜。

黄连解毒汤(《外台秘要》)：黄连、黄柏、黄芩、栀子。

菖蒲郁金汤(《温病全书》)：石菖蒲、栀子、鲜竹叶、牡丹皮、郁金、连翘、灯心草、木通、竹沥、玉枢丹。

萆薢分清饮(《杨氏家传方》)：益智、川萆薢、石菖蒲、乌药。

萆薢分清饮(《医学心悟》)：萆薢、黄柏、石菖蒲、茯苓、白术、莲子心、丹参、车前子。

萆薢渗湿汤(《疡科心得集》)：萆薢、薏苡仁、赤茯苓、黄柏、牡丹皮、泽泻、滑石、通草。

菟丝子丸(《严氏济生方》)：菟丝子、萆薢、炒补骨脂、防风、硫黄、续断、巴戟天、细辛、花椒。

菊花茶调散(《丹溪心法附余》)：菊花、川芎、荆芥穗、羌活、甘草、白芷、细辛、防风、蝉蜕、僵蚕、薄荷。

救心丸(《成方制剂》)：冰片、川芎。

救呆至神汤(《石室秘录》)：人参、柴胡、当归、白芍、半夏、生酸枣仁、天南星、附子、石菖蒲、六曲、茯苓、郁金。

常山饮(《太平惠民和剂局方》)：知母、川常山、草果、炙甘草、良姜、乌梅。

银翘散(《温病条辨》):金银花、连翘、淡竹叶、荆芥、牛蒡子、豆豉、薄荷、甘草、桔梗、芦根。

敛气汤(自拟):炙黄芪、麦冬、五味子、白芍、防风、地骨皮。

假苏散(《医学心悟》):荆芥、陈皮、香附、炒麦芽、瞿麦、木通、赤茯苓。

麻子仁丸(《伤寒论》):麻子仁、芍药、枳实、大黄、厚朴、杏仁。

麻杏五皮饮(《华氏中藏经》):五皮饮加麻黄、杏仁组成。陈皮、茯苓皮、生姜皮、桑白皮、大腹皮。

麻杏石甘汤(《伤寒论》):麻黄、杏仁、甘草、石膏。

麻黄汤(《伤寒论》):麻黄、桂枝、杏仁、炙甘草。

麻黄连翘赤小豆汤(《伤寒论》):麻黄、连翘、杏仁、赤小豆、桑白皮、生姜、甘草、大枣。

麻黄附子细辛汤(《伤寒论》):麻黄、细辛、附子。

旋覆花汤(《金匮要略》):旋覆花、新绛、葱。

羚角钩藤汤(《通俗伤寒论》):羚羊角(水牛角代)、桑叶、川贝母、鲜生地黄、钩藤、菊花、白芍、生甘草、鲜竹茹、茯神。

清中汤(《医宗金鉴》):黄连、栀子、黄芩、蒲公英、茯苓、半夏、白蔻、藿香、苍术、陈皮、甘草。

清心饮(《医醇賸义》):牛黄、琥珀、黄连、丹参、远志、菖蒲、橘红、胆南星、麦冬、淡竹叶。

清心涤肺散(《温病条辨摘要》):生地黄、浙贝母、黄柏、麦冬、天花粉、知母、天冬、黄芩、僵蚕、甘草。

清金化痰汤(《医学统旨》):黄芩、栀子、桔梗、麦冬、桑白皮、贝母、知母、瓜蒌仁、橘红、茯苓、甘草。

清金降火汤(《古今医鉴》):陈皮、半夏、茯苓、桔梗、枳壳(麸炒)、贝母、前胡、杏仁、黄芩、石膏、瓜蒌仁、甘草。

清肺饮(《证治汇补》):茯苓、黄芩、桑白皮、麦冬、车前子、栀子、木通、泽泻。

清肺解毒汤(《欧阳锜医案精华》)：瓜蒌皮、紫菀、臭牡丹、鱼腥草、葶苈子、薏苡仁、甘草。

清空膏(《兰室秘藏》)：川芎、柴胡、黄连、防风、羌活、炙甘草、黄芩。

清经汤(《傅青主女科》)：黄柏（盐水浸炒）、青蒿、牡丹皮、地骨皮、熟地黄、白芍（酒炒）、白茯苓。

清胃散(《张氏医通》)：生地黄、牡丹皮、当归、黄连、连翘、犀角（用水牛角代）、升麻、生甘草。

清胃散(《脾胃论》)：升麻、黄连、当归、生地黄、牡丹皮。

清咽宁肺汤(《统旨方》)：知母、贝母、前胡、桔梗、桑白皮、黄芩、栀子、甘草。

清咽利膈汤(《外科正宗》)：连翘、玄参、桔梗、薄荷、栀子、黄芩、黄连、大黄、荆芥、防风、金银花、牛蒡子、芒硝、甘草。

清骨散(《证治准绳》)：银柴胡、胡黄连、秦艽、鳖甲、地骨皮、青蒿、知母、甘草。

清胆竹茹汤(《症因脉治》)：小柴胡汤去参，加陈皮、竹茹、甘草。

清宫汤(《温病条辨》)：玄参、莲子心、竹叶卷心、连翘、犀角（用水牛角代）、麦冬。

清营汤(《温病条辨》)：犀角、生地黄、金银花、连翘、玄参、黄连、淡竹叶、丹参、麦冬。

清暑益气汤(《脾胃论》)：黄芪、人参、白术、苍术、升麻、陈皮、神曲、麦冬、当归、黄柏、炙甘草。

清暑益气汤(《温热经纬》)：西洋参、石斛、麦冬、黄连、竹叶、荷梗、知母、甘草、粳米、西瓜翠衣。

清脾饮(《胎产秘书》)：白术、茯苓、知母、青皮、厚朴、黄芩、甘草柴胡、生姜。

清解汤(《医学衷中参西录》)：甘草、薄荷、蝉蜕、石膏。

清瘟败毒饮(《疫疹一得》)：生石膏、生地黄、黄连、栀子、桔梗、黄芩、知母、赤芍、玄参、连翘、竹叶、甘草、牡丹皮。

清震汤（《审视瑶函》）：升麻、赤芍、甘草、荆芥穗、葛根、苏薄荷、黄芩、青荷叶、苍术。

清燥救肺汤（《医门法律》）：桑叶、石膏、甘草、人参、桑白皮、阿胶、麦冬、杏仁、枇杷叶、知母、地骨皮。

十二画

琥珀养心丸（《证治准绳》）：琥珀、龙齿、远志、茯神、酸枣仁、柏仁、菖蒲、牛黄、人参、猪心血。

越婢加术汤（《金匮要略》）：麻黄、石膏、生姜、炙甘草、白术、大枣。

葛根芩连汤（《伤寒论》）：葛根、黄连、黄芩、甘草。

葶苈大枣泻肺汤（《金匮要略》）：葶苈子、大枣。

蒌贝二陈汤（《太平惠民和剂局方》）：由二陈汤加瓜蒌、贝母组成。半夏、橘红、白茯苓、甘草、瓜蒌、贝母。

紫苏饮（《妇人良方大全》）：紫苏、橘皮、大腹皮、当归、川芎、人参、白芍、甘草。

紫雪丹（《太平惠民和剂局方》）：寒水石、石膏、滑石、磁石、朱砂、玄参、羚羊角、犀角（用水牛角代）、丁香、麝香、升麻、沉香、青木香、炙甘草、朴硝、黄金、硝石。

黑锡丹（《太平惠民和剂局方》）：黑锡、生硫黄、川楝子、胡芦巴、木香、制附子、肉豆蔻、阳起石、沉香、小茴香（盐水炒）、肉桂、补骨脂（盐水炒）。

程氏萆薢分清饮（《医学心悟》）：萆薢、黄柏、石菖蒲、茯苓、白术、莲子心、丹参、车前子。

痞气丸（《三因极一病证方论》）：乌头、附子、赤石脂、花椒、干姜、桂心。

痧疫回春丹（《时病论》）：苍术、雄黄、沉香、丁香、木香、郁金、蟾酥、麝香。

痛泻要方（《景岳全书》）：白术、芍药、防风、陈皮。

普济消毒饮（《东垣试效方》）：黄芩、黄连、陈皮、生甘草、玄参、柴胡、桔梗、连翘、板蓝根、马勃、牛蒡子、薄荷、僵蚕、升麻。

湿郁汤（《证治准绳》）：苍术、白术、羌活、独活、香附、橘红、川芎、半夏、厚朴、茯苓、甘草、生姜。

温冲汤（《医学衷中参西录》）：肉桂、附子、补骨脂、胡桃肉、鹿角胶、山药、当归、煅紫石英、炒小茴香。

温经汤（《金匮要略》）：吴茱萸、麦冬、当归、芍药、川芎、人参、桂枝、阿胶、牡丹皮、生姜、甘草、半夏。

温泉汤（《医醇賸义》）：当归、附子、小茴香、补骨脂、乌药、杜仲、牛膝、木香、广陈皮、青皮、生姜。

温脾丹（《张涣方》）：白术、干姜、半夏、橘皮、丁香、木香，可加益智、白豆蔻，或稍佐桑叶。

温脾汤（《备急千金要方》）：附子、大黄、芒硝、当归、干姜、人参、甘草。

滑氏补肝散（《证治准绳》）：山茱萸、山药、熟地黄、当归、川芎、五味子、炒酸枣仁、黄芪、白术、木瓜、独活、大枣。

滋水清肝饮（《医宗己任编》）熟地黄、山药、山茱萸、牡丹皮、茯苓、泽泻、白芍、栀子、酸枣仁、当归、柴胡。

滋阴清膈饮（《证治准绳》）：当归、芍药、黄连、黄芩、黄柏、栀子、生地黄、甘草。

滋肾通关散（《兰室秘藏》）：黄柏、知母、肉桂。

滋燥养荣汤（《症因脉治》）：当归、生地黄、白芍、秦艽、黄芩、荆芥、牡丹皮、犀角、甘草。

犀角地黄汤（《备急千金要方》）：犀角（用水牛角代）、生地黄、芍药、牡丹皮。

犀角地黄汤（《备急千金要方》）：犀角、生地黄、芍药、牡丹皮。

犀角散（《太平圣惠方》）：犀角、枳壳、沉香、槟榔、麦冬、赤茯苓、紫苏叶、木香、防风。

疏风一字散（《审视瑶函》）：羌活、防风、荆芥、川芎、川乌，可去川乌，加蔓荆子、菊花。

疏肝消瘰汤（《医学心悟》）：由四逆散合消瘰丸加橘核、橘叶、青皮、香附、当归组成。可加连翘、蛤壳。牡蛎（煅）、生黄花、三棱、莪术、血竭、生乳香、生没药、龙胆、玄参、浙贝母。

疏肝通络方（自拟）：柴胡、赤芍、白芍、旋覆花、茜草、橘络、当归尾、桃仁、泽兰叶、全蝎、甘草。

疏肝散结汤（自拟）：柴胡、白芍、赤芍、郁金、香附、青皮、土贝母、海藻、昆布、老鹳草、夏枯球、橘核、连翘。

十三画

搐鼻散（《幼幼新书》）：瓜蒂、细辛。

蒿芩清胆汤（《重订通俗伤寒论》）：青蒿、黄芩、枳壳、竹茹、陈皮、半夏、茯苓、碧玉散（滑石、甘草、青黛）。

槐花散（《普济本事方》）：槐花、柏叶、荆芥穗、枳壳。

槐角丸（《丹溪心法》）：槐角、地榆、黄芩、当归、防风、枳壳。

解肝煎（《景岳全书》）：由二陈汤加白术、砂仁、紫苏叶、厚朴、煨姜组成。陈皮、半夏、厚朴、茯苓、紫苏叶、芍药、砂仁。

解语丹（《永类钤方》）：白附子、石菖蒲、远志、天麻、全蝎、羌活、僵蚕、木香、胆南星。

解郁定谋丸（自拟）：柴胡、白芍、生龙齿、党参、石菖蒲、远志、茯神、龟甲、菟丝子、贯叶金丝桃、益智、炙甘草。

痰郁汤（《杂病源流犀烛》）：紫苏子、陈皮、半夏、当归、前胡、沉香、瓜蒌仁、胆南星、枳实、香附、滑石、炙甘草。

新加香薷饮（《温病条辨》）：香薷、金银花、鲜扁豆花、厚朴、连翘。

十四画

静气汤（《石室秘录》）：白术、茯苓、白芍、陈皮、甘草、麦冬、玄参、天花粉、紫苏子。

截疟七宝饮（《杨氏家藏方》）：常山、草果、厚朴、槟榔、青皮、陈皮、炙甘草。

聚精丸（《证治准绳》）：黄鱼鳔胶、沙苑蒺藜。

槟榔四消丸（《药典》）：槟榔、大黄、牵牛子、猪牙皂、香附、五灵脂。

毓麟珠（《景岳全书》）：由八珍汤加菟丝子、杜仲、鹿角霜、花椒、蜂蜜组成。人参、茯苓、白术、炙甘草、当归、川芎、熟地黄、白芍、菟丝子、杜仲、鹿角霜、花椒、蜂蜜。

膈下逐瘀汤（《医林改错》）：五灵脂、当归、川芎、桃仁、牡丹皮、赤芍、乌药、延胡索、甘草、香附、红花、枳壳。

十五画及以上

增液承气汤（《温病条辨》）：玄参、麦冬、生地黄、大黄、芒硝。

镇肝熄风汤（《医学衷中参西录》）：怀牛膝、生赭石、生龙骨、生牡蛎、生龟甲、生杭芍、玄参、天冬、川楝子、生麦芽、茵陈、甘草。

薏苡仁汤（《类证治裁》）：薏苡仁、川芎、当归、麻黄、桂枝、羌活、防风、川乌、独活、苍术、生姜、甘草。

薄荷汤（《痧胀燃犀照》）：薄荷、香薷、连翘、金银花、厚朴、木通，可加紫苏叶、青皮、陈皮。

橘皮竹茹汤（《金匮要略》）：橘皮、竹茹、大枣、生姜、甘草、人参。

橘枳姜汤（《金匮要略》）：橘皮、枳实、生姜。

橘核丸（《严氏济生方》）：橘核、海藻、昆布、海带、川楝子、桃仁、厚朴、木通、枳实、延胡索、桂心、木香。

黛蛤散（《药典》）：青黛、蛤壳。

藿朴夏苓汤（《感证辑要》）：藿香、赤茯苓、杏仁、薏苡仁、白豆蔻、猪苓、通草、淡豆豉、厚朴、泽泻、半夏。

藿香正气散（《太平惠民和剂局方》）：大腹皮、白芷、紫苏、茯苓、半夏曲、白术、陈皮、厚朴、苦桔梗、藿香、甘草、生姜、大枣。

藿香平胃散（《医学正传》）：藿香、厚朴、苍术、陈皮、甘草（炙）、砂仁、神曲。

鳖甲煎丸(《金匮要略》)：鳖甲、阿胶、蜂房、鼠妇虫、土鳖虫、蜣螂、硝石、柴胡、黄芩、半夏、党参、干姜、厚朴、桂枝、白芍、射干、桃仁、牡丹皮、大黄、凌霄花、葶苈子、石韦、瞿麦。

癫狂梦醒汤(《医林改错》)：桃仁、柴胡、香附、木通、赤芍、半夏、陈皮、大腹皮、青皮、桑白皮、紫苏子、甘草。

蠲痹汤(《杨氏家藏方》)：当归、羌活、姜黄、白芍、黄芪、防风、甘草。

附录 B 六十甲子年五运六气简表

六十甲子年	五运				六气		
	中运	五步推运	客运	主运	六气运行	客气	主气
01 甲子年	土运太过	第一步 第二步 第三步 第四步 第五步	太宫 少商 太羽 少角 太徵	太角 少徵 太宫 少商 太羽	初之气 二之气 三之气 四之气 五之气 六之气	太阳寒水 厥阴风木 少阴君火(司天) 太阴湿土 少阳相火 阳明燥金(在泉)	厥阴风木 少阴君火 少阳相火 太阴湿土 阳明燥金 太阳寒水
02 乙丑年	金运不及	第一步 第二步 第三步 第四步 第五步	少商 太羽 少角 太徵 少宫	太角 少徵 太宫 少商 太羽	初之气 二之气 三之气 四之气 五之气 六之气	厥阴风木 少阴君火 太阴湿土(司天) 少阳相火 阳明燥金 太阳寒水(在泉)	厥阴风木 少阴君火 少阳相火 太阴湿土 阳明燥金 太阳寒水
03 丙寅年	水运太过	第一步 第二步 第三步 第四步 第五步	太羽 少角 太徵 少宫 太商	太角 少徵 太宫 少商 太羽	初之气 二之气 三之气 四之气 五之气 六之气	少阴君火 太阴湿土 少阳相火(司天) 阳明燥金 太阳寒水 厥阴风木(在泉)	厥阴风木 少阴君火 少阳相火 太阴湿土 阳明燥金 太阳寒水
04 丁卯年	木运不及 岁会	第一步 第二步 第三步 第四步 第五步	少角 太徵 少宫 太商 少羽	少角 太徵 少宫 太商 少羽	初之气 二之气 三之气 四之气 五之气 六之气	太阴湿土 少阳相火 阳明燥金(司天) 太阳寒水 厥阴风木 少阴君火(在泉)	厥阴风木 少阴君火 少阳相火 太阴湿土 阳明燥金 太阳寒水

六十甲子年	五运				六气		
	中运	五步推运	客运	主运	六气运行	客气	主气
05 戊辰年	火运太过	第一步 第二步 第三步 第四步 第五步	大徵 少宫 太商 少羽 太角	少角 太徵 少宫 太商 少羽	初之气 二之气 三之气 四之气 五之气 六之气	少阳相火 阳明燥金 太阳寒水（司天） 厥阴风木 少阴君火 太阴湿土（在泉）	厥阴风木 少阴君火 少阳相火 太阴湿土 阳明燥金 太阳寒水
06 己巳年	土运不及	第一步 第二步 第三步 第四步 第五步	少宫 太商 少羽 太角 少徵	少角 太徵 少宫 太商 少羽	初之气 二之气 三之气 四之气 五之气 六之气	阳明燥金 太阳寒水 厥阴风木（司天） 少阴君火 太阴湿土 少阳相火（在泉）	厥阴风木 少阴君火 少阳相火 太阴湿土 阳明燥金 太阳寒水
07 庚午年	金运太过同天符	第一步 第二步 第三步 第四步 第五步	太商 少羽 太角 少徵 太宫	少角 太徵 少宫 太商 少羽	初之气 二之气 三之气 四之气 五之气 六之气	太阳寒水 厥阴风木 少阴君火（司天） 太阴湿土 少阳相火 阳明燥金（在泉）	厥阴风木 少阴君火 少阳相火 太阴湿土 阳明燥金 太阳寒水
08 辛未年	水运不及岁会	第一步 第二步 第三步 第四步 第五步	少羽 太角 少徵 太宫 少商	少角 太徵 少宫 太商 少羽	初之气 二之气 三之气 四之气 五之气 六之气	厥阴风木 少阴君火 太阴湿土（司天） 少阳相火 阳明燥金 太阳寒水（在泉）	厥阴风木 少阴君火 少阳相火 太阴湿土 阳明燥金 太阳寒水
09 壬申年	木运太过同天符	第一步 第二步 第三步 第四步 第五步	太角 少徵 太宫 少商 太羽	太角 少徵 太宫 少商 太羽	初之气 二之气 三之气 四之气 五之气 六之气	少阴君火 太阴湿土 少阳相火（司天） 阳明燥金 太阳寒水 厥阴风木（在泉）	厥阴风木 少阴君火 少阳相火 太阴湿土 阳明燥金 太阳寒水
10 癸酉年	火运不及同岁会	第一步 第二步 第三步 第四步 第五步	少徵 太宫 少商 太羽 少角	太角 少徵 太宫 少商 太羽	初之气 二之气 三之气 四之气 五之气 六之气	太阴湿土 少阳相火 阳明燥金（司天） 太阳寒水 厥阴风木 少阴君火（在泉）	厥阴风木 少阴君火 少阳相火 太阴湿土 阳明燥金 太阳寒水

续表 2

六十甲子年	五运				六气		
	中运	五步推运	客运	主运	六气运行	客气	主气
11 甲戌年	土运太过 岁会 同天符	第一步 第二步 第三步 第四步 第五步	太宫 少商 太羽 少角 太徵	太角 少徵 太宫 少商 太羽	初之气 二之气 三之气 四之气 五之气 六之气	少阳相火 阳明燥金 太阳寒水（司天） 厥阴风木 少阴君火 太阴湿土（在泉）	厥阴风木 少阴君火 少阳相火 太阴湿土 阳明燥金 太阳寒水
12 乙亥年	金运不及	第一步 第二步 第三步 第四步 第五步	少商 太羽 少角 太徵 少宫	太角 少徵 太宫 少商 太羽	初之气 二之气 三之气 四之气 五之气 六之气	阳明燥金 太阳寒水 厥阴风木（司天） 少阴君火 太阴湿土 少阳相火（在泉）	厥阴风木 少阴君火 少阳相火 太阴湿土 阳明燥金 太阳寒水
13 丙子年	水运太过 岁会	第一步 第二步 第三步 第四步 第五步	太羽 少角 太徵 少宫 太商	太角 少徵 太宫 少商 太羽	初之气 二之气 三之气 四之气 五之气 六之气	太阳寒水 厥阴风木 少阴君火（司天） 太阴湿土 少阳相火 阳明燥金（在泉）	厥阴风木 少阴君火 少阳相火 太阴湿土 阳明燥金 太阳寒水
14 丁丑年	木运不及	第一步 第二步 第三步 第四步 第五步	少角 太徵 少宫 太商 少羽	少角 太徵 少宫 太商 少羽	初之气 二之气 三之气 四之气 五之气 六之气	厥阴风木 少阴君火 太阴湿土（司天） 少阳相火 阳明燥金 太阳寒水（在泉）	厥阴风木 少阴君火 少阳相火 太阴湿土 阳明燥金 太阳寒水
15 戊寅年	火运太过 天符	第一步 第二步 第三步 第四步 第五步	太徵 少宫 太商 少羽 太角	少角 太徵 少宫 太商 少羽	初之气 二之气 三之气 四之气 五之气 六之气	少阴君火 太阴湿土 少阳相火（司天） 阳明燥金 太阳寒水 厥阴风木（在泉）	厥阴风木 少阴君火 少阳相火 太阴湿土 阳明燥金 太阳寒水
16 己卯年	土运不及	第一步 第二步 第三步 第四步 第五步	少宫 太商 少羽 太角 少徵	少角 太徵 少宫 太商 少羽	初之气 二之气 三之气 四之气 五之气 六之气	太阴湿土 少阳相火 阳明燥金（司天） 太阳寒水 厥阴风木 少阴君火（在泉）	厥阴风木 少阴君火 少阳相火 太阴湿土 阳明燥金 太阳寒水

附录

321

六十甲子年	五运				六气		
	中运	五步推运	客运	主运	六气运行	客气	主气
17 庚辰年	金运太过	第一步	太商	少角	初之气	少阳相火	厥阴风木
		第二步	少羽	太徵	二之气	阳明燥金	少阴君火
		第三步	太角	少宫	三之气	太阳寒水（司天）	少阳相火
		第四步	少徵	太商	四之气	厥阴风木	太阴湿土
		第五步	太宫	少羽	五之气	少阴君火	阳明燥金
					六之气	太阴湿土（在泉）	太阳寒水
18 辛巳年	水运不及	第一步	少羽	少角	初之气	阳明燥金	厥阴风木
		第二步	太角	太徵	二之气	太阳寒水	少阴君火
		第三步	少徵	少宫	三之气	厥阴风木（司天）	少阳相火
		第四步	太宫	太商	四之气	少阴君火	太阴湿土
		第五步	少商	少羽	五之气	太阴湿土	阳明燥金
					六之气	少阳相火（在泉）	太阳寒水
19 壬午年	木运太过	第一步	太角	太角	初之气	太阳寒水	厥阴风木
		第二步	少徵	少徵	二之气	厥阴风木	少阴君火
		第三步	太宫	太宫	三之气	少阴君火（司天）	少阳相火
		第四步	少商	少商	四之气	太阴湿土	太阴湿土
		第五步	太羽	太羽	五之气	少阳相火	阳明燥金
					六之气	阳明燥金（在泉）	太阳寒水
20 癸未年	火运不及	第一步	少徵	太角	初之气	厥阴风木	厥阴风木
		第二步	太宫	少徵	二之气	少阴君火	少阴君火
		第三步	少商	太宫	三之气	太阴湿土（司天）	少阳相火
		第四步	太羽	少商	四之气	少阳相火	太阴湿土
		第五步	少角	太羽	五之气	阳明燥金	阳明燥金
					六之气	太阳寒水（在泉）	太阳寒水
21 甲申年	土运太过	第一步	太宫	太角	初之气	少阴君火	厥阴风木
		第二步	少商	少徵	二之气	太阴湿土	少阴君火
		第三步	太羽	太宫	三之气	少阳相火（司天）	少阳相火
		第四步	少角	少商	四之气	阳明燥金	太阴湿土
		第五步	太徵	太羽	五之气	太阳寒水	阳明燥金
					六之气	厥阴风木（在泉）	太阳寒水
22 乙酉年	金运不及 太乙天符 岁会	第一步	少商	太角	初之气	太阴湿土	厥阴风木
		第二步	太羽	少徵	二之气	少阳相火	少阴君火
		第三步	少角	太宫	三之气	阳明燥金（司天）	少阳相火
		第四步	太徵	少商	四之气	太阳寒水	太阴湿土
		第五步	少宫	太羽	五之气	厥阴风木	阳明燥金
					六之气	少阴君火（在泉）	太阳寒水

气证论

六十甲子年	五运				六气		
	中运	五步推运	客运	主运	六气运行	客气	主气
23 丙戌年	水运太过 天符	第一步 第二步 第三步 第四步 第五步	太羽 少角 太徵 少宫 太商	太角 少徵 太宫 少商 太羽	初之气 二之气 三之气 四之气 五之气 六之气	少阳相火 阳明燥金 太阳寒水（司天） 厥阴风木 少阴君火 太阴湿土（在泉）	厥阴风木 少阴君火 少阳相火 太阴湿土 阳明燥金 太阳寒水
24 丁亥年	木运不及 天符	第一步 第二步 第三步 第四步 第五步	少角 太徵 少宫 太商 少羽	少角 太徵 少宫 太商 少羽	初之气 二之气 三之气 四之气 五之气 六之气	阳明燥金 太阳寒水 厥阴风木（司天） 少阴君火 太阴湿土 少阳相火（在泉）	厥阴风木 少阴君火 少阳相火 太阴湿土 阳明燥金 太阳寒水
25 戊子年	火运太过 天符	第一步 第二步 第三步 第四步 第五步	太徵 少宫 太商 少羽 太角	少角 太徵 少宫 太商 少羽	初之气 二之气 三之气 四之气 五之气 六之气	太阳寒水 厥阴风木 少阴君火（司天） 太阴湿土 少阳相火 阳明燥金（在泉）	厥阴风木 少阴君火 少阳相火 太阴湿土 阳明燥金 太阳寒水
26 己丑年	土运不及 大乙天符 岁会	第一步 第二步 第三步 第四步 第五步	少宫 太商 少羽 太角 少徵	少角 太徵 少宫 太商 少羽	初之气 二之气 三之气 四之气 五之气 六之气	厥阴风木 少阴君火 太阴湿土（司天） 少阳相火 阳明燥金 太阳寒水（在泉）	厥阴风木 少阴君火 少阳相火 太阴湿土 阳明燥金 太阳寒水
27 庚寅年	金运太过	第一步 第二步 第三步 第四步 第五步	太商 少羽 太角 少徵 太宫	少角 太徵 少宫 太商 少羽	初之气 二之气 三之气 四之气 五之气 六之气	少阴君火 太阴湿土 少阳相火（司天） 阳明燥金 太阳寒水 厥阴风木（在泉）	厥阴风木 少阴君火 少阳相火 太阴湿土 阳明燥金 太阳寒水
28 辛卯年	水运不及	第一步 第二步 第三步 第四步 第五步	少羽 太角 少徵 太宫 少商	少角 太徵 少宫 太商 少羽	初之气 二之气 三之气 四之气 五之气 六之气	太阴湿土 少阳相火 阳明燥金（司天） 太阳寒水 厥阴风木 少阴君火（在泉）	厥阴风木 少阴君火 少阳相火 太阴湿土 阳明燥金 太阳寒水

六十甲子年	五运				六气		
	中运	五步推运	客运	主运	六气运行	客气	主气
29 壬辰年	木运太过	第一步	太角	太角	初之气	少阳相火	厥阴风木
		第二步	少徵	少徵	二之气	阳明燥金	少阴君火
		第三步	太宫	太宫	三之气	太阳寒水（司天）	少阳相火
		第四步	少商	少商	四之气	厥阴风木	太阴湿土
		第五步	太羽	太羽	五之气	少阴君火	阳明燥金
					六之气	太阴湿土（在泉）	太阳寒水
30 癸巳年	火运不及同岁会	第一步	少徵	太角	初之气	阳明燥金	厥阴风木
		第二步	太宫	少徵	二之气	太阳寒水	少阴君火
		第三步	少商	太宫	三之气	厥阴风木（司天）	少阳相火
		第四步	太羽	少商	四之气	少阴君火	太阴湿土
		第五步	少角	太羽	五之气	太阴湿土	阳明燥金
					六之气	少阳相火（在泉）	太阳寒水
31 甲午年	土运太过	第一步	太宫	太角	初之气	太阳寒水	厥阴风木
		第二步	少商	少徵	二之气	厥阴风木	少阴君火
		第三步	太羽	太宫	三之气	少阴君火（司天）	少阳相火
		第四步	少角	少商	四之气	太阴湿土	太阴湿土
		第五步	太徵	太羽	五之气	少阳相火	阳明燥金
					六之气	阳明燥金（在泉）	太阳寒水
32 乙未年	金运不及	第一步	少商	太角	初之气	厥阴风木	厥阴风木
		第二步	太羽	少徵	二之气	少阴君火	少阴君火
		第三步	少角	太宫	三之气	太阴湿土（司天）	少阳相火
		第四步	太徵	少商	四之气	少阳相火	太阴湿土
		第五步	少宫	太羽	五之气	阳明燥金	阳明燥金
					六之气	太阳寒水（在泉）	太阳寒水
33 丙申年	水运太过	第一步	太羽	太角	初之气	少阴君火	厥阴风木
		第二步	少角	少徵	二之气	太阴湿土	少阴君火
		第三步	太徵	太宫	三之气	少阳相火（司天）	少阳相火
		第四步	少宫	少商	四之气	阳明燥金	太阴湿土
		第五步	太商	太羽	五之气	太阳寒水	阳明燥金
					六之气	厥阴风木（在泉）	太阳寒水
34 丁酉年	木运不及	第一步	少角	少角	初之气	太阴湿土	厥阴风木
		第二步	太徵	太徵	二之气	少阳相火	少阴君火
		第三步	少宫	少宫	三之气	阳明燥金（司天）	少阳相火
		第四步	太商	太商	四之气	太阳寒水	太阴湿土
		第五步	少羽	少羽	五之气	厥阴风木	阳明燥金
					六之气	少阴君火（在泉）	太阳寒水

六十甲子年	五运				六气		
	中运	五步推运	客运	主运	六气运行	客气	主气
35 戊戌年	火运太过	第一步 第二步 第三步 第四步 第五步	太徵 少宫 太商 少羽 太角	少角 太徵 少宫 太商 少羽	初之气 二之气 三之气 四之气 五之气 六之气	少阳相火 阳明燥金 太阳寒水（司天） 厥阴风木 少阴君火 太阴湿土（在泉）	厥阴风木 少阴君火 少阳相火 太阴湿土 阳明燥金 太阳寒水
36 己亥年	土运不及	第一步 第二步 第三步 第四步 第五步	少宫 太商 少羽 太角 少徵	少角 太徵 少宫 太商 少羽	初之气 二之气 三之气 四之气 五之气 六之气	阳明燥金 太阳寒水 厥阴风木（司天） 少阴君火 太阴湿土 少阳相火（在泉）	厥阴风木 少阴君火 少阳相火 太阴湿土 阳明燥金 太阳寒水
37 庚子年	金运太过 同天符	第一步 第二步 第三步 第四步 第五步	太商 少羽 太角 少徵 太宫	少角 太徵 少宫 太商 少羽	初之气 二之气 三之气 四之气 五之气 六之气	太阳寒水 厥阴风木 少阴君火（司天） 太阴湿土 少阳相火 阳明燥金（在泉）	厥阴风木 少阴君火 少阳相火 太阴湿土 阳明燥金 太阳寒水
38 辛丑年	水运不及 同岁会	第一步 第二步 第三步 第四步 第五步	少羽 太角 少徵 太宫 少商	少角 太徵 少宫 太商 少羽	初之气 二之气 三之气 四之气 五之气 六之气	厥阴风木 少阴君火 太阴湿土（司天） 少阳相火 阳明燥金 太阳寒水（在泉）	厥阴风木 少阴君火 少阳相火 太阴湿土 阳明燥金 太阳寒水
39 壬寅年	木运太过 同天符	第一步 第二步 第三步 第四步 第五步	太角 少徵 太宫 少商 太羽	太角 少徵 太宫 少商 太羽	初之气 二之气 三之气 四之气 五之气 六之气	少阴君火 太阴湿土 少阳相火（司天） 阳明燥金 太阳寒水 厥阴风木（在泉）	厥阴风木 少阴君火 少阳相火 太阴湿土 阳明燥金 太阳寒水
40 癸卯年	火运不及 同岁会	第一步 第二步 第三步 第四步 第五步	少徵 太宫 少商 太羽 少角	太角 少徵 太宫 少商 太羽	初之气 二之气 三之气 四之气 五之气 六之气	太阴湿土 少阳相火 阳明燥金（司天） 太阳寒水 厥阴风木 少阴君火（在泉）	厥阴风木 少阴君火 少阳相火 太阴湿土 阳明燥金 太阳寒水

六十甲子年	五 运				六 气		
	中运	五步推运	客运	主运	六气运行	客气	主气
41 甲辰年	土运太过 岁会 同天符	第一步 第二步 第三步 第四步 第五步	太宫 少商 太羽 少角 太徵	太角 少徵 太宫 少商 太羽	初之气 二之气 三之气 四之气 五之气 六之气	少阳相火 阳明燥金 太阳寒水（司天） 厥阴风木 少阴君火 太阴湿土（在泉）	厥阴风木 少阴君火 少阳相火 太阴湿土 阳明燥金 太阳寒水
42 乙巳年	金运不及	第一步 第二步 第三步 第四步 第五步	少商 太羽 少角 太徵 少宫	太角 少徵 太宫 少商 太羽	初之气 二之气 三之气 四之气 五之气 六之气	阳明燥金 太阳寒水 厥阴风木（司天） 少阴君火 太阴湿土 少阳相火（在泉）	厥阴风木 少阴君火 少阳相火 太阴湿土 阳明燥金 太阳寒水
43 丙午年	水运太过	第一步 第二步 第三步 第四步 第五步	太羽 少角 太徵 少宫 太商	太角 少徵 太宫 少商 太羽	初之气 二之气 三之气 四之气 五之气 六之气	太阳寒水 厥阴风木 少阴君火（司天） 太阴湿土 少阳相火 阳明燥金（在泉）	厥阴风木 少阴君火 少阳相火 太阴湿土 阳明燥金 太阳寒水
44 丁未年	木运不及	第一步 第二步 第三步 第四步 第五步	少角 太徵 少宫 太商 少羽	少角 太徵 少宫 太商 少羽	初之气 二之气 三之气 四之气 五之气 六之气	厥阴风木 少阴君火 太阴湿土（司天） 少阳相火 阳明燥金 太阳寒水（在泉）	厥阴风木 少阴君火 少阳相火 太阴湿土 阳明燥金 太阳寒水
45 戊申年	火运太过 天符	第一步 第二步 第三步 第四步 第五步	太徵 少宫 太商 少羽 太角	少角 太徵 少宫 太商 少羽	初之气 二之气 三之气 四之气 五之气 六之气	少阴君火 太阴湿土 少阳相火（司天） 阳明燥金 太阳寒水 厥阴风木（在泉）	厥阴风木 少阴君火 少阳相火 太阴湿土 阳明燥金 太阳寒水
46 己酉年	土运不及	第一步 第二步 第三步 第四步 第五步	少宫 太商 少羽 太角 少徵	少角 太徵 少宫 太商 少羽	初之气 二之气 三之气 四之气 五之气 六之气	太阴湿土 少阳相火 阳明燥金（司天） 太阳寒水 厥阴风木 少阴君火（在泉）	厥阴风木 少阴君火 少阳相火 太阴湿土 阳明燥金 太阳寒水

续表 8

六十甲子年	五 运				六 气		
	中运	五步推运	客运	主运	六气运行	客气	主气
47 庚戌年	金运太过	第一步 第二步 第三步 第四步 第五步	太商 少羽 太角 少徵 太宫	少角 太徵 少宫 太商 少羽	初之气 二之气 三之气 四之气 五之气 六之气	少阳相火 阳明燥金 太阳寒水（司天） 厥阴风木 少阴君火 太阴湿土（在泉）	厥阴风木 少阴君火 少阳相火 太阴湿土 阳明燥金 太阳寒水
48 辛亥年	水运不及	第一步 第二步 第三步 第四步 第五步	少羽 太角 少徵 太宫 少商	少角 太徵 少宫 太商 少羽	初之气 二之气 三之气 四之气 五之气 六之气	阳明燥金 太阳寒水 厥阴风木（司天） 少阴君火 太阴湿土 少阳相火（在泉）	厥阴风木 少阴君火 少阳相火 太阴湿土 阳明燥金 太阳寒水
49 壬子年	木运太过	第一步 第二步 第三步 第四步 第五步	太角 少徵 太宫 少商 太羽	太角 少徵 太宫 少商 太羽	初之气 二之气 三之气 四之气 五之气 六之气	太阳寒水 厥阴风木 少阴君火（司天） 太阴湿土 少阳相火 阳明燥金（在泉）	厥阴风木 少阴君火 少阳相火 太阴湿土 阳明燥金 太阳寒水
50 癸丑年	火运不及	第一步 第二步 第三步 第四步 第五步	少徵 太宫 少商 太羽 少角	太角 少徵 太宫 少商 太羽	初之气 二之气 三之气 四之气 五之气 六之气	厥阴风木 少阴君火 太阴湿土（司天） 少阳相火 阳明燥金 太阳寒水（在泉）	厥阴风木 少阴君火 少阳相火 太阴湿土 阳明燥金 太阳寒水
51 甲寅年	土运太过	第一步 第二步 第三步 第四步 第五步	太宫 少商 太羽 少角 太徵	太角 少徵 太宫 少商 太羽	初之气 二之气 三之气 四之气 五之气 六之气	少阴君火 太阴湿土 少阳相火（司天） 阳明燥金 太阳寒水 厥阴风木（在泉）	厥阴风木 少阴君火 少阳相火 太阴湿土 阳明燥金 太阳寒水
52 乙卯年	金运不及 天符	第一步 第二步 第三步 第四步 第五步	少商 太羽 少角 太徵 少宫	太角 少徵 太宫 少商 太羽	初之气 二之气 三之气 四之气 五之气 六之气	太阴湿土 少阳相火 阳明燥金（司天） 太阳寒水 厥阴风木 少阴君火（在泉）	厥阴风木 少阴君火 少阳相火 太阴湿土 阳明燥金 太阳寒水

附 录

327

六十甲子年	五运				六气		
	中运	五步推运	客运	主运	六气运行	客气	主气
53 丙辰年	水运太过 天符	第一步 第二步 第三步 第四步 第五步	太羽 少角 太徵 少宫 太商	太角 少徵 太宫 少商 太羽	初之气 二之气 三之气 四之气 五之气 六之气	少阳相火 阳明燥金 太阳寒水（司天） 厥阴风木 少阴君火 太阴湿土（在泉）	厥阴风木 少阴君火 少阳相火 太阴湿土 阳明燥金 太阳寒水
54 丁巳年	木运不及 天符	第一步 第二步 第三步 第四步 第五步	少角 太徵 少宫 太商 少羽	少角 太徵 少宫 太商 少羽	初之气 二之气 三之气 四之气 五之气 六之气	阳明燥金 太阳寒水 厥阴风木（司天） 少阴君火 太阴湿土 少阳相火（在泉）	厥阴风木 少阴君火 少阳相火 太阴湿土 阳明燥金 太阳寒水
55 戊午年	火运太过 太乙天符 岁会	第一步 第二步 第三步 第四步 第五步	太徵 少宫 太商 少羽 太角	少角 太徵 少宫 太商 少羽	初之气 二之气 三之气 四之气 五之气 六之气	太阳寒水 厥阴风木 少阴君火（司天） 太阴湿土 少阳相火 阳明燥金（在泉）	厥阴风木 少阴君火 少阳相火 太阴湿土 阳明燥金 太阳寒水
56 己未年	土运不及 大乙天符 岁会	第一步 第二步 第三步 第四步 第五步	少宫 太商 少羽 太角 少徵	少角 太徵 少宫 太商 少羽	初之气 二之气 三之气 四之气 五之气 六之气	厥阴风木 少阴君火 太阴湿土（司天） 少阳相火 阳明燥金 太阳寒水（在泉）	厥阴风木 少阴君火 少阳相火 太阴湿土 阳明燥金 太阳寒水
57 庚申年	金运太过	第一步 第二步 第三步 第四步 第五步	太商 少羽 太角 少徵 太宫	少角 太徵 少宫 太商 少羽	初之气 二之气 三之气 四之气 五之气 六之气	少阴君火 太阴湿土 少阳相火（司天） 阳明燥金 太阳寒水 厥阴风木（在泉）	厥阴风木 少阴君火 少阳相火 太阴湿土 阳明燥金 太阳寒水
58 辛酉年	水运不及	第一步 第二步 第三步 第四步 第五步	少羽 太角 少徵 太宫 少商	少角 太徵 少宫 太商 少羽	初之气 二之气 三之气 四之气 五之气 六之气	太阴湿土 少阳相火 阳明燥金（司天） 太阳寒水 厥阴风木 少阴君火（在泉）	厥阴风木 少阴君火 少阳相火 太阴湿土 阳明燥金 太阳寒水

气证论

续表 10

六十甲子年	五运				六气		
	中运	五步推运	客运	主运	六气运行	客气	主气
59 壬戌年	木运太过	第一步 第二步 第三步 第四步 第五步	太角 少徵 太宫 少商 太羽	太角 少徵 太宫 少商 太羽	初之气 二之气 三之气 四之气 五之气 六之气	少阳相火 阳明燥金 太阳寒水（司天） 厥阴风木 少阴君火 太阴湿土（在泉）	厥阴风木 少阴君火 少阳相火 太阴湿土 阳明燥金 太阳寒水
60 癸亥年	火运不及 同岁会	第一步 第二步 第三步 第四步 第五步	少徵 太宫 少商 太羽 少角	太角 少徵 太宫 少商 太羽	初之气 二之气 三之气 四之气 五之气 六之气	阳明燥金 太阳寒水 厥阴风木（司天） 少阴君火 太阴湿土 少阳相火（在泉）	厥阴风木 少阴君火 少阳相火 太阴湿土 阳明燥金 太阳寒水